实用
超声诊断
掌中宝

▶ ▶ ▶

SHIYONG
CHAOSHENG
ZHENDUAN
ZHANGZHONGBAO

刘晓娜 主编

化学工业出版社
·北京·

本书重点阐述了临床常见疾病的各种超声检查的声像图特点、超声诊断、鉴别诊断、临床价值，以及相关的解剖、病理和临床知识等。包括超声诊断基础、循环系统、心脏、肝脏、胆道系统、胰腺、脾脏、肾脏、输尿管、膀胱、男性生殖系统、妇科、产科、小器官、血管等脏器疾病的超声诊断内容。为了便于读者更加直观的认识和掌握各种疾病的声像图特点，编者精选了大量能体现各种疾病声像图特征的实例超声图，配于相关文字后面。

　　本书包含的疾病较全，图文并茂，文字简洁实用，便于携带和查阅。本书适合超声科医师、临床医师、实习医师及医学生参考阅读。

图书在版编目（CIP）数据

　　实用超声诊断掌中宝/刘晓娜主编．—北京：化学工业出版社，2014.7（2024.7 重印）
　　ISBN 978-7-122-20524-7

　　Ⅰ．①实… Ⅱ．①刘… Ⅲ．①超声波诊断 Ⅳ．① R445.1

　　中国版本图书馆 CIP 数据核字（2014）第 083404 号

责任编辑：赵兰江　张　蕾　　　装帧设计：史利平
责任校对：蒋　宇

出版发行：化学工业出版社
　　　　　（北京市东城区青年湖南街 13 号　邮政编码 100011）
印　　装：盛大（天津）印刷有限公司
880mm×1230mm　1/64　印张 7$\frac{1}{2}$　字数 275 千字
2024 年 7 月北京第 1 版第 12 次印刷

购书咨询：010-64518888
售后服务：010-64518899
网　　址：http://www.cip.com.cn
凡购买本书，如有缺损质量问题，本社销售中心负责调换。

定　　价：48.00 元

编写人员名单

主　编：刘晓娜
编　者：董景云　李保卫　刘　灿
　　　　刘　茜　刘晓娜　孙　建
　　　　闫俊红　杨　智　于妍洁
　　　　张艳敏　张文晓　郑　波
主　审：崔广和

+ + + + + + + + + + + + + + + + + +
+ + + + + + + + + + + + + + + + + +
+ + + + + + + + + + + + + + + + + +

前 言
FOREWORD

近年来，随着超声医学技术的发展，超声诊断在临床上发挥越来越重要的作用。随着超声诊断仪器、设备的不断更新，各种新的诊断技术，如三维、四维、造影、导航等迅速发展，相应地对超声医师的诊断水平提出了更高的要求。而超声的专科性及超声图像的复杂多样性是影响超声诊断的重要因素，为帮助年轻超声医师尽快熟悉和掌握超声诊断的各项基本技术和临床常见、多发疾病的超声诊断要点，适应临床工作的需要，我们特编写本书。

本书以针对性和实用性为原则，结合国内临床工作的实际情况，组织滨州医学院附属医院具有丰富经验的医师编写。由超声诊断基础入手，首先介绍超声基本成像原理及理论，然后分章节对心脏、腹部器官、泌尿生殖系统、妇产科、小器官、血管及颅脑等部位疾病进行讨论，每章节包含正常超声解剖及声像图表现，重点讲述临床常见病及多发病的超声表现，并配以典型的示意图及超声图片加强直观印象。此外，鉴于临床疾病超声图像的复杂性及多变性，建议大家参考本书时，结合患者的临床表现、相关实验室及影像检查，尽可能使超声诊断做到准确、到位。

本书力求内容实用，阐述简明准确，但鉴于编者能力及条件所限，难免存在疏漏或错误之处，敬请读者不吝指正。

编者
2014 年 3 月

目 录
CONTENTS

第十七章 ▶ 颅脑疾病 —————— 400

第一章　超声诊断的基础和原理

第一节 ｜ 超声诊断的物理特性

（一）定义

1. 超声：频率大于20kHz（20000Hz）的声波，为机械波。不同频率的声波定义如下，<16Hz为次声波；16～20000Hz为可闻波；>20000Hz为超声波。

2. 超声诊断：应用较高频率 [（1～40）MHz，常用（2.2～10）MHz] 超声，从人体内部获得某几种声学参数信息后，形成图形（声像图、血流流道图）曲线（A型振幅曲线、M型心动曲线、流速频谱曲线）或其他数据，用以分析临床疾病。

（二）声源、声束、声场与分辨力

1. 声源：能发生超声的物体称为声源。

超声换能器：将电能转换成超声能，同时也可将超声能转换成电能的一种器件。

2. 声束：指从声源发出的声波，一般在一个较小的立体角内传播。

声轴：声束的中心轴线，代表超声在声源发生后传播的主方向。

束宽：声束两侧边缘间的距离。

3. 近场与远场：声束各处宽度不等。在邻近探头的一段距离内，束宽几乎相等，称为近场区，近场区为一复瓣区，此区内声强高低起伏。远方为远场区，声束开始扩散，远场区内声强分布均匀。近场区及远场区都有严格的物理定义，随探头工作频率及探头发射时的有效面积而变化。实用超声仪上"near"及"far"为近段（程）及远段（程）调节，而非近场区及远场区。

4. 声束的聚焦

5. 分辨力：是超声诊断中极为重要的技术指标。

（1）基本分辨力：根据单一声束线上所测出的分辨两个细小目标的能力。①轴向分辨力：沿声束轴线方向的分辨力。轴向分辨力的优劣影响靶标在浅深方向的精细度。②侧向分辨力：声束轴线垂直的平面上，在探头长轴方向的分辨力。声束越细，侧向分辨力越好。③横向分辨力：声束轴线垂直的平面上，在探头短轴方向的分辨力。横向分辨力越好，图像上反映组织的切面情况越真实。

（2）图像分辨力：指构成整幅图像的目标分辨力。① 细微分辨力，用以显示散射点的大小。② 对比分辨力，用以显示回声信号间的微小差别。

（3）多普勒超声分辨力，分为以下四种类型。①多普勒侧向分辨力；②多普勒流速分布分辨力；③多普勒流向分辨力；④多普勒最低流速分辨力。

（4）彩色多普勒分辨力：彩色多普勒系统将血管或心腔内的血流状态用彩色标示并重叠在实时灰阶图上。①空间分辨力，指彩色血流信号的边缘光滑程度以及彩色信号能在正确解剖位置和管腔内显示的能力。②时间分辨力，指彩色多普勒系统能迅速地反映实时成像中不同彩色及彩色谱的能力。

（三）人体组织的声学参数

1. 密度（ρ）：各种组织、脏器的密度为重要声学参数中声特性阻抗的基本组成之一。密度的单位为g/cm³。

2. 声速（c）：声波在介质（或媒质）内的传播速度，单位为m/s或mm/μs。不同组织内的声速不同。

3. 声特性阻抗（Z），为密度与声速的乘积（$Z = \rho \cdot c$），单位为g/（cm² · s）。声特性阻抗可简称声阻抗，为超声诊断中最基本的物理量。

4. 界面：两种声阻抗不同物体接触在一起，形成一个界面。接触面的大小为界面尺寸。

小界面：尺寸小于超声波长。

大界面：尺寸大于超声波长。

均质体与无界面区：在一个脏器、组织中如由分布十分均匀的小界面所组成，称为均质体。无界面区仅在清晰的液区中出现，液区内各小点的声阻抗完全一致。

（四）人体组织对入射超声的作用

1. 散射：小界面对入射超声产生散射现象。散射无方向性。

2. 反射：大界面对入射超声产生反射现象。

3. 折射：由于人体各种组织、脏器中的声速不同，声束在经过这些组织间的大界面时，产生声束前进方向的改变。

4. 全反射：入射角大于临界角时，折射声束完全返回至第一介质，称为"全反射"。

5. 绕射：又名衍射。在声束边缘与大界面之间的距离等于1～2个波长时，声束传播方向改变。

6. 衰减：声束在介质中传播时，因小界面的散射、大界面的反射，声束的扩散以及软组织对超声能量的吸收等，造成了超声的衰减。

7. 会聚：声束在经越圆形低声速区后，可致声束的会聚。

8. 发散：声束在经越圆形高声速区后，可致声束的发散。

9. 多普勒效应：入射超声遇到活动的小界面或大界面后，散射或反射回声的频率发生改变，叫做多普勒效应。

（五）入射超声对人体组织的作用

脉冲式超声通常可分为4种超声强度：①空间平均时间平均声强；②空间平均时间峰值声强；③空间峰值时间平均声强；④空间峰值时间峰值声强。

其中，空间峰值时间平均声强（SPTAI）在生物效应中最重要。在人体组织中，对超声敏感的有中枢神经系统、视网膜、视神经、生殖腺、早孕期胚芽及3个月内早孕、孕期胎儿颅脑及胎心等。对这些脏器的超声检查，每一受检切面上的固定持续观察时间不应超过1分钟。

热指数（TI）：探头输出的声功率与从计算所得使受检组织升温1℃所需声功率之间的比值。

机械指数（MI）：是超声空化效应的重要参数。为声轴线上的弛张期峰值负压除以声脉冲频宽的中心频率平方根值。

第二节 超声诊断的显示方式及其意义

（一）脉冲回声式

1. A型超声（振幅调制型）：示波屏的X轴自左至

右代表回声时间的先后次序，它一般代表人体软组织的深浅（可在电子标尺上直读）；Y轴自基线上代表回声振幅的高低。此型以波幅的高低代表界面反射信号的强弱，可探测脏器径线及鉴别病变的物理特性。由于此型过分粗略，目前已基本淘汰。

2．**B型超声**（辉度调制型）：①回声界面以光点表达，②各界面回声振幅（或强度）以辉度（灰度）表达，③每单条声束线上的光点群按次分布成切面声像图。

（1）本型又分灰阶（见图1-1）彩阶（见图1-2）及双稳态显示，与实时及静态显示等。适于临床诊断的为实时（帧频大于24f/s）及灰阶（灰阶数＞64）或彩阶仪器。

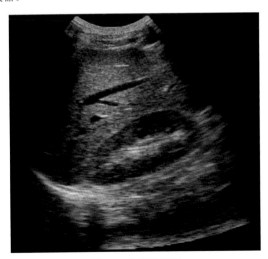

图1-1　灰阶声像图

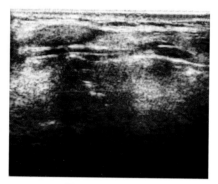

图1-2 彩阶声像图

（2）根据探头与扫查方式，B型超声又可分为线扫（见图1-3）、扇扫（见图1-4）、凸弧扫（见图1-5）及圆周扫（见图1-6）等。以凸弧扫的适用范围最广，但四者各有所长。

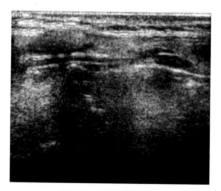

图1-3 线扫式声像图

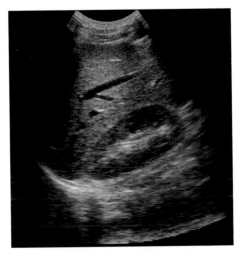

图1-4 扇扫式声像图

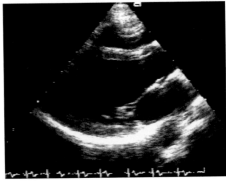

图1-5 凸弧扫式声像图

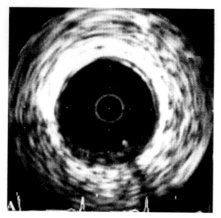

图1-6 圆周扫式声像图

3. M型超声（活动显示型）：①单声束取样获得界面回声；②回声辉度调制；③示波屏Y轴为时间轴，代表界面深浅；④示波屏X轴为另一外加的慢扫描时间基线（见图1-7）。

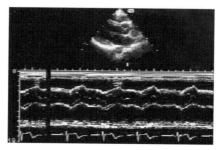

图1-7 M型超声声像图

（二）差频回声式

1. D型超声（差频示波型）：①单条声束在传播途径中遇到各个活动界面所产生的差频回声；②X轴为慢扫描基线，Y轴代表其差频的大小；③通常慢扫描时基线上方显示正值的差频，下方显示负值，表示振幅高低正比差频的大小；④曲线谱宽代表流速范围，各点的辉度代表不同流速（见图1-8）。

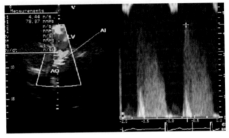

图1-8　D型超声声像图

（1）连续波式：①对声束线上所有的血管内血流均可获得回声；②可测得的最大流速不受限制；③无距离分辨力，不能区分深、浅血管中的流速（见图1-9）。

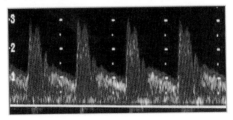

图1-9　连续波式声像图

（2）脉冲选通门式（见图1-10）

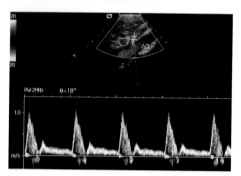

图1-10 脉冲选通门式声像图

2. D型彩色描绘

（1）彩色分离：①红黄代表血流方向朝向探头，蓝绿代表背离探头；②红色表示低流速，愈趋向黄色，流速愈高，最高流速为亮色；③以蓝色表示另一方向的低流速，愈趋向绿色，流速愈高，最高流速为白色（见图1-11）。

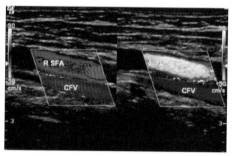

图1-11 D型彩色描绘：彩色分离

（2）彩色实时显示：用以追踪小血管的行径。

（三）时距测速式

不用多普勒原理，而直接用短脉冲超声测定红细胞在单位时间内所流动的距离，从而算出流速，用彩色编码后显示血流的彩色流动。

（四）非线性血流成像

应用超声造影剂（大量微气泡群）对入射超声产生能量较大的二次谐频（发射超声中心频率的2倍），提取二次谐频的信息成像可实时显示血管中造影剂的流动（见图1-12）。

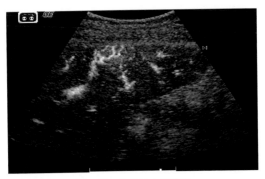

图1-12　非线性血流成像

（五）三维显示

将立体图像以投影图或透视图表现在平面上的显示方式，可从各个角度来观察该立体目标（见图1-13、图1-14、图1-15）。

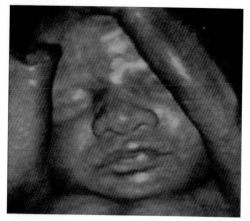

图1-13 三维超声成像：胎儿颜面部（孕晚期）

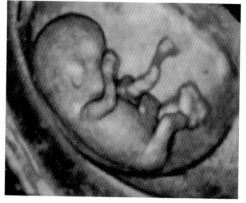

图1-14 三维超声成像：单胎

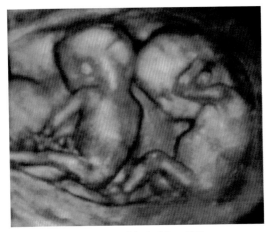

图1-15 三维超声成像：双胎

（六）其他

包括T型、C型、F型、超声CT、超声全息、超声组织定征。

第三节 │ 常见的超声效应与图像伪差

（一）混响效应

扫查平滑大界面时，部分声能量返回探头表面之后，又从探头的平滑面再次反射，第二次进入体内。这是多次反射中的一种，多见于膀胱前壁及胆囊底、大囊肿前壁，可被误认为壁增厚、分泌物或肿瘤等（见图1-16）。

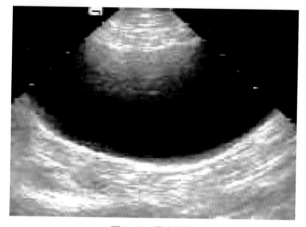

图 1-16　混响效应

（二）振铃效应

振铃效应又名声尾，系声束在传播途径中，遇到一层甚薄的液体层，且液体下方有极强的声反射界面为其条件。声像图上见到长条状多层重复纹路分布的光亮带。通常在胃肠道及肺部容易产生。胆囊壁内存在胆固醇小体伴少量液体时，其后方出现的彗星尾征，亦为振铃现象（见图1-17）。

（三）镜像效应

遇到平滑镜面时，镜面深部与此靶标距离相等、形态相似的声像连同靶标的实际图形一并显示。常见于横膈附近，在横膈两侧同时显示，较横膈浅的为实影；深者为虚影或镜像（见图1-18）。

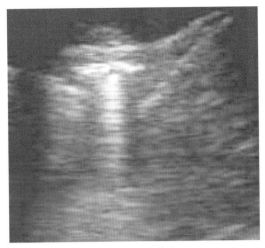

图1-17　振铃效应

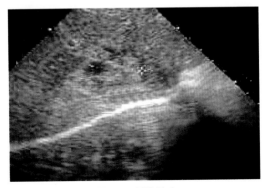

图1-18　镜像效应

（四）侧壁失落效应

入射角较大时，回声转向他侧不复回探头，则产生回声失落现象。回声失落时此界面不能在屏幕上显示辨认。囊肿或肿瘤其外周包以光滑的纤维薄包膜，超声常可清晰显示其细薄的前、后壁，但侧壁不能显示（见图1-19）。

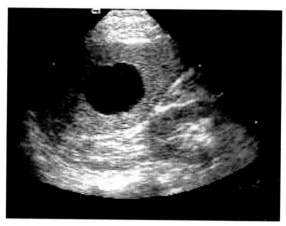

图1-19　侧壁失落效应

（五）后壁增强效应

某一区域的声衰减特别小时，回声在此区的补偿过大，称为"过补偿区"，使其后壁因补偿过高而较同等深度的周围组织明亮得多。此效应常出现在囊肿、脓肿及其他液区的后壁，但几乎不出现于血管腔后壁（见图1-20）。

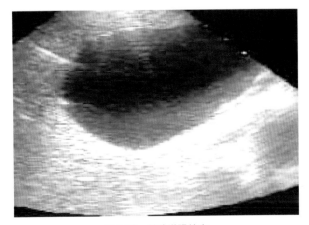

图1-20 后壁增强效应

（六）声影效应

声影指在常规DGC正补偿调节后，在组织或病灶后方所演示的回声低弱甚或接近无回声的平直条状区。声影系声路中具较强衰减体所造成。高反射系数物体（如气体）下方具声影；高吸收系数物体（如骨骼、结石、瘢痕）下方具声影；兼具高反射及高吸收系数者具明显声影（见图1-21）。

（七）侧后折射声影

圆形病灶如周围有纤维包膜（声速较软组织高）时，则在入射角大于临界角时产生全反射现象，而出现其界面下方第二介质内失照射，即在圆形病灶的两侧侧后方显示为直线形或锐角三角形的清晰声影（见图1-22）。

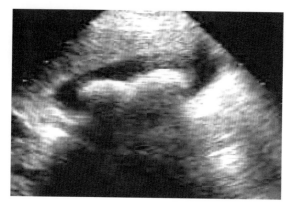

图 1-21　声影效应

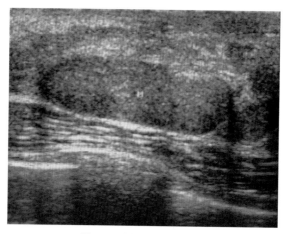

图 1-22　侧后折射声影效应

（八）旁瓣效应

主瓣在扫查成像时，旁瓣亦同时在扫查成像。但旁瓣对同一靶标的测距长，图形甚淡。旁瓣图重叠在主瓣图上，形成各种虚线或虚图，表现为膀胱暗区内的薄纱状弧形带、胆囊暗区内的斜形细淡光点分布及多条横膈线段（见图1-23）。

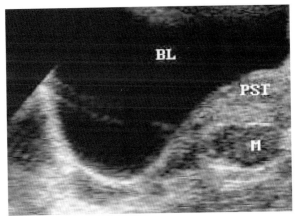

图1-23　旁瓣效应

（九）部分容积效应

病灶尺寸小于声束束宽，或者虽然大于束宽，但部分处声束内时，则病灶回声与周围正常组织的回声重叠，产生部分容积效应。小型肝囊肿因部分容积效应常可显示其内部出现细小回声，系周围肝组织回声重叠效应（见图1-24）。

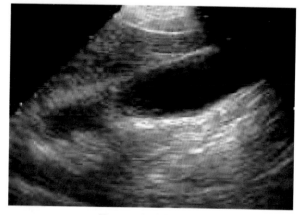

图1-24 部分容积效应

（十）折射重影效应

　　声束经过梭形或圆形低声速区时，产生折射现象使声束偏向。由于双侧的内向折射，则一个靶标可同时被两处声束所测到。因此，显示两个同样的图像并列一起，如同两个真实的结构，此为折射重影效应。

第二章　心脏

第一节 | 心脏功能的超声测定

目前，超声作为无创性心功能检查已取得巨大进展，在病理状态下，心功能改变对于判断患者的病情、选择治疗方案、评价疗效及预后均具有重要作用。

一、左心室收缩功能

目前，临床心功能检查中，主要包括 M 型超声心动图、二维超声心动图，三维超声心动图也在发展之中。

1. 左室射血分数：是临床上最常用、最重要的左心室收缩功能指标。

左室每搏量＝舒张末期左室容积-收缩末期左室容积，正常范围为 60 ～ 120ml。

左室射血分数（LVEF%）＝左室每搏量/左室舒末容积×100%，正常范围为 55% ～ 70%。

心排出量＝每搏量×心率，正常范围为 3.5 ～ 8.0L/min。

心脏指数＝心排出量/体表面积，正常范围为 $40\pm7ml/m^2$。

2. M 型法：M 型法适用于无节段性室壁运动异常的患者。在标准的胸骨旁左室长轴切面、二尖瓣腱索水平，取样线垂直于室间隔和左心室后壁，测量左心室舒

张末期内径（EDD）和左室收缩末期内径（ESD）。按照
Reich法计算左心室舒张末期容积（EDV）左室收缩末期
容积（ESV）每搏量（SV）射血分数（EF）及缩短分数
（FS）。

每搏量（SV）＝左室舒张末期容积（EDV）－左室
收缩末期容积（ESV）

射血分数（EF）＝每搏量（SV）/左室舒张末期容
积（EDV）×100%

缩短分数（FS）＝［左室舒张末期内径（EDD）－左室收
缩末期内径（ESD）］/左室舒张末期内径（EDD）×100%

3. 二维超声心动图：单平面测定法，采用心尖四腔
心、心尖两腔心或心尖左心长轴等清晰显示左心室图像
的断面，分别获取收缩末期和舒张末期左心室标准图像，
分别描绘心内膜回声轨迹，测定其面积和长轴内径，计
算出EDV和ESV值，进一步计算出SV和EF值。

左心室容积（ml）＝0.85×左心室图像面积²/左心
室长轴内径

4. 二维Simpson法：本法适用于伴有室壁节段运动
异常的冠心病患者。超声测定时，一般选用左心室短轴
断面，采用二维超声左心室二尖瓣水平和乳头肌水平短
轴断面，将左心室分为各占1/3的三段，基底部呈圆柱
体，中部呈截头圆锥体，心尖部呈圆锥体。分别测定左
心室长轴内径、二尖瓣水平短轴断面面积和乳头肌水平
短轴断面面积，计算各几何体容积，三个几何体容积之
和为左心室容积。

5. 三维超声心动图法：二维超声不能全面显示左心
室、具有计算误差等局限性，三维超声心动图法测定左
心室功能比较准确，但需要特殊的计算机和软件条件。

血流动力学指标的参考值如下。

舒张末期容积（EDV），正常值为126±29ml。

收缩末期容积（ESV），正常值为49±19ml。

每搏量（SV），正常值为50～90ml。

射血分数（EF），正常值为50%～80%。

二、左心室舒张功能

随着超声新技术的不断发展，超声心动图技术已逐渐代替有创的心导管检查，成为心脏舒张功能检测的主要手段。现将常用的评价方法介绍如下。

1. 二尖瓣多普勒血流频谱

二尖瓣多普勒血流频谱是最简便、最常用的左心室舒张功能检测方法。将脉冲多普勒取样容积放置于二尖瓣瓣尖处，并注意取样线与左心房至左心室的充盈血流方向保持平行，同时要注意取样容积位置的高低、取样容积大小及取样角度的偏斜均会对检测的正确性产生影响。

取样位置偏低（偏向心尖方向）可导致频谱渐增宽；取样位置过高（偏向心房方向）可导致峰值流速减低，且E峰较A峰更明显，有可能出现假阳性。取样容积过大（＞2mm），信噪比降低，可能导致频谱模糊，影响测量精确度。取样角度偏斜，取样线不能与血流方向保持平行，可能导致频谱形态特征改变，时间参数测量出现误差，如E峰减速时间缩短。

对于判断左心室舒张功能的数值，目前得到公认的主要有E/A比值（舒张早期充盈速度/舒张晚期充盈速度）和DT值（deceleration time，即舒张早期E峰减速时间）。左心室舒张功能正常时，舒张早期充盈量（E

峰）占总充盈量的60%～70%，E/A＞1，DT＝150～250ms。当舒张早期松弛性受损，左心室压力下降缓慢并充盈量减少，舒张晚期充盈量相对增加，导致E/A＜1和DT延长。据相关报道，87%的老年人存在E/A＜1，可以发生在各种可能影响心室舒张功能病变的基础上，但更多的是与老年人自然生理功能减退有关，因此年龄是舒张性心力衰竭病因中的一个重要的独立因素。反之，如果是高龄患者，特别是有可能影响心脏舒张功能病变的老年人未见舒张功能减低的表现，则需警惕是否为伪性正常。当舒张功能受损进一步加重，即出现了左心室顺应性降低和左心室舒张末压增高，同时左心房压力相应增高，由于舒张早期的左心室压力变化不大，导致左心房与左心室之间压差加大，上述压力关系的变化对E/A比值和DT的作用恰恰与单纯舒张早期松弛性受损的作用相反，使E/A比值和DT由异常又恢复到"正常"范围，此时称为伪性正常。如果左心室舒张功能明显减低，主要是舒张晚期左心室顺应性严重受损，导致舒张中晚期压力明显增高和左心房压力代偿性增高，上述改变的结果是舒张早期左心房与左心室间压差加大，充盈速度增加但又随之迅速达到零平衡，表现为舒张早期E峰高尖、舒张晚期A峰低矮甚至消失、E/A＞2和DT＜120ms，这种表现称为限制性充盈异常。心率也是影响左心室舒张功能诊断的重要因素，当心率＞90次/分时有可能出现假性异常改变，当心率更快时，E峰和A峰甚至融合而难以辨认，可以通过一些简易增加迷走神经张力的方法减慢心率来帮助诊断。常用各数据的参考值如下。

E峰最大流速：平均75cm/s。

A峰最大流速：平均40cm/s。

E/A：1.26±0.32，在1～1.5之间。

2. 等容舒张时间（IVRT）

将连续多普勒取样线放置于二尖瓣口与左心室流出道之间，可同时得到左心室流入道与流出道的血流频谱，可测量主动脉频谱终点与二尖瓣E波起始点之间的时间间期，正常范围为70～110ms。理论上，IVRT延长仅出现在左心室舒张早期松弛功能受损状态下，如左心室收缩功能正常的心室肥厚、高血压、冠心病患者IVRT延长，当左心室收缩功能受损、左心室顺应性明显下降时，IVRT缩短，特别当左心室舒末压升高到30mmHg时，IVRT可能接近于零。IVRT表示舒张早期心肌舒松的速率，是反映舒张早期心肌松弛功能的一个综合指标，受到心室前负荷、心室后负荷、左心房压力、心室协调性和心率等多种因素影响，不能将其看做是单纯反映心肌内在松弛性的指标。目前认为，IVRT明显缩短是左心室充盈压升高的可靠信号，而IVRT延长意味着心室存在导致心肌松弛功能受损的病变，同时左心室充盈压力尚正常或接近正常。当IVRT＞90ms时，提示主动脉松弛功能异常，当IVRT＜70ms时，提示限制型充盈障碍。

3. 肺静脉血流频谱

肺静脉血流频谱受心脏负荷影响较小，并能侧重反映左心室充盈压的指标。记录心电图的同时，超声心动图四腔心切面用脉冲多普勒将取样容积放置于右上肺静脉开口内1cm处。正常肺静脉血流频谱，由收缩期S波、舒张早中期D波和心房收缩期的Ar波组成。通常，S峰大于D峰流速，Ar值小于20cm/s。S/D比值、Ar值峰值速度和Ad值（二尖瓣血流频谱A波持续时间），可反映左心室顺应性和左心室充盈压。S峰降低表示左心房后负荷增加（即左心室舒张末压增高），左心房压增高及左心室僵硬度增加。对肺静脉血流频谱评估时，要注意心率的影响。当心率增加时，由于舒张期相对缩短，可导致S波和D波融合以及S/D增加。在可疑二尖瓣血流频谱呈假阳性正常改变时，检测肺静脉血流频谱最有价值，两者综合分析，有利于对舒张功能受损进行分型。

4. 组织多普勒成像（TDI）

组织多普勒成像是近年发展的超声多普勒技术，其原理是将高速低振幅运动的血流信号滤掉，保留低速高振幅的室壁运动信号。目前常用的方法主要是频谱模式，在TDI模式下，在心尖四腔心切面将取样容积放置于二尖瓣环（室间隔侧或左心室游离壁侧），其二尖瓣环的运动速度代表心肌纤维长轴方向的缩短和延长，其大小能反映左心室容量的变化。正常人舒张早期运动速度（E′）高于舒张晚期运动速度（A′），E′>8.5cm/s，A′>8cm/s。类似于二尖瓣血流频谱，随着年龄的增加E′/A′比值亦下降。E′是反映左心室松弛功能的指标，不依赖前负荷的影响，是评价左心室舒张功能敏感而特异的指标。二尖瓣环运动的E′与二尖瓣血流频谱E峰相比较，即E/E′，可以无创准确地评估左心室充盈压力（LVFP）。当左心室充盈压升高时，E峰流速增大，而E′峰流速减小，E/E′增大。有报道称，当E/E′>10时，判定PCWP>12mmHg敏感性及特异性均较高。二尖瓣血流频谱与TDI在四种情况下图像比较（正常、松弛性异常、伪性正常、限制性充盈）见表2-1。

表2-1　左室舒张功能分级

分级	正常	松弛性异常	伪性正常	限制型充盈
症状	无	静息下无症状	劳力性呼吸困难	轻微活动或静息时仍症状明显
NYHA分级	0	Ⅰ～Ⅱ	Ⅱ～Ⅲ	Ⅲ～Ⅳ
左心房压	正常	正常	略增大	增大
左心室舒张末压	正常	一般正常	略增加	增加
E/A	1～2	<1	正常	>2
EDT	140～240ms	增加 ≥240ms	正常或增加	缩短 <140ms
S、D、Ar	S≥D，<35	S≥D，<35（或>35）	S<D，>35	S<D，>35
E′/A′	>1	>1（或<1）	<1	E′明显减低
IVRT（ms）	70～90	≥110（>90）	正常，<90	≤70

　　通常左心室舒张功能降低主要分为三级或四级，三级分类主要包括：舒张功能Ⅰ级，即主动松弛功能障碍，但左心室顺应性尚好的阶段；舒张功能Ⅱ级，即假性充盈"正常"，指二尖瓣血流频谱E/A正常，但左心室舒张末压＞15mmHg，除主动松弛功能障碍外，左心室顺应性也开始降低，其较舒张功能较Ⅰ级严重，但通过二尖瓣血流频谱不能反映出来，应注意鉴别；舒张功能Ⅲ级，限制型

舒张功能障碍，除主动松弛功能障碍外，左心室顺应性明显降低，这一级有的也会因是否可逆而分为第Ⅳ级。

第二节 | 冠心病

冠状动脉粥样硬化性心脏病，简称冠心病，是由于冠状动脉内膜粥样硬化病变，使管腔狭窄、闭塞，使该动脉供应的室壁出现运动减弱、消失，甚至矛盾运动。超声心动图对判断心肌缺血及心肌梗死部位和显示心肌梗死后的并发症有一定的价值。

一、声像图表现

（一）二维超声心动图

节段性室壁运动异常是冠心病在超声心动图的主要表现，目前一般采用美国超声心动图学会推荐的16段划分法将室壁分为基底段、中间段、心尖段。长轴切面左心室长轴、心尖四腔及心尖两腔切面将长轴分为三段：从二尖瓣瓣环水平至乳头肌尖端为基底段，从乳头肌尖端至乳头肌根部为中间段，乳头肌根部以下为心尖段。左心室短轴切面左心室基底段及中间段分为前壁、侧壁、后壁、下壁、前室间隔及后室间隔共12段，左心室短轴心尖段分为前壁、侧壁、下壁、室间隔共4段，总数16段。右心室节段的划分：剑下两腔及四腔图分为近段、中段及心尖段。

心肌梗死时显示相应室壁节段性运动消失或明显减弱、无运动或反常运动，室壁收缩期增厚率消失，梗死心腔不同程度扩大，心室壁膨隆，心肌厚度变薄，陈旧性心肌梗死相应节段往往呈现回声增强。正常心肌部分表现为代偿性运动增强，收缩增厚，幅度增加。心功能异常主要是收缩功能减低。

（二）彩色多普勒超声

1. 瓣膜反流：下壁心肌梗死往往伴有二尖瓣反流。

2. 通过二尖瓣和肺静脉血流频谱以及 TDI 判断舒张功能。

二、心肌梗死的并发症

1. 室壁瘤形成（真性室壁瘤）：由于梗死区心肌变薄，心室内压力使其逐渐向外膨出所致。表现为局部膨出处变薄，回声增强，收缩功能消失，瘤颈较宽，室壁瘤与心室壁有连续性，多发生于左室心尖部（见图2-1）。

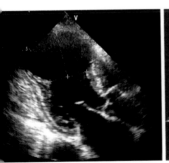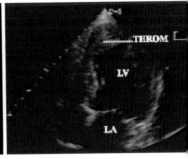

图2-1 心肌梗死后室壁瘤及壁内血栓形成

2. 假性室壁瘤：急性心肌梗死心肌坏死穿孔后，局部心包和血栓等物质包裹血液形成一个与左心室相通的囊腔。假性室壁瘤的壁与心室壁无延续性，分界清楚，瘤颈较窄，瘤颈/最大囊腔颈＜0.5，而真性室壁瘤比值多为0.5～1.0。

3. 室间隔穿孔：可见室间隔肌部回声连续中断。彩色多普勒可见分流信号。

4. 乳头肌断裂：表现为二尖瓣瓣尖部可进入左心房，二尖瓣叶呈连枷样运动，前后叶不能对合。

5. 心室内血栓形成：血栓以心尖部最常见，可见左心室腔内出现反射光团，有明显的血栓边缘，血栓附着处的室壁常有矛盾运动（见图2-1）。

三、鉴别诊断

1. 扩张型心肌病：左心室扩大，室壁弥漫性运动减弱，严重心功能不全，与缺血性心脏病很难鉴别。

2. 室壁运动异常：心脏手术后室间隔运动异常，常表现为运动低平，但室间隔收缩增厚率往往正常；完全性左束支传导阻滞，室间隔收缩延迟或呈矛盾运动，但收缩增厚率正常。

第三节 ┃ 先天性心脏病

一、房间隔缺损

（一）概述

房间隔任何部位出现缺损，均可造成左、右心房之间的直接交通和血液分流，此类病变称为房间隔缺损（ASD）。ASD是最常见的先天性心脏病之一，其发病率占全部先天性心脏病患者的10%～30%，女性多见。ASD患者一般可存活多年，未进行手术治疗的患者平均寿命为36～70岁。患者一般在成年以前很少出现异常，早期通常会出现活动后心悸、气短等，晚期肺动脉高压后症状明显。

（二）病理解剖

根据ASD的病变部位将其分为下述三种类型。

1. 原发孔型ASD：此型又称为Ⅰ孔型ASD，占所有ASD患者的15%～20%，缺损位于房间隔下部近房室环处的原发孔部位，往往同时累及房室瓣等结构。其讲述详见心内膜缺损章节。

2. 继发孔型ASD：此型占所有ASD患者的80%～85%，其中又分为冠状静脉窦口间隔缺损、中央型及静脉窦型。

（1）中央型：此型也称为卵圆窝型，最为常见，占全部ASD患者的70%～75%。缺损位于房间隔中央的卵圆窝或其附近，直径一般在15～35mm，形态多呈圆形或椭圆形，缺损四周往往有较完整的残端。

（2）静脉窦型：包括上腔型、下腔型。上腔型缺损位于房间隔后上方，卵圆窝的上方，上界缺如，紧邻上腔静脉底部，与上腔静脉入口无明显界限，上腔静脉的血流可直接流入左、右心房，往往伴有部分型肺静脉异位引流，右上、右下肺静脉单只或全部引流入右心房。下腔型缺损位置较低，位于卵圆窝后下方的下腔静脉开口部位，缺损下方多直接与下腔静脉入口相延续，左心房后壁构成缺损后缘。

（3）冠状静脉窦型：也称无顶冠状静脉窦间隔缺损，本型较少见。

（三）血流动力学

ASD的血流动力学改变，一般取决于缺损的大小、部位、两侧心房之间压力差及合并其他心脏畸形等。ASD一般出现左向右分流，即左心房血流经缺损进入右心房，长期的左向右分流，血液反复通过肺循环，使右心房、右心室容量负荷增加，引起右心房和右心室扩张，早期肺动脉压力可基本上维持在正常水平，长期肺循环血流量增多，将使肺循环压力升高，导致整个肺血管床扩张，早期产生容量性或动力性肺动脉高压，晚期引起肺小血管内膜增生，中层肌性肥厚，产生不可逆的阻力性肺动脉高压。当右心房压力超过左心房时，出现右向左分流，形成以右向左为主双向分流，患者出现发绀，称为艾森曼格综合征。许多ASD患者在没有明显肺动脉高压时也会出现短暂的少量右向左分流，特别是当患者在进行剧烈运动、咳嗽、憋气等动作时。

（四）声像图表现

1. 二维超声心动图

（1）典型表现：房间隔回声连续中断，两端房间隔常增厚，回声稍强，呈"火柴梗"征。左心长轴切面显示右心房室扩大，室间隔膨向左心室侧。大动脉短轴切面可见右心增大，右心室流出道增宽，主肺动脉及分支增宽，房间隔可见回声脱失。心尖四腔心切面为诊断本病的主要切面，因心尖四腔心切面容易出现假性回声失落，胸骨旁斜四腔心切面对于本病诊断更有帮助。该切面显示右心增大，三尖瓣环扩大，房间隔部位回声脱失（见图2-2）。剑下双心房切面为显示ASD的最佳切面，包括缺损较小者亦能清晰显示，同时能清晰观察ASD与上腔静脉、下腔静脉和冠状静脉窦的关系。

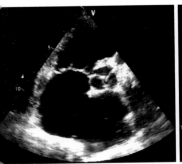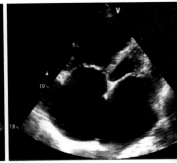

图2-2 房间隔缺损大动脉短轴切面及胸骨旁四腔心切面
可见房间隔中部回声脱失

（2）经食管超声心动图（TEE）：可清晰显示整个房间隔的形态结构，明确ASD的部位、大小和缺损残端大小，以及缺损与周边组织结构的毗邻关系。TEE主要选用双心房切面、大动脉短轴切面、四腔心切面等。由于近年来超声机器的不断优化及心血管介入治疗经验的不断积累，目前大多数患者采用经胸超声就能够完成所需。

2. 多普勒超声心动图

（1）左向右分流：彩色多普勒为红色血流信号由左心房经房间隔连续中断处进入右心房，色彩往往是红五彩镶嵌色，亮度较正常血流高，但是当缺损较大或左心房与右心房间压力差较小时亮度增加往往不明显。如果缺损靠近上腔静脉口时，应注意与上腔静脉进入右心房的血流相鉴别，避免出现假阳性，剑下双心房切面可做鉴别。脉冲多普勒呈典型的双峰或三峰波形，占据收缩期与舒张期（见图2-3）。

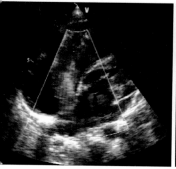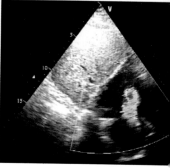

图2-3　彩色多普勒显像可见经房间隔缺损的左向右分流信号

（2）右向左分流：缺损较大和出现肺动脉高压时为右向左分流。彩色多普勒为蓝色血流信号由右心房经房间隔连续中断进入左心房。对于"筛孔"样缺损，彩色多普勒可显示房间隔多束细小分流信号，并产生汇聚现象。TEE能够清晰显示缺损大小、数目、各个缺损间的距离及缺损与周边组织结构关系等。

三尖瓣反流信号，可通过三尖瓣反流速度计算肺动脉收缩压。

（五）鉴别诊断

1. 肺静脉异位引流：如患者左心房较小，且与ASD大小不匹配，应考虑到肺静脉异位引流的可能。

2. 左室右房通道：二尖瓣与三尖瓣之间的室间隔连续中断，CDFI显示左心室流向右心房的分流信号，速度快。

3. 房间隔回声失落：当房间隔与声束平行，并且卵圆窝组织菲薄不能显示房间隔结构时出现回声失落，实际是一种假性失落，当改变扫查切面或提高增益时会避免此现象出现，彩色多普勒无亦可鉴别。

（六）临床价值

超声心动图可以筛选适合行介入治疗的房间隔缺损患者，为手术医师提供包括缺损大小、形态、部位、数目等信息。

二、室间隔缺损

（一）概述

室间隔缺损（VSD）为胚胎时期心室间隔发育不全造成的左、右心室间的异常通道，形成两侧心室出现异常分流的先天性心脏病。VSD是临床上最常见的先天性心脏病之一，占先天性心脏病的20%～25%，无明显性别差异。本病可属于单纯性病变，也可以是复杂先天性心脏病的组成部分。VSD自然闭合率较高，与VSD大小、部位及患者年龄有关。

（二）病理解剖

目前，多数学者主张，根据其部位分为膜周部、漏斗部及肌部室间隔缺损三类。根据临床实际情况，将膜周部及漏斗部室间隔缺损再细分为五个亚型。

1. 膜周部室间隔缺损：本型占VSD的60%以上，分三个亚型。

（1）单纯膜部型室间隔缺损：最常见，缺损面积较小，局限于膜部室间隔，缺损周边微纤维结缔组织。

（2）嵴下型室间隔缺损：缺损面积较大，一般位于室上嵴下方，紧靠三尖瓣前叶与隔叶交界处，本型常合并其他心内复杂畸形。

（3）隔瓣下型室间隔缺损：缺损大部分位于三尖瓣隔叶下方，距主动脉壁较远，靠近房室结和希氏束。

2. 漏斗部室间隔缺损：本型主要是圆锥间隔对合不良所致，一般很少自然闭合，分为嵴内型和干下型室间隔缺损。

（1）嵴内型室间隔缺损：缺损位于室上嵴内，缺损周边为肌肉组织，从左心室分流来的血液直接进入右心室流出道。

（2）干下型室间隔缺损：缺损位于肺动脉瓣下，亦称肺动脉瓣下型。缺损同时紧邻主动脉瓣右冠瓣，缺损位置较高，正好处于肺动脉瓣和主动脉瓣下方，右冠瓣在缺少支撑后容易造成瓣叶脱垂形成主动脉瓣反流。

3. 肌部室间隔缺损：本型约占 VSD 的 10%，通常位于心尖部和调节束后方的心肌组织内，位置较低，缺损周边均为肌性组织，依照部位划分为流入道和流出道缺损及小梁部缺损，可单发或多发，形态、大小不一。

（三）血流动力学改变

缺损较小时，缺损小于 1/3 主动脉瓣环径，分流量较少，右心压力正常，没有明显血流动力学改变。缺损较大时，缺损大小在 1/3～1/2 主动脉瓣环径，随着缺损增大，左向右分流量相应增大，其血流动力学改变主要是左心室容量负荷过重，导致左心房、左心室扩大，容量负荷增加的程度多数与左向右分流量呈正比，同时肺循环血流量增多，右心室、肺循环压力逐渐升高，初期引起动力性肺动脉高压，后期由于肺血管床遭到不可逆破坏而形成阻力性肺动脉高压。大缺损，缺损直径大于 1/2 主动脉瓣环径时，称为非限制型 VSD，左右两侧心室压力相等，必然导致肺动脉压力升高。当右心室压超过左心室压时，则形成以右向左为主的双向分流，患者将出现发绀，形成艾森曼格综合征。

（四）声像图表现

1. 二维超声心动图

二维超声心动图显示相应VSD缺损部位的室间隔回声连续中断，缺损断端回声增强、粗糙。左心室长轴切面显示左心房、左心室扩大，左心室流出道增宽，室间隔和左心室后壁运动幅度增强，较大的VSD者，可见室间隔与主动脉根部前壁的连续性中断。大动脉短轴切面可以通过回声中断的部位对VSD进行分型。无论缺损大小，五腔心切面均能清晰显示VSD大小，能清楚观察缺损与主动脉瓣右冠瓣的关系及主动脉瓣是否脱垂，对临床介入治疗具有指导作用。

（1）膜周部室间隔缺损（见图2-4）：①单纯膜部型室间隔缺损，回声中断靠近三尖瓣隔瓣（10点位置），但与隔瓣有较短的间距，分流方向多朝向右心室游离壁。②嵴下型室间隔缺损，缺损面积较大，大动脉短轴切面缺损靠近室上嵴（10～12点位置），分流方向多朝向右心室流出道。③隔瓣下型室间隔缺损：四腔心切面及大动脉短轴切面显示与三尖瓣隔瓣无组织回声，（约9点位置）。大动脉短轴切面显示缺损位于12点位置者为嵴下型。

（2）漏斗部室间隔缺损：①大动脉短轴切面，12～2点位置者为嵴上型，缺损上缘与肺动脉瓣之间有肌性组织回声。②大动脉短轴切面，2～3点间为干下型，即缺损紧邻肺动脉瓣，与肺动脉瓣间无肌性组织回声。

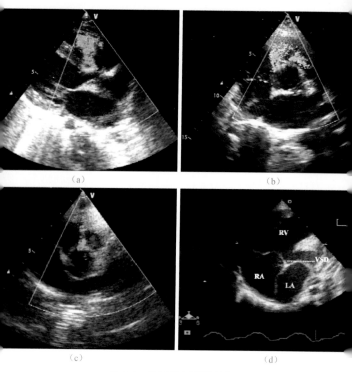

(a)

(b)

(c)

(d)

图2-4 膜周部室间隔缺损

(a)、(b)、(c)为膜周部室间隔缺损显示经缺损的左向右分流信号，

(d)为胸骨旁四腔心切面膜周部室间隔缺损的二维图像

（3）肌部室间隔缺损：在左心长轴切面、四腔心切面、五腔心切面和左室短轴切面等切面观察，观察到室间隔中下部回声中断，提示为肌部VSD，在同时采用彩

色多普勒超声时能够增加肌部 VSD 的检出率。

2. 多普勒超声心动图

VSD 血流速度高低与其大小呈反比，即缺损越小，血流速度越高，缺损越大，血流速度越低。没有肺动脉高压时，室间隔右心室面可探及源于左心室的红五彩镶嵌高速湍流性分流信号。缺损较大，出现肺动脉高压的患者，彩色分流束基本呈层流状态，左向右呈纯红色，右向左呈纯蓝色。在左心室长轴或大动脉短轴切面，测量缺损分流速度及压差时，取样线应尽量与分流束平行，并且取样容积置于 VSD 右心室面，以取得最高的血流速度。最高峰值速度位于收缩中期，频谱为充填样。从分流束基底部宽度可测得 VSD 的直径，有助于确定 VSD 大小，并且应多个切面反复观察。

（五）鉴别诊断

右心室流出道变窄（或右心室双腔心）：彩色多普勒显示异常血流出现于右心室流出道，但并无穿过室间隔的血流信号。主动脉右冠窦瘤破入右心室流出道与 VSD 的鉴别，五腔心切面前者分流束位于主动脉瓣上，而后者分流束位于主动脉瓣下。主动脉右冠窦瘤破裂分流以以舒张期为主的持续性分流，而 VSD 为收缩期分流。

（六）临床价值

超声心动图不仅能对室间隔缺损做出准确的定性诊断，而且能准确判断缺损的大小与部位、肺动脉压等信息，同时对于介入筛选、术中监测及术后疗效评价都具有重要作用。

三、动脉导管未闭

（一）概述

动脉导管未闭（PDA），指胎儿时期主动脉与肺动脉之间正常连接的动脉导管，在出生后仍没有自然闭合，保持主动脉与肺动脉间血管相通、持续分流的病变。本病占先天性心脏病的8%～15%。本病可单独存在，亦可与其他心内畸形并存。

（二）病理解剖

PDA通常位于主动脉峡部与肺动脉远端或左肺动脉起始部之间。PDA形态有以下几种类型。

1. 管型动脉导管未闭：最常见，约占PDA患者的80%，动脉导管的主动脉和肺动脉两端口径大体相等，整个导管内径基本一致，类似长管状。

2. 漏斗型动脉导管未闭：动脉导管的主动脉端口径大于肺动脉端口径，犹如漏斗状。

3. 窗型动脉导管未闭：最少见，导管极短且粗大，形如窗口，管壁往往很薄，手术治疗和介入治疗危险性均较大。

4. 动脉瘤型和哑铃型动脉导管未闭：动脉导管两端较细，中段膨大呈哑铃状或葫芦状。

（三）血流动力学

无论是收缩期还是舒张期，主动脉压均高于肺动脉压，因此大动脉水平为左向右连续性分流，其分流量大小主要取决于动脉导管粗细、主动脉与肺动脉间压力差、肺循环阻力等。PDA左向右分流的存在，引起肺循环血流量明显增加，加重左心房、左心室的容量负荷，因左心室承受容量负荷的能力较差，从而引起左心室扩大、肥厚等病理改变。同时，因为肺循环血流量增加，肺血管收缩功能异常，肺小动脉痉挛，肺血管阻力增加，初期可出现动力性肺动脉高压，进一步发展，随肺血管出现不可逆性器质性改变，最终形成阻力性肺动脉高压。当肺动脉压接近或超过主动脉压时，可出现右向左分流，即艾森曼格综合征，患者会出现差异性发绀，下肢发绀重于上肢。

（四）声像图表现

1. 二维超声心动图

二维超声心动图对PDA的诊断具有十分重要的作用，是目前最常用的检查手段。通常需要观察左心室容量负荷增加程度、室壁运动情况、肺动脉增宽程度，并仔细探测动脉导管形态、内径、位置，降主动脉是否伴有狭窄等内容。左心长轴切面可见左心增大，室间隔运动幅度增强。大动脉短轴及肺动脉长轴切面能清晰显示主肺动脉与降主动脉间的异常管道，并可测量动脉导管的内径、长短，确定形态类型（见图2-5）。因为左、右肺动脉与主肺动脉间存在夹角关系，在显示动脉导管切面时，并不能将左肺动脉同时显示，因此检查时防止将左肺动脉误认为未闭的动脉导管。对于图像清晰的患儿，胸骨上窝切面往往能够清楚显示导管内径及形态，可出现典型的"三裤管"征。

2. 多普勒超声心动图

多数PDA患者，在大动脉短轴或胸骨上窝主动脉弓长轴切面，在主肺动脉与降主动脉峡部之间，可探及整个心动周期的红五彩镶嵌色异常血流束，自降主动脉分流入主肺动脉，沿主肺动脉外侧壁走形，分流束宽度与动脉导管内径密切相关，在二维超声心动图图像相对欠清晰时，彩色多普勒可以提供较为准确的导管内径数据（见图2-5）。

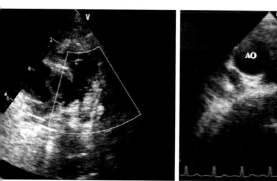
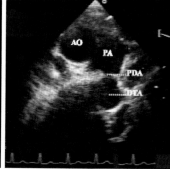

图2-5 动脉导管未闭彩色多普勒及二维显像

频谱多普勒可探及连续性左向右分流信号，随着肺动脉压力逐渐升高，当肺动脉压力超过主动脉压力，即艾森曼格综合征时，可产生右向左分流，收缩期微右向左分流，舒张期微左向右分流。连续多普勒可探及阶梯状连续性高速血流频谱，最高峰值速度位于收缩中期。

肺动脉收缩压的测量，除根据三尖瓣反流速度估测肺动脉收缩压外，也可以根据导管分流速度估测，肺动脉压小于主动脉压时，$SPAP = SBP - 4V^2$；肺动脉压大于主动脉压时，$SPAP = SBP + 4V^2$（SPAP，肺动脉收缩压；SBP，肱动脉压；V，动脉导管分流峰值速度）。

（五）鉴别诊断

窗型PDA应注意与主肺动脉窗相鉴别。主肺动脉窗为一种肺动脉间隔发育异常的少见先天性心脏病，病变位置在升主动脉的左侧壁与相邻的肺动脉主干的右侧壁、右肺动脉开口近端处的交通。其他如冠状动脉-肺动脉瘘、主动脉窦瘤破裂、重度肺动脉瓣反流等病变，鉴别一般不难。

（六）临床价值

目前应用经胸壁超声心动图已能准确诊断动脉导管未闭，不必经过有创的心导管检查。超声心动图在动脉导管未闭封堵术术前、术中和术后均有重要临床意义。

四、肺动脉口狭窄

先天性肺动脉口狭窄，指发生于右心室流出道、肺动脉瓣、主肺动脉及其分支的先天性心脏病，根据病变部位分为肺动脉瓣狭窄、肺动脉瓣上狭窄及肺动脉瓣下狭窄三种，本病可单独存在，亦可为其他复杂畸形的组成部分。肺动脉口狭窄是常见的先天性心脏病之一，占全部先天性心脏病患者的10%～20%，其中肺动脉瓣狭窄最多，占肺动脉口狭窄的70%～90%。

（一）肺动脉瓣狭窄

1. 病理解剖

多数患者肺动脉瓣发育较完全，瓣叶之间仍可见交界处，瓣膜增厚、粘连、融合，收缩期在主肺动脉内形成圆顶状膨隆的隔膜，位于中心或偏心位置的狭窄瓣孔。瓣膜多为三瓣叶，也可为二叶、单叶、四叶等畸形。肺动脉瓣瓣环多数发育正常，内径通常在正常范围，少数可合并瓣环发育不全，狭小变形。主肺动脉及分支可有狭窄后扩张。肺动脉瓣狭窄患者，右心室排血受阻，右心负荷增加，出现继发性右室壁、室上嵴及其隔束和壁束肥厚，尤其是右心室流出道出现对称性肥厚，随年龄增长而加重，促使右心室流出道梗阻。长期右心室负荷增加，最终导致右心房室扩张，相对性三尖瓣关闭不全。有 3/4 的肺动脉瓣狭窄患者可合并卵圆孔未闭或房间隔缺损，如合并房间隔缺损，以肺动脉瓣狭窄的血流动力学改变为主者，称为法洛三联症；而以房间隔缺损的改变为主者，通常称为房间隔缺损合并肺动脉瓣狭窄。

2. 血流动力学

肺动脉瓣狭窄时，右心室排血受阻，右心室压力负荷过重，而肺动脉压力正常或降低，肺动脉瓣上下两端出现压力阶差，一般肺动脉与右心室之间跨瓣压差≥20mmHg 即可诊断为肺动脉瓣狭窄。右心室射血时代偿性收缩加强，导致右心室心肌肥厚、右心室腔扩大、右心室衰竭，右心室肥厚使顺应性减低，右心房压升高促使卵圆孔再开放，产生心房水平的右向左分流。

3. 声像图表现

（1）二维超声心动图：大动脉短轴切面可见肺动脉瓣增厚，回声增强，交界粘连，开放受限，收缩期开放呈圆顶状，主肺动脉狭窄后扩张。多个切面显示右室壁肥厚。肺动脉瓣口短轴切面比较难显示，但在图像较好的患者，在胸骨左缘第2肋间，探头顺时针旋转，可以显示肺动脉瓣水平的短轴切面，对于瓣叶数目、狭窄程度能有更好地了解。

（2）多普勒超声心动图：大动脉短轴切面彩色多普

勒收缩期可见起自肺动脉瓣口呈五彩镶嵌的高速血流射入肺动脉，连续多普勒可探及位于零线下填充样的高速血流频谱（见图2-6）。

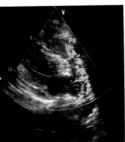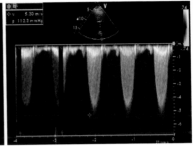

图2-6　肺动脉瓣狭窄瓣上高速血流及血流频谱

卵圆孔未闭时，可见血流信号由左心房进入右心房。

肺动脉瓣狭窄程度的定量分析，通常根据肺动脉瓣最大峰值压差判断：轻度，<50mmHg；中度，50～80mmHg；重度，>80mmHg。

4．鉴别诊断

（1）肺动脉瓣上狭窄：肺动脉瓣叶厚度及活动正常，而肺动脉腔内可见膜性或肌性管腔狭窄，彩色多普勒显示湍流信号起自肺动脉瓣上。

（2）肺动脉瓣闭锁：肺动脉瓣呈带状强回声，瓣环发育差，见不到瓣膜活动。彩色多普勒显示无血流信号通过肺动脉瓣。

（二）肺动脉瓣下狭窄

1．病理解剖：肺动脉瓣下狭窄又称为右心室流出道狭窄或右心室漏斗部狭窄。右心室流出道狭窄的病理改变有两种：①隔膜型，肺动脉瓣下形成纤维环或隔膜使右心室流出道狭窄，狭窄小孔居中或偏心。②肌型，多系室上嵴隔束和/或壁束异常肥厚、移位变形所致，形成肌性狭窄，位置一般较膜性狭窄位置低。

2. 血流动力学：与肺动脉瓣狭窄类似。

3. 声像图表现

（1）二维超声心动图：大动脉短轴及右室流出道长轴切面，可显示肺动脉瓣下隔膜样回声或环状纤维肌性肥厚突出，流出道变窄，右心室室壁肥厚。

（2）彩色多普勒：彩色多普勒显示右心室流出道血流速度明显加快，呈五彩镶嵌色，血流束较细。连续多普勒于狭窄处探及收缩期高速湍流频谱，形态呈位于零线下的"倒匕首"状。

4. 鉴别诊断：右冠状窦瘤突入右心室流道，如窦瘤破裂，彩色多普勒可见五彩镶嵌彩色血流从窦瘤破裂处进入右心室流出道，为连续性高速湍流频谱。

（三）肺动脉瓣上狭窄

1. 病理解剖：肺动脉瓣上狭窄又称为肺动脉狭窄，为肺动脉主干或左右分支狭窄。有的病变为靠近肺动脉瓣的膜性狭窄，有的为远离瓣膜的局限性管腔缩窄或节段性管状发育不良，有的为弥漫性缩窄或发育不良，部分肺动脉分支可完全闭塞。对于局限性狭窄远端的肺动脉，可出现狭窄后扩张。

本病可单独存在，多数合并 ASD、VSD、PDA、法洛四联症等先天性心脏畸形。

2. 血流动力学：与肺动脉瓣狭窄类似。

3．声像图表现

（1）二维超声心动图：多切面显示右室壁肥厚，右心房、右心室扩大，大动脉短轴切面或右心室流出道肺动脉长轴切面，肺动脉主干内见纤细的膜性回声，肺动脉主干及左右分支可见局限性或节段性管腔狭窄，狭窄后管腔可有扩张。

（2）彩色多普勒：收缩期起自肺动脉狭窄部位可见五彩镶嵌色的高速血流信号。

4．鉴别诊断：注意肺动脉狭窄与肺动脉瓣狭窄的鉴别。

5．临床价值：超声心动图能够为肺动脉口狭窄术前、术中和术后提供有用的临床信息。

五、法洛四联症

（一）概述

法洛四联征（TOF）是一种复杂的先天性心血管复杂畸形，1888年，Fallot将其归纳为四种典型病理改变：肺动脉口狭窄、室间隔缺损、主动脉骑跨和右心室肥厚。法洛四联征占所有先天性心脏病患者的10%～14%，居第四位，是最常见的发绀型先天性心脏病之一。

（二）病理解剖

1．肺动脉口狭窄

（1）漏斗部狭窄：为肥厚的壁束、隔束及室上嵴环抱所形成的狭窄。根据病理形态，可分为以下四种类型。①肌性肥厚性型，为法洛四联症的典型改变，肥厚的壁束、隔束及室上嵴环抱，漏斗部狭窄处与肺动脉瓣环之间常形成较小的第三心室，多数合并肺动脉瓣环狭窄或肺动脉狭窄。②隔膜型，在肺动脉瓣下可见纤维性隔膜，常有第三心室形成，多数不伴有肺动脉瓣环狭窄或肺动脉狭窄。③异常肌束型，右心室有异常肥厚肌束，常不伴肺动脉瓣环狭窄或肺动脉狭窄。④广泛型，右心室流出道广泛性肥厚，形成长管状狭窄，无第三心室。

（2）肺动脉瓣狭窄：肺动脉瓣发育畸形，多数为二瓣化畸形，瓣膜可增厚、钙化、交界粘连、有赘生物附着，造成瓣口狭窄。

（3）肺动脉瓣上狭窄：可出现主肺动脉发育不良、主肺动脉和/或分支狭窄，少数可出现一侧肺动脉缺如。

2．VSD：大部分为嵴下型，约占90%，缺损通常较大，位于漏斗部室上嵴下方，主动脉瓣下。小部分为干下型，缺损通常较小。

3．主动脉右移骑跨：圆锥室间隔向右前移位，致主动脉增宽前移骑跨于室间隔之上，多伴有顺时针方向转位。主动脉瓣与二尖瓣前叶通常仍保持纤维连续关系，升主动脉多较粗大。主动脉骑跨程度取决于右心室流出道发育不良及漏斗间隔移位的严重程度，如果主动脉骑跨超过75%，应考虑诊断微为右心室双出口。

4．右心室肥厚：为继发性改变，由肺动脉口狭窄所致。

其他伴发畸形中最常见的为卵圆孔未闭及Ⅱ孔型房间隔缺损，20%～30%的患者可合并右位主动脉弓。

（三）血流动力学

血流动力学改变主要取决于肺动脉口狭窄程度，狭窄越重，进入肺部血流量越少，缺氧越明显。根据肺动脉口狭窄程度及VSD大小可分为以下三种类型。

1. 无发绀型法洛四联症：肺动脉狭窄较轻，VSD较小，心室水平以左向右分流为主，肺血偏多，患者缺氧及发绀较轻。

2. 发绀型法洛四联症：肺动脉口狭窄较重，VSD较大，导致右心压力增高，右心室肥厚，心室水平以右向左分流为主，肺血减少，左心室内径缩小，缺氧及发绀较重。

3. 重型法洛四联症：肺动脉-漏斗部严重发育不良，肺动脉血流通过未闭的动脉导管或侧支血管进行供血，血流动力学与假性永存动脉干类似。合并VSD的肺动脉闭锁并不包括在内，是一种特殊类型。

（四）声像图表现

1. 二维超声心动图（见图2-7）

（1）胸骨旁左室长轴切面：右心室增大，右心室前壁增厚，左心室内径相对较小，主动脉内径增宽，其前壁前移，与室间隔连续性中断，主动脉骑跨于室间隔之上，主动脉后壁与二尖瓣前叶之间仍有纤维连续性。此切面可以计算患者主动脉骑跨率，骑跨率＝主动脉前壁外侧缘至室间隔右心室面距离/主动脉根部内径，＜25%为轻度，25%～50%中度，＞50%为重度。

（2）大动脉短轴切面：右心室增大，右心室壁增厚，右心室流出道及主肺动脉狭窄，左、右肺动脉变窄，肺动脉瓣环狭窄，肺动脉瓣增厚、粘连，开放受限。高位胸骨旁切面有时可显示肺动脉根部短轴切面，可以观察肺动脉瓣叶数目。本切面可清晰显示VSD的大小及部位，VSD以嵴下型多见，其次为干下型及膜周部缺损。

（3）心尖四腔心及五腔心切面：主动脉内径增宽，前壁与室间隔连续性中断，主动脉骑跨于室间隔之上。

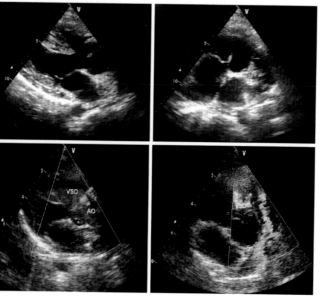

图2-7 法洛四联症二维及彩色多普勒显像

2. 多普勒超声心动图（见图2-7）

在多个切面均可观察到心室水平出现右向左分流的分流信号，收缩期可见经VSD来自右心室蓝色为主的血流束与来自左心室红色为主的血流束同时流入主动脉，仅少量红色血流束进入右心室。大动脉短轴切面可见右心室流出道和主肺动脉内起始自狭窄部位的蓝色五彩镶嵌的细窄射流束，射流束宽度与狭窄程度相关。连续多普勒条件下，于主肺动脉内可探及零位线下的高速血流频谱，狭窄越重，血流速度越高，压差越大。但是在极重度狭窄时往往难以探测。

（五）鉴别诊断

（1）右心室双出口：当法洛四联症主动脉骑跨率较大时，两者较相似。目前比较公认的观点是，当主动脉骑跨率≥75%时，通常诊断为右心室双出口。右心室双出口的主动脉后壁与二尖瓣前叶之间出现圆锥组织回声，无纤维连续性。

（2）伴有VSD的肺动脉闭锁：本病与法洛四联症极为相似，超声表现为肺动脉部位未能探及肺动脉瓣叶的启闭活动，主肺动脉多呈条索样回声改变，左、右肺动脉发育极差。

（3）共同动脉干：在心腔内仅能探及一根大动脉干、一组半月瓣，其主肺动脉和/或左、右分支均起源于大动脉干，而法洛四联症患者仍可探及两组半月瓣。

（六）临床价值

法洛四联症患者的术前诊断主要依靠超声心动图，在判断主动脉骑跨程度、肺动脉狭窄部位及程度、室间隔缺损大小等方面与手术对照的准确性较高。在评价法洛四联症患者的心功能、测定肺动脉压力阶差及估测右心室、右心房和肺动脉压力等方面均具有重要作用。同时，在术后疗效评价方面，如右心室流出道通畅程度、心室水平残余分流也具有重要意义。

六、右心室双出口

（一）概述

右心室双出口为主动脉和肺动脉均起源于右心室，或一根大动脉起源于右心室而另一根大动脉大部分起源于右心室。VSD 为左心室的唯一出口。本病占所有先天性心脏病患者的 0.72%。1949 年，Taussig 和 Bing 等曾报道一组患者，其主动脉完全起源于右心室，主动脉瓣与二尖瓣之间无纤维连续，肺动脉骑跨于 VSD 之上，大部分肺动脉起源于右心室，称之为 Taussig-Bing 综合征，将其归为右心室双出口范畴。

（二）病理解剖及分型

多数主动脉与肺动脉开口并排于同一平面，主动脉在主肺动脉右侧，呈并列排列关系。少数主动脉开口位于肺动脉开口的右后方或右前方。90% 的病例房室连接关系一致，即心房正位、心室右襻。主动脉瓣与肺动脉瓣在同一水平，两者下方均有圆锥部，因此两组半月瓣与房室瓣均无纤维连续。绝大多数患者 VSD 较大，通常直径大于主动脉内径。根据 Steward 分类方法，将 VSD 分为三种类型：①主动脉瓣下 VSD，最多见，约占 60%，VSD 位于主动脉瓣下，距主动脉瓣近，距肺动脉瓣远，病理解剖类似于法洛四联症。②肺动脉瓣下 VSD，占 30% 左右，VSD 距肺动脉瓣近，肺动脉有不同程度的骑跨，即形成 Taussig-Bing 综合征。③远离两侧半月瓣 VSD，占 5% ~ 7%，VSD 位于后间隔，多数位于三尖瓣隔瓣下或小的肌部 VSD。本病合并肺动脉口狭窄相当常见（约 60%），其他合并畸形有动脉导管未闭、房室瓣畸形、心室发育不良、房间隔缺损、肺静脉异位引流、冠状动脉起源异常等。

右室双出口分型如下。

1. 房室连接一致

（1）**主动脉瓣下 VSD**：①主动脉在肺动脉右侧，两者关系正常或主动脉偏右前，两根大动脉口并列，瓣环水平相同；无肺动脉狭窄。②畸形同①，但伴肺动脉狭窄。③主动脉在肺动脉左侧或左前方，肺动脉小于主动脉，伴肺动脉狭窄。

（2）肺动脉瓣下 VSD：①主动脉在肺动脉右侧或右前方，瓣环水平相同，无肺动脉狭窄。②主动脉在肺动脉右前方，肺动脉细，伴肺动脉狭窄。③主动脉在肺动脉左前方，肺动脉扩张，无肺动脉狭窄。

2. 房室连接不一致：主动脉瓣或肺动脉瓣下 VSD，心脏右位，主动脉在肺动脉左前方、前后位或主动脉稍在右侧，肺动脉细小，主动脉与二尖瓣不连续，VSD 多为房室通道型，伴有肺动脉狭窄。

（三）血流动力学

右心室双出口的血流动力学变化主要取决于室间隔缺损的位置和大小，以及是否合并肺动脉口狭窄及狭窄程度。主动脉瓣下 VSD 不合并肺动脉口狭窄者，血流动力学类似于单纯性巨大 VSD，发绀较轻或不明显。而肺动脉瓣下 VSD，体循环静脉血主要搏入主动脉，肺静脉血主要经缺损直接进入肺动脉，临床与完全性大动脉转位合并室间隔缺损类似，患者出现明显发绀。对于伴肺动脉口狭窄者，不论其 VSD 部位如何，发绀症状明显。

（四）声像图表现

二维超声心动图是诊断本病的主要方法，能够清晰显示大动脉的位置、大动脉起源及骑跨程度、大动脉与心室连接关系、VSD 部位及大小，根据以上分型我们逐一观察其超声表现（见图2-8）。

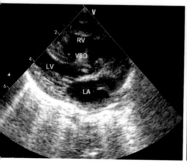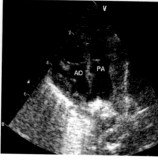

图2-8　右心室双出口瓣下室缺，主动脉与肺动脉平行排列

1. 大动脉位置正常或接近正常

右心房、右心室内径增大，右心室前壁增厚，肺动脉起源于右心室，主动脉增宽，前壁与室间隔连续性中断，主动脉骑跨于室间隔之上，VSD多数位于主动脉瓣下。骑跨程度要大于法洛四联症（≥75%），主动脉瓣与二尖瓣间有动脉圆锥。大动脉短轴切面观察右心室流出道、肺动脉瓣及肺动脉发育情况，根据有无肺动脉口狭窄可分为法洛四联症型和艾森曼格型。

2. 大动脉位置异常

大动脉位于右前、正前或左前，起源于右心室，肺动脉全部或大部分起源于右心室，VSD位于肺动脉瓣下，表现与大动脉转位相似。

（1）右位型大动脉异位型：在左心室长轴及大动脉短轴切面，显示主动脉位于肺动脉右前方或正前方，完全起源于右心室，肺动脉位于主动脉左后方或正后方，骑跨于室间隔之上，骑跨率≥75%，房室瓣与半月瓣间无纤维连续性，即为Taussig-Bing综合征，肺动脉口狭窄与不狭窄各占一半。心尖五腔心切面是探查两根大动脉起源于心室的最佳切面，并且能够较好的判断骑跨率。

（2）左位型大动脉异位型：本型常合并复杂畸形，如十字交叉心、心室转位等。在大动脉短轴切面及心尖五腔心切面，显示主动脉在肺动脉左侧或左前方，肺动脉全部、主动脉全部或大部起源于右心室，VSD位于主动脉瓣下。

（五）鉴别诊断

（1）法洛四联症：主动脉骑跨于室间隔之上，骑跨率≤50%，二尖瓣与主动脉间有纤维连续性，无圆锥组织。与右心室双出口鉴别点主要是骑跨率，因此除左心室长轴切面外，还应观察心尖五腔心及剑下五腔心切面。

（2）完全性大动脉转位：完全型大动脉转位为两条大动脉与心室形态学连接完全不一致。

（六）临床意义

二维超声心动图能够完整显示右心室双出口的解剖结构，可以做出明确诊断，在确定心脏房室及大动脉位置及连接关系、室缺与大动脉位置及是否合并肺动脉狭窄等方面超声心动图具有独特优点。同时在术后疗效评价也具有重要意义。

七、心内膜垫缺损

（一）概述

心内膜垫缺损（ECD）是指原发性房间隔和心内膜

垫等组织出现不同程度的发育不良，累及房间隔下部、部分室间隔和房室瓣畸形等组织结构，导致心内的复杂畸形。有时亦称房室间隔缺损、房室管畸形、共同房室通道等。

（二）病理解剖

1. 部分型ECD

（1）单纯Ⅰ孔型ASD：占所有ECD患者的极少部分，缺损位于房间隔下部，房室瓣之上，缺损多数较大，不伴房室瓣明显畸形及关闭不全。

（2）Ⅰ孔型ASD合并部分房室瓣畸形：较常见，除上述Ⅰ孔型ASD病变外，合并二尖瓣前叶裂、三尖瓣隔瓣发育不良或部分缺如，形成房室瓣关闭不全，但房室瓣下无VSD。

（3）左心室-右心房通道：很少见，心内膜垫发育异常导致房室间隔缺损。其他还包括心内膜垫型VSD合并房室瓣畸形、单心房。

2. 完全型ECD：由Ⅰ孔型ASD、心内膜垫型VSD和共同房室瓣畸形组成。共同房室瓣由前瓣（上桥瓣或前桥瓣）后瓣（下桥瓣或后桥瓣）和两侧壁瓣组成，共同房室瓣可有两个独立的开口或仅有一个共同开口。

Rastelli等根据房室瓣叶病理解剖分为以下三型。

（1）A型：共同房室瓣可区分二尖瓣和三尖瓣部分，前桥瓣可分为左上瓣叶和右上瓣叶，两者借其腱索附着于室间隔缺损部位的顶端，其下有VSD，后桥瓣的左下瓣叶和右下瓣叶直接附着于室间隔嵴上。

（2）B型：较少见，两个瓣叶完全分裂，共同房室瓣前桥瓣腱索经VSD与右心室内异常乳头肌相连，左上瓣叶乳头肌在室间隔右侧。

（3）C型：前桥瓣融合成一叶，无腱索相连，瓣膜呈漂浮状。

3. 过渡型ECD：病变类似完全型，但房室瓣前桥瓣、后桥瓣在室间隔部位融合，形成接近于正常的二尖瓣叶和三尖瓣叶。

（三）血流动力学

1. 部分型ECD：I孔型ASD造成心房水平的分流，不同严重程度的房室瓣畸形造成不同程度的房室瓣反流，右心容量负荷过重，出现右心房室扩大，肺动脉压逐渐升高。

2. 完全型ECD：同时有房水平和室水平分流，并且有明显房室瓣关闭不全，四个心腔相互交通，所有心腔容量负荷均明显增加，很快导致肺动脉压力明显升高，较早出现艾森曼格综合征。

ECD是一组复杂的心脏畸形，病变类型和程度不同，临床表现差异较大，其主要取决于ASD、VSD的分流量和房室瓣反流量的大小，以及是否合并其他畸形。

总体而言，完全型ECD患者通常具有巨大VSD的症状和体征，而部分型ECD患者多具有ASD的相应表现。听诊时，部分型ECD在胸骨左缘第二、第三肋间闻及吹风样收缩期杂音；伴二尖瓣关闭不全者，心尖部右收缩期粗糙杂音，多伴震颤。完全型ECD在胸骨左缘第三、第四肋间和心尖部闻及全收缩期粗糙杂音，伴有震颤。ECD患者可出现各种并发症，如艾森曼格综合征、心功能不全，出现发绀、呼吸困难、肝脾肿大及周围水肿。

（四）声像图表现

1. 部分型 ECD

（1）二维超声心动图：单纯Ⅰ孔型 ASD，在大动脉短轴、心尖四腔心及剑下双房切面，均可探及右心房、右心室增大，房间隔近十字交叉处回声脱失，十字交叉上端无残留房间隔组织，残端顶部回声增强。二尖瓣前叶裂在左心室长轴切面、心尖四腔心切面可见前叶瓣体部连续性中断，活动幅度明显增大。心尖四腔心切面可见三尖瓣隔瓣裂或部分缺如。

（2）多普勒超声心动图：房间隔下部探及心房水平左向右的过隔分流信号，以舒张期为主，出现肺动脉高压时可出现右向左分流信号。合并二尖瓣前叶裂或三尖瓣隔瓣裂时，在左右心房内收缩期探及源自裂隙处的蓝色反流信号。当二维超声心动图不能清晰显示裂隙宽度时，可以借助反流束基底宽度进行测量。

2. 完全型 ECD

（1）二维超声心动图：在心尖四腔心切面，心内膜垫十字交叉部位可见房室间隔回声中断及共同房室瓣，原二尖瓣前叶与三尖瓣隔叶在同一水平，呈"一"字形，形成前共瓣，共同房室瓣活动幅度大（见图 2-9）。

二维超声对完全型 ECD 可进行分型如下。

① A 型：在心尖四腔心切面，可见前共瓣的腱索附着于室间隔残端顶部。

② B 型：共同房室瓣腱索的附着点通过室间隔缺损附着于右心室游离壁上。

③ C 型：共同房室瓣呈漂浮状，无腱索附着点。

（2）多普勒超声心动图：彩色多普勒可见房室水平双向分流信号，并见左心室向右心房的分流信号。共同房室瓣可见高速反流信号。

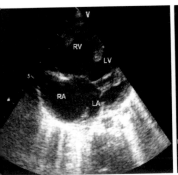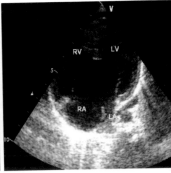

图2-9 完全型心内膜垫缺损四腔心切面瓣膜关闭及开放

合并畸形：本病可合并单心室、大动脉转位、法洛四联症、肺静脉异位引流等复杂畸形。

（五）鉴别诊断

1. **低位继发孔型ASD**：需要与单纯Ⅰ孔型ASD相鉴别，Ⅰ孔型ASD与心内膜垫组织相连，十字交叉结构存在。

2. **三尖瓣闭锁**：三尖瓣呈肌性闭锁，无瓣叶活动，常合并巨大ASD和VSD，本病可见心房水平单纯右向左分流。

3. **单心室**：与ECD鉴别点为是否存在室间隔结构，巨大室间隔缺损在心尖部存在室间隔残端，心尖短轴切面左心室心尖仍为环形，可见半月形右心腔附着其上。单心室心尖常有巨大乳头肌回声，似为残余室间隔，但心尖短轴切面心尖不成环形，并有腱索与其顶端相连。

（六）临床价值

超声心动图能对心内膜垫缺损做出明确诊断，可为心内膜垫缺损做出正确分型，为患者选择手术方案及治疗提供信息，并可以对术后心脏情况进行随访评价。

八、三尖瓣下移畸形

（一）概述

三尖瓣下移畸形是指部分或整个三尖瓣瓣叶，没有附着于正常三尖瓣环位置，而呈螺旋形向下移位的一种先天性畸形。其病理解剖首先由Ebstein描述，因此本病又称为Ebstein畸形。

（二）病理解剖

隔叶和后叶附着点离开三尖瓣环下移至右心室壁上，前叶附着点多数正常，很少下移。下移的瓣膜将右心室分为瓣膜上方的房化右心室和瓣膜下方的功能右心室。房化右心室明显扩大，可呈瘤样扩张，功能右心室变小，三尖瓣下移越低，功能右心室越小，右心室的功能越差，病情将越严重。三尖瓣所有瓣叶均出现不同程度的发育不良、畸形，下移的瓣膜短小、粘连融合、变形或部分缺如，三尖瓣前叶通常冗长，呈"篷帆"样改变，导致狭窄和关闭不全。

病理解剖分型如下。

（1）A型：三尖瓣隔叶和后叶轻度下移，三尖瓣前叶位置正常，瓣叶发育及活动尚好，房化右心室较小，功能右心室尚可。

（2）B型：最常见，三尖瓣隔叶发育不良或缺如，隔叶和后叶下移最低点可到达心尖部，多数三尖瓣环扩大，三尖瓣严重关闭不全，房化右心室较大，功能右心室较小。

（3）C型：三尖瓣瓣膜严重畸形，三尖瓣隔叶和后叶明显下移，严重者缺如或仅为膜样残迹，前叶下移，前叶因与右心室壁粘连而活动受限，引起漏斗部狭窄。

（三）血流动力学

血流动力学异常的程度，主要取决于房化右心室的大小、三尖瓣附着部位及其功能障碍程度等。房化右心室越大，三尖瓣关闭不全的程度越重，右心室功能障碍越明显，病情越重。三尖瓣关闭不全，功能右心室减小，收缩能力差，排血减少，使右心房和房化右心室明显扩张。大多数合并ASD或卵圆孔未闭，随右心房和房化右心室内压力升高，可形成房水平右向左分流，出现发绀。

（四）声像图表现

1. 二维超声心动图（见图2-10）

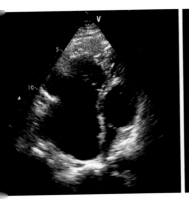
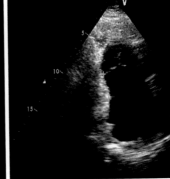

图2-10　左图为三尖瓣隔叶下移，右图为后叶下移

心尖四腔心切面是观察三尖瓣隔叶附着点的最佳断面，可显示隔叶下移程度、房化右心室大小及瓣叶发育、腱索融合等形态改变。正常情况下，三尖瓣隔叶附着点略低于二尖瓣前叶附着点，但两者相距不会大于8mm。三尖瓣隔叶的根部至体部附着于室间隔的右心室面，无运动幅度，前叶冗长形似船帆，往往出现瓣膜关闭不拢。

右心室流入道切面是观察三尖瓣后叶下移程度及附着点所在部位的最佳切面，可显示三尖瓣前叶及后叶形态，清晰显示三尖瓣后叶的原附着点及下移后的附着点部位，瓣叶发育情况。

大动脉短轴切面可观察三尖瓣隔叶形态及下移的附着点，可见右心室流出道扩张。左心室长轴切面不能显示三尖瓣叶附着点、下移程度，但能够观察左右心的比例。

2. 多普勒超声心动图

多个切面均可显示三尖瓣反流信号，反流量的多少取决于瓣膜下移程度和关闭的状况。部分伴有ASD或卵圆孔未闭的患者，可以看到房水平出现双向分流信号。

（五）鉴别诊断

1. 右心容量负荷过重的疾病：ASD、肺静脉异位引流等会出现右心扩大，但三尖瓣附着位置正常。

2. 三尖瓣缺如：本病在四腔心切面及右心室流入道切面，未能探及瓣膜启闭运动及无明确的瓣膜关闭点。

（六）临床价值

目前，超声技术已经成为诊断三尖瓣下移畸形的最理想检查方法，手术矫治时应行经食管超声检测，以判断术后效果。

九、肺静脉畸形引流

肺静脉畸形引流（APVC），又称为肺静脉异位连接，因胚胎发育异常，导致部分或全部肺静脉未能回流入左心房，直接或间接通过体静脉回流入右心房的心脏畸形，分为部分型肺静脉异位引流（PAPVC）和完全型肺静脉异位引流（TAPVC）。

PAPVC占所有APVC的60%～70%，如果属于单纯性病变，一侧肺的部分或全部肺静脉畸形引流到左心房以外的右心系统，对血流动力学的影响通常较少，预后相对较好。TAPVC占所有APVC的30%～40%，本病对血流动力学影响严重，预后极差，如果未手术治疗，约80%在一岁内死亡。

（一）部分型肺静脉异位引流

1. 病理解剖

PAPVC是指四支肺静脉中1～3支未能与左心房连接，引流入右心房、冠状静脉窦、上腔静脉、下腔静脉、奇静脉、无名静脉等。多合并房间隔缺损或卵圆孔未闭。根据肺静脉异位引流的部位分型为以下几种类型。

（1）心上型：右肺静脉多引流至右上腔静脉，左肺静脉多经垂直静脉引流至左无名静脉。

（2）心内型：右肺静脉引流至右心房，左肺静脉引流至冠状静脉窦或右心房。

（3）心下型：右肺静脉多引流至下腔静脉，左肺静脉多引流至肝静脉。

（4）混合型：以上两种不同的连接房室并存。

其中，右上肺静脉异位引流常与上腔静脉型房缺合并出现，右下肺静脉异位引流常与下腔静脉型房缺合并出现。

2. 血流动力学

单纯性PAPVC，血流动力学改变取决于畸形引流的肺静脉数目、连接部位、肺静脉阻塞程度、合并ASD大小有关，肺静脉异位引流入右心房的血液超过总量的50%，可产生明显影响。肺静脉异位引流，导致右心容量负荷增大，引起右心扩大及肺动脉高压。如合并ASD，则右心扩大的程度与肺动脉高压出现早晚及程度常与ASD大小不匹配，常提示APVC的存在。

3. 声像图表现

左心房内不能探及全部的四支肺静脉入口。在左心房相应部位不能探及肺静脉血流信号。间接征象可见右房、右心室扩大，肺动脉高压时可见右心室壁增厚，肺动脉增宽。常合并房间隔缺损。

（1）心上型：胸骨上窝探查可见垂直静脉及增宽的上腔静脉，彩色多普勒显示在上腔静脉内为五彩镶嵌的花色湍流信号。

（2）心内型：可见异位引流的肺静脉直接开口于右心房，开口于冠状静脉窦内可见窦口扩张，冠状静脉窦内可见彩色血流

（3）心下型：剑下切面可见下腔静脉增宽，下腔静脉内可见五彩镶嵌的彩色湍流信号。

4. 鉴别诊断

（1）永存左上腔静脉：位置与心上型PAPVC的垂直静脉相同，但血流方向相反。永存左上腔静脉多汇入冠状静脉窦，导致窦口增宽。

（2）单纯房间隔缺损：四支肺静脉均汇入左心房，右心增大程度和肺动脉高压程度比合并肺静脉异位引

流轻。

（3）完全型肺静脉异位引流：未见任何一支肺静脉开口于左心房，左心发育小，均伴有房间隔缺损且为右向左分流。肺动脉高压及右心增大程度出现早、程度重。

（二）完全型肺静脉异位引流

1. 病理解剖和血流动力学

四条肺静脉在左心房外侧汇合成一个肺静脉总干，未进入左心房，可以引流入心内、心上静脉及心下静脉。几乎均合并房间隔缺损并右向左分流，房间隔缺损是维持生存的必须通道。根据肺静脉异位引流的部位分型：①心上型，肺静脉总干通过垂直静脉回流入左无名静脉而后入右上腔静脉，形成主动脉弓上静脉环，或者直接回流入右上腔静脉回右心房。②心内型，肺静脉总干引流至冠状静脉窦或直接入右心房。③心下型，肺静脉总干通过下腔静脉，门静脉或肝静脉回流入右心房。④混合型，肺静脉经多个引流部位回流入右心房。

2. 声像图表现

左心房较小，左心房内不能见到肺静脉开口。左心房外侧可见一无回声腔，为肺静脉总干。几乎均合并房间隔缺损或卵圆孔未闭。

（1）心上型：胸骨上窝切面可见向上引流的垂直静脉，与左无名静脉相连经右上腔静脉回流入右心房，右上腔静脉增宽，形成主动脉弓上静脉环。多普勒图像可见左侧降主动脉旁向上的红色双期血流束，右上腔静脉血流丰富，形成弓上静脉血流环（见图2-11）。

（2）心内型：引流入右心房时，右心房壁上除可见上、下腔静脉及冠状静脉窦开口外，还可见肺静脉总干开口；引流入冠状静脉窦则窦口扩张。多普勒图像可见右心房内异常血流束或冠状静脉窦内血流增多。

（3）心下型：剑下切面可见引流部位内径增宽。多普勒图像可见膈肌下引流部位的血流量增多。

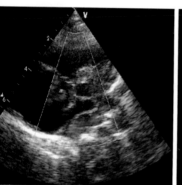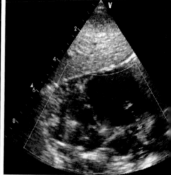

图2-11　彩色多普勒显示肺静脉经共干入右心房的左向右分流信号

3. 临床价值

TAPVC是一种较严重的先天性心脏病，由于早期即可出现肺动脉高压，因此需早期诊断、早期治疗，手术方式因不同解剖分型而有所不同，术前超声诊断能够为手术提供解剖依据。超声心动图检查通过多途径、多切面探查肺静脉连接情况及伴随的心血管形态和血流动力学改变，提高了诊断肺静脉畸形引流的正确率。

十、大动脉转位

大动脉转位（TGA）是由于胚胎时期动脉干的圆锥

部反向旋转和吸收反常引起的主动脉与肺动脉两支大动脉之间的空间位置关系以及与心室的连接关系异常的一种复杂先天性心脏病，本病发病率居发绀型先天性心脏病的第二位，包括完全型大动脉转位和矫正型大动脉转位。

（一）完全型大动脉转位

1. 病理解剖

完全型大动脉转位是由于胚胎时期圆锥部发育异常，使左前方的肺动脉向后连接左心室，右后方的主动脉向前连接右心室。心脏多位于左侧胸腔，心房正位，少数反位，心室多右襻，少数左襻，静脉与心房及心房与心室连接一致。心室与动脉连接不一致，主动脉连接右心室，肺动脉连接左心室，体-肺两大循环互不连接，患者需要借助心脏不同水平的交通分流而存活，常合并室间隔缺损、动脉导管未闭、肺动脉口狭窄等畸形，大多数件有主动脉瓣下肌性圆锥。

完全型大动脉右转位，通常为心房正位，心室右襻，主动脉位于肺动脉正前或偏右，为SDD型。完全型大动脉左转位，通常为心房反位，心室左襻，主动脉在肺动脉左前方，即ILL型。

2. 声像图表现

（1）二维超声心动图

① **心房位置判定**：上下腔静脉连接右心房，采用剑下下腔静脉长轴切面可观察下腔静脉连接心房位置，判断心房是否转位。利用内脏、心房位置的定位探查心房与内脏的关系。

② **心室位置判定**：根据房室瓣类型、腱索、乳头肌、

调节束、肌小梁以及心室形态来鉴别左右心室，从而判定心室襻。

③ 大动脉位置判定：大动脉位置判定主要根据分支情况、有无冠状动脉开口等，而且当两支大动脉呈前后排列时，前面的一条几乎总是主动脉，后面的是肺动脉。

左心室长轴切面：两条大动脉根部沿其纵轴在心底平行排列，失去正常环绕交叉关系，主动脉连接右心室，肺动脉连接左心室。两组半月瓣常显示在同一高度。

大动脉短轴切面：正常主动脉瓣口呈圆环形，位于心房中央，肺动脉环绕主动脉半周向上延续，大动脉转位时这种交叉关系消失。心尖五腔心切面显示两条大动脉呈平行排列。

④ 伴发畸形：80%合并室间隔缺损，多为干下型室间隔缺损，其次为膜周部室间隔缺损。房间隔缺损约占20%，多为继发孔型房间隔缺损。肺动脉狭窄约占50%，多为肺动脉瓣和瓣下狭窄。其他畸形还有动脉导管未闭等。

（2）多普勒超声心动图：伴有室间隔缺损时，可见心室水平分流，分流多呈双向低速层流。伴有房间隔缺损或卵圆孔未闭时可见心房水平分流。伴有动脉导管未闭时可见主-肺动脉间连续性分流信号。合并有肺动脉狭窄时，瓣口可见高速血流信号。

3. 鉴别诊断

（1）大动脉异位：大动脉间相互位置关系异常，大动脉与形态学心室连接关系正常。

（2）右心室双出口：一条大动脉完全从右心室发出，另外一条大动脉骑跨于室间隔上，大部分从右心室发出。

（二）矫正型大动脉转位

矫正型大动脉转位定义为心房与心室对位关系不一致，心室与大动脉对位关系不一致，本病较少见，如无其他畸形可维持正常生理循环。

1. 病理解剖

心房可正位或反位，心房与心室连接关系不一致，右心房与形态学左心室相连，左心房与形态学右心室相连。心室与大动脉连接不一致，主动脉发自形态学右心室，肺动脉发自形态学左心室。主动脉根部位于二尖瓣与室间隔之间，肺动脉位于二尖瓣与三尖瓣之间。

病理解剖分型：①矫正型大动脉左转位，心房正位，心室左襻，大动脉左转位，主动脉位于主肺动脉左侧，即SLL型。②矫正型大动脉右转位心房反位，心室右襻，大动脉右转位，主动脉位于主肺动脉右前方，即IDD型。

2. 声像图表现

（1）二维超声心动图：左心室长轴切面显示主动脉位于正前方，主肺动脉位于正后方。心尖四腔心切面显示心房与心室连接关系，心房正位，右心房连接的房室瓣高于左侧房室瓣，连接的心室内膜面光滑。大动脉短轴切面显示主肺动脉间正常环绕关系消失。心尖五腔心切面显示心室与大动脉连接关系，主动脉起自解剖右心室，肺动脉起自解剖左心室。

（2）多普勒超声心动图：合并室间隔缺损可见心室水平的分流信号。

3. 鉴别诊断

（1）大动脉异位：大动脉间相互位置关系异常，大动脉与形态学心室连接关系正常。

（2）**法洛四联症**：矫正型大动脉转位合并室间隔缺损及肺动脉狭窄，血流动力学与临床症状类似法洛四联症，但法洛四联症的心室与大动脉连接关系正常。

（三）临床价值

超声心动图能够在术前确定诊断，指导手术方案的选择，同时指导术中监测及术后评估手术效果。

十一、主动脉缩窄

（一）概述

主动脉缩窄表现为主动脉管腔出现局限性或长段的管样狭窄，常伴发其他畸形。

（二）病理解剖

主动脉缩窄可发生于主动脉任何位置，大多出现在降主动脉峡部，动脉导管之前或之后，管腔呈现局限性缩窄，长度一般小于10mm，缩窄可呈隔膜样或嵴样突入主动脉腔内，缩窄可呈偏心型或中央型，伴有主动脉狭窄后扩张。本病可单独存在，但多合并其他心血管畸形或作为复杂畸形的组成部分。根据主动脉缩窄发生的部位不同可分为以下两种类型：①导管前型，又称婴儿型，较少见，缩窄位于动脉导管或动脉韧带之前，缩窄范围一般较广泛，常累及主动脉弓，常合并其他心血管畸形；②导管后型，又称成人型，缩窄部位位于动脉导管或动脉韧带之后，缩窄范围一般较局限，较少合并其他畸形，缩窄程度较轻。

（三）血流动力学

胎儿时期因有动脉导管故一般不出现明显阻塞，

出生后缩窄近端主动脉压升高，远端压力降低，下肢血压明显低于上肢血压。缩窄近端高血压，左心室负荷加重、肥厚、顺应性减低，最终出现心脏扩大及心力衰竭。

（四）声像图表现

1. 二维超声心动图：胸骨上窝主动脉弓长轴切面是诊断主动脉缩窄的重要切面，可显示主动脉弓和降主动脉起始处有无缩窄，缩窄部位及范围，明确缩窄程度及类型，如管型缩窄或膜性狭窄并可测量其内径。缩窄近端主动脉及分支扩张，搏动增强。远端降主动脉可有狭窄后扩张，搏动减弱。

2. 多普勒超声：彩色血流显像显示缩窄段血流束变细，缩窄部位五彩高速血流信号及狭窄远端的血流汇聚。连续多普勒可探及缩窄处高速血流频谱，可测量狭窄两端的压力阶差，估计缩窄程度（见图2-12）。

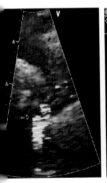
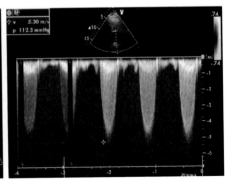

图2-12 主动脉峡部高速血流信号及血流频谱

（五）鉴别诊断

1. 主动脉弓离断：主动脉弓与降主动脉间连续性中断，彩色多普勒显示主动脉弓中断处无血流信号及高速血流频谱。

2. 主动脉瘤及瘤样扩张：主动脉某一节段局限性扩张，扩张近端无明显缩窄，彩色血流显像及频谱多普勒不能探及高速血流信号。

（六）临床价值

经胸二维及彩色多普勒对儿童主动脉缩窄检出率高，因成人主动脉弓不易清楚显示从而容易漏诊，经食管超声可清晰显示。

十二、永存左上腔静脉

（一）概述

永存左上腔静脉在无先天性心脏病患儿中的发生率为0.3%～0.5%，在先天性心脏病患儿中可达3%～10%。

（二）病理解剖

左颈总静脉与左锁骨下静脉汇总到永存左上腔静脉，无名静脉约半数缺如。永存左上腔静脉多数回流入冠状静脉窦。永存左上腔静脉直接开口于左心房顶部，约占10%。永存左上腔静脉亦可回流入左肺静脉，在冠状静脉窦无顶征中，常伴有永存左上腔静脉。

（三）声像图表现

1. 二维超声心动图：冠状静脉窦扩张，胸骨旁左心室长轴切面显示左心房后方的房室环位置见类圆形的扩张的冠状静脉窦短轴面，心尖四腔心切面基础上后压探头可见扩张的管形冠状静脉窦长轴面。胸骨上窝切面，在主动脉弓长轴切面顺时针旋转探头，可探及位于主动脉弓左侧走形的一垂直管状回声，即永存左上腔静脉的长轴。

2. 多普勒超声心动图：冠状静脉窦扩张时，胸骨旁或剑下切面可显示其内明亮的血流信号。二维基础上显示永存左上腔静脉长轴后，彩色多普勒可显示其内血流方向及频谱形态，多为蓝色静脉型血流频谱。

（四）鉴别诊断

正常的胸降主动脉：左心室长轴切面显示胸降主动脉短轴位于左心房后外方，且在心包腔外，顺时针旋转探头可显示其长管形的长轴切面。

第四节 | 心肌病

一、扩张型心肌病

（一）概述

扩张型心肌病（DCM）是一种病因不清、原发于心肌的疾病，表现为心肌收缩无力、左心室收缩功能减低、心排出量减少、心储血量增多及全心扩大。

（二）病理解剖

左、右心室均明显扩大，心室呈球样扩张，前后径增大，瓣环扩张，心腔内可见附壁血栓。早期心肌舒张功能受损，继而收缩功能受损，心脏泵血功能衰竭，射血分数降低，肺循环及体循环淤血，最终导致严重不可逆的心力衰竭。

（三）声像图表现

1. M型超声心动图：全心扩大，室壁运动弥漫性减低，二尖瓣开放幅度减低，EPSS增大，左心室收缩功能减低，左心室射血分数≤30%。

2. 二维超声心动图：全心扩大，以左心房、左心室扩大为著，左心室呈球样改变，室间隔向右心室侧膨突，左心室后壁向后凹。左心室壁厚度相对变薄，室壁活动幅度普遍性减低，瓣膜开放幅度减低，运动幅度减低的二尖瓣与明显扩大的左心室呈"大心腔、小开口"改变。左心室心尖部或肌小梁间可见大小不等、数目不一的形态各异的异常回声附着，为心腔内附壁血栓形成。心包腔内可有积液（见图2-13）。

3. 多普勒超声心动图：彩色多普勒可见各瓣口血流色彩暗淡，合并多瓣膜反流，最常见于二尖瓣和三尖瓣，反流为相对性的，反流程度会随心室收缩功能、心室大小和瓣环扩张程度不同而发生变化。

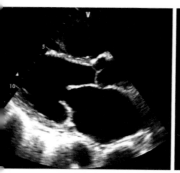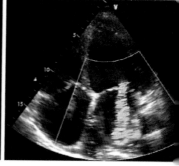

图2-13 全心扩大及二尖瓣重度反流

（四）鉴别诊断

1. **急性重型心肌炎**：较严重的心肌炎可表现为以左心为主的心房、心室扩大，甚至全心扩大，但不及DCM明显。早期心肌炎，心肌回声以减低型为主。急性病毒性心肌炎患者，左心室收缩功能减低晚于舒张功能减低，而且心腔扩大不明显。

2. **缺血性心肌病**：节段性室壁运动异常是鉴别的关键。患者常有明确的心绞痛和心肌梗死病史。如果某些区域有正常的室壁运动而其他区域是无运动或反常运动，其病因往往是缺血性的。

（五）临床价值

通过超声测定心脏功能可为临床和评估预后提供重要依据，并且通过形态及功能多项指标观察疗效并长期随访。

二、肥厚型心肌病

（一）概述

肥厚型心肌病（HCM）表现为左心室非扩张性肥厚的一种原发性疾病，家族性者为常染色体显性遗传，心肌细胞肥大及排列紊乱，常发生心律失常及早年猝死。

（二）病理解剖

通常左心室壁呈非对称性肥厚，以室间隔为主，致心腔变小，左心室流出道变窄。偶可见肥厚型心肌病表现为左心室对称性肥厚。根据肥厚部位可分为非对称性室间隔肥厚、对称性肥厚及右心室肥厚（孤立性或与左心室肥厚相伴）。根据血流动力学可分为非梗阻性肥厚型心肌病及梗阻性肥厚型心肌病。

（三）血流动力学

血流动力学改变主要为心脏泵血功能障碍，心肌纤维增多、增粗，左心室流出道压力阶差、舒张期弛缓和顺应性异常。突然用力时左心室流出道严重梗阻会导致脑部缺血而晕厥。

（四）声像图表现

1. M型超声心动图：左心室壁肥厚，左心室腔正常或变小。室间隔收缩增厚率减低。二尖瓣前叶收缩期异常向前运动（SAM+），主动脉瓣收缩中期关闭（见图2-14）。

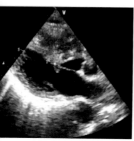
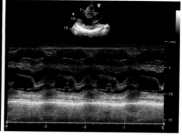

图2-14 非对称性肥厚型梗阻性心肌病肥厚的室间隔及SAM现象

2. 二维超声心动图：左心室壁非对称性肥厚，室间隔明显增厚，一般在18～30mm，甚至达40mm，室间隔与左心室后壁厚度之比大于1.3～1.5。对称性肥厚型心肌病可见左心室壁均增厚，心腔多变小。心尖肥厚为仅心尖部室壁肥厚,收缩期左心室腔似"黑桃征"(见图2-15)。心肌回声呈斑点样增强,心肌中部为明显的粗糙颗粒状、点状强回声构成的亮带,左心房增大。

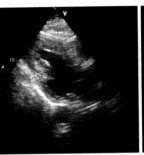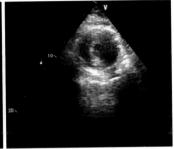

图2-15 左心室心尖部肥厚

3. 多普勒超声心动图:梗阻性肥厚型心肌病左心室流出道可见收缩期五彩镶嵌的花色血流信号,连续多普勒测值流出道收缩期流速明显增快,压差>30mmHg,峰值后移,呈"倒匕首"改变(见图2-16)。二尖瓣出现反流。

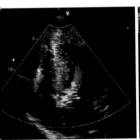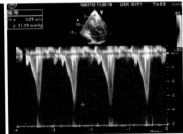

图2-16 左心室流出道高速血流及呈"倒匕首"样的血流频谱

（五）鉴别诊断

1. 高血压性心脏病：首先有高血压病史，左心室壁呈向心性对称性增厚，非对称者室间隔厚度/左室后壁厚度＜1.3。

2. 尿毒症性心肌病：不仅仅见于尿毒症期，肾衰竭早期就可能存在，心肌回声粗糙、增强，内部呈点、片、条状强回声，多伴有不同程度的心包积液。

（六）临床价值

超声心动图对肥厚和梗阻部位能准确定位并对梗阻程度做出定量分析，并且测定血流动力学改变对药物疗效判定也具有意义。

三、限制型心肌病

（一）概述

限制型心肌病是心室充盈受限的一种疾病，导致心室充盈压升高，收缩功能正常或轻度减低。

（二）病理解剖

心室内膜及内膜下纤维组织增生，心室壁硬化，心室腔缩小或闭塞。根据病理解剖类型分为：①纤维化，如硬皮病；②心内膜心肌病变，如嗜酸性粒细胞增多症、心内膜心肌纤维化等；③贮积病变，如糖原贮积；④浸润性病变，如心肌淀粉样变、结节病。

（三）血流动力学

心室僵硬，顺应性减低舒末压升高，回心血流受阻，导致充盈量减少，心房扩大。心脏舒张期充盈受限，排血量减少，最后出现心力衰竭。

（四）声像图表现

1. 二维超声心动图：心内膜增厚、回声增强，以心尖部显著，室壁运动僵硬，幅度减低，心室腔明显减小，甚至闭塞，双心房明显扩大，心室腔内可见附壁血栓。下腔静脉及肝静脉增宽。

2. 多普勒超声：二尖瓣、三尖瓣轻至中度反流。二尖瓣口血流呈限制型充盈障碍表现，E峰高尖，E/A > 2，DT ≤ 150ms，IVRT缩短，肺静脉血流频谱D波增高，S波降低甚至缺如，AR > 35cm/s。

（五）鉴别诊断

缩窄性心包炎：心包增厚，心包积液明显有助于缩窄性心包炎诊断，心内膜增厚有助于限制型心肌病诊断。二尖瓣、三尖瓣血流频谱不随呼吸变化或变化不明显是限制型心肌病区别于缩窄性心包炎的特征性改变。缩窄性心包炎吸气时二尖瓣E峰较呼气时减小幅度 ≤ 25%，三尖瓣E峰比呼气时幅度增大 ≥ 40%，缩窄性心包炎肺静脉血流频谱D波、S波明显降低，且随呼吸改变明显。

（六）临床价值

对于鉴别缩窄性心包炎具有一定价值，但目前仍缺乏明确诊断限制型心肌病的特征性改变，因此还应借助心导管检查，CT、MRI甚至心内膜活检等检查。

第五节 | 心脏瓣膜病变

一、二尖瓣狭窄

（一）病理解剖

二尖瓣狭窄（MS）主要见于风湿性心脏病，单纯二尖瓣狭窄占风湿性心脏病的40%。二尖瓣前后叶瓣膜增厚、钙化、挛缩，交界处粘连、融合，瓣下腱索增粗、钙化、挛缩及融合。二尖瓣变成漏斗状，瓣口开放呈"鱼嘴"样改变。

（二）血流动力学

二尖瓣狭窄时，舒张期左心房血流受阻，不能通畅进入左心室，左心房压力升高，房室间产生压力阶差，从而导致左心房增大。肺静脉压升高出现肺淤血、肺水肿。右心房压力随之升高，导致肺循环阻力增加，右心室负荷加重，后期有右心室扩大。

（三）声像图表现

1. M型超声心动图：二尖瓣瓣尖增厚，活动度明显减低，舒张期E峰后曲线下降缓慢，E峰、A峰斜率减低甚至消失，呈平台状曲线，即"城墙垛"样改变，前后叶同向运动。

2. 二维超声心动图：二尖瓣叶增厚、钙化，以瓣尖为著，交界粘连，开放活动受限，开口减小。二尖瓣舒张期呈圆顶样运动，二尖瓣前叶卷曲成"曲棍球杆"样改变。左心室短轴二尖瓣口切面与舒张期瓣口开口减小呈"鱼嘴"样，此切面可准确测定二尖瓣口面积（见图2-17）。左心房增大，左心房内可见云雾状影形成，部分患者可有左心房血栓形成。左心室内径正常或变小，合并二尖瓣关闭不全时左心室内径增大。

3. 多普勒超声心动图：心尖四腔心切面彩色血流显像显示舒张期二尖瓣口左心室侧为以红色为主的五彩镶嵌湍流信号（见图2-17）。连续多普勒可探及二尖瓣口血流频谱，血流速度加快，根据二尖瓣口血流平均压差和

E峰下降的压力减半时间（PHT）可判断狭窄程度，但如二尖瓣合并中量以上反流时PHT法不再适用。

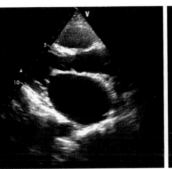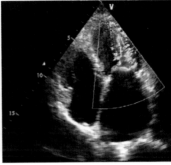

图2-17 风湿性二尖瓣狭窄的二维及多普勒图像

超声心动图对二尖瓣狭窄程度的评估标准：①轻度，瓣口面积1.5～2.0cm²，平均跨瓣压差＜5mmHg，PHT＜150ms；②中度，瓣口面积1.0～1.5cm²，平均跨瓣压差5～10mmHg，PHT 150～220ms；③重度，瓣口面积＜1.0cm²，平均跨瓣压差＞10mmHg，PHT＞220ms。

（四）鉴别诊断

1. 扩张型心肌病：左心室功能降低，二尖瓣口开放幅度减小，血流速度明显减慢但仍具有层流特点。彩色多普勒为暗淡的单纯红色，配合二维图形可做鉴别。

2. 二尖瓣退行性病变：瓣叶钙化通常发生在瓣根和瓣环，瓣叶因此活动度降低，瓣下腱索与瓣尖无明显融合。

3. 二尖瓣瓣上狭窄环：为二尖瓣上多出的一由结缔

组织构成的环状或膜状结构，部分阻碍左心房血流入左心室。

（五）临床价值

超声心动图是诊断二尖瓣狭窄最有效、直观、简捷的无创检查方法。同时可以为制订治疗方案提供依据，可作为术中监护及术后疗效的评价和随访。

二、二尖瓣关闭不全

（一）概述

二尖瓣关闭不全是指收缩期二尖瓣前后叶对合不良，部分左心室血流迅速或缓慢地反流入左心房。不仅出现在瓣膜病中，也可出现在二尖瓣任何解剖变化及功能失调。

（二）病理解剖

1. 瓣叶病变：瓣叶缺失或过多，活动受限或过度，先天畸形或后天破坏均可引起二尖瓣关闭不全，反流量与病理改变程度呈正比。

2. 腱索病变：腱索冗长、松弛、僵硬、断裂或位置异常等均可引起瓣膜关闭时正常节制作用减弱甚至消失，瓣叶对合不良。

3. 乳头肌病变：乳头肌顶端断裂、坏死、纤维化、创伤、淀粉样变、先天畸形等病变均可导致瓣叶牵拉无力产生二尖瓣反流。

4. 局部心肌病变：乳头肌附着部位心肌缺血、梗死，心腔扩大致乳头肌移位、心内膜纤维化等都可直接或间接引起局部心肌运动异常而影响相关乳头肌正常功能。

5．瓣环病变：二尖瓣环扩张将导致收缩期前后叶瓣膜面积相对减小，即游离缘对合面积减小对合不良。

6．左心房扩大：各种原因引起的左心房扩大，都可能引起二尖瓣反流。

（三）血流动力学

左心房内因反流造成血流量增加，左心房逐渐扩大，压力升高，长此以往造成左心室功能衰竭，严重急性二尖瓣反流可引起肺水肿。

（四）声像图表现

1．M型超声心动图：如瓣叶脱垂，M型超声显示瓣叶收缩期CD段后移呈"吊床"样改变。

2．二维超声心动图

（1）风湿性二尖瓣关闭不全：瓣膜增厚、钙化，以瓣尖为著，瓣叶交界及腱索粘连融合，瓣叶挛缩对合不良。

（2）二尖瓣脱垂：瓣叶增厚、松弛过长，胸骨旁左心室长轴收缩期瓣叶对合点后移，前叶与主动脉后壁夹角或后叶与左心房后壁夹角变小。

（3）二尖瓣腱索或乳头肌断裂：瓣叶与腱索连续性中断，断裂的腱索或乳头肌回声呈断续的点线状。二尖瓣瓣下腱索断裂引起二尖瓣脱垂，收缩期瓣叶指向左心房侧，超过瓣环连线水平2mm以上。瓣叶受损严重时，断裂腱索随瓣叶甩动呈"挥鞭"样运动，往返于左心房及左心室。

（4）二尖瓣环钙化：二尖瓣瓣环后叶或前叶基底部出现增强的新月形钙化影，前后叶对合错位，反流程度与二尖瓣瓣环钙化范围呈正比。

（5）乳头肌功能不全：主要与乳头肌附着部位的室壁缺血或梗死相关。

（6）二尖瓣赘生物、脓肿、穿孔或膨出瘤形成：为感染性心内膜炎的并发症，前叶受累多于后叶，可见病变瓣叶局部有絮状或团块状回声随瓣膜运动来回甩动，穿孔时可见开放和关闭时形态异常甚至裂隙，膨出瘤形成可见局部菲薄呈"球形"膨出。

（7）先天性二尖瓣关闭不全：最常见为二尖瓣前叶裂，裂隙可从瓣缘延伸至瓣根，二尖瓣水平短轴可见"吊桥"样改变。双孔二尖瓣左心室短轴切面显示分离的两个瓣口，左右排列，圆形或椭圆形。

3. 多普勒超声心动图：左心长轴、心尖四腔心、心尖三腔心切面显示二尖瓣心房侧明亮的五彩镶嵌血流信号。测量反流束的长度、宽度及面积判断二尖瓣关闭不全的程度。

彩色多普勒半定量评估二尖瓣反流方法：①反流束长度，局限在二尖瓣瓣环附近为轻度，达左心房中部为中度，达左心房顶部为重度；②反流束宽度，左心房反流束最大宽度/左心房腔最大宽度作为衡量指标，≤1/3为轻度，1/3～1/2为中度，≥1/2为重度，此项方法临床较少用；③反流束面积，彩色多普勒成像勾画最大反流束面积进行分级，≤5cm^{2}为轻度，5～10cm^{2}为中度，≥10cm^{2}为重度。

（五）鉴别诊断

主要与位于二尖瓣口附近的主动脉窦瘤破入左心房以及冠状动脉左心房瘘鉴别，这两种病变特点是异常血流为双期或以舒张期为主。

（六）临床价值

根据左心房内多普勒反流信号的有无可以明确诊断二尖瓣反流，比以往临床单纯根据听诊诊断增加了敏感性和特异性。有利于指导临床实施不同治疗方案、提供治疗时机选择与治疗效果评价等信息。

三、二尖瓣脱垂

（一）概述

二尖瓣脱垂是各种原因引起的某一个或两个瓣叶在收缩期部分或全部脱向左心房，超过二尖瓣瓣环水平，多数伴有二尖瓣关闭不全。

（二）病理解剖

二尖瓣黏液样变性累及瓣膜和腱索，瓣叶增厚、冗长，常呈苍白色，透明度增加，有时有血栓和溃疡形成。

（三）血流动力学

二尖瓣脱垂患者若不出现明显的关闭不全，无明显血流动力学改变。

（四）声像图表现

（1）M型超声心动图：二尖瓣前叶脱垂时，DE段速度加快；后叶脱垂时，CD段明显多重回声，收缩中晚期二尖瓣曲线CD段后移，呈"吊床"样改变。左心房、左心室扩大。

（2）二维超声心动图：左心室长轴及四腔心切面显示二尖瓣病变瓣叶增厚，腱索冗长，收缩期瓣叶脱向左心房，收缩中晚期或整个收缩期二尖瓣叶向左心房侧移位，超过瓣环水平大于2mm（见图2-18）。二尖瓣水平短轴切面判断脱垂的部位，按照心脏外科Carpentier命名原则，靠近前外侧联合为前后叶1区，中部为2区，靠近后内侧联合为瓣膜3区。

（3）多普勒超声心动图：因瓣叶脱垂时前后叶对合线不在一个平面，反流束多呈偏心性，沿脱垂瓣叶的对侧走行（见图2-18）。前后叶同时脱垂时反流束可以是中心性的。判断关闭不全的程度，应用反流束最小截面宽度判断反流程度较准确。

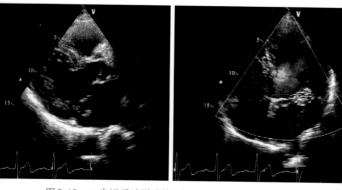

图2-18　二尖瓣后叶脱垂的二维表现及偏心性反流信号

（五）鉴别诊断

假性二尖瓣脱垂：在心尖四腔心切面，收缩期瓣叶位置超过二尖瓣瓣环连线位于左心房侧，易误判断为二尖瓣脱垂。对于心尖四腔心切面瓣叶与瓣环之间之间的最大垂直距离小于5mm者，左心室长轴切面小于2mm

者，如无其他检查发现异常，说明无二尖瓣脱垂，需定期复查。

（六）临床价值

二维超声心动图能够在同一平面上显示瓣叶与瓣环之间的空间关系及瓣叶相对于瓣环的活动范围，是诊断二尖瓣脱垂的重要手段，已在临床广泛应用。

四、主动脉瓣狭窄

（一）概述

主动脉瓣狭窄可分为先天性和后天性两大类，后天性主动脉瓣狭窄可由多种病因引起。在国内，风湿性心脏病仍是主动脉瓣狭窄最常见的病因，单纯性主动脉瓣狭窄因风湿性引起者占10%～20%，其他少见病因有感染性心内膜炎等。

（二）病理解剖

风湿性主动脉瓣狭窄是由于链球菌感染引起免疫反应累及主动脉瓣所致，主动脉瓣正常结构破坏，瓣叶增厚、钙化、卷缩，并出现钙质沉积，结合部融合，主动脉瓣开口缩小导致狭窄。后天原因之一为动脉粥样硬化导致主动脉钙化，钙化主要发生在瓣叶根部及瓣环处。先天性主动脉瓣狭窄瓣膜可分为单叶、二叶、三叶或四叶，以二叶畸形多见。

（三）血流动力学

正常成人主动脉瓣口面积为2.5～3.5cm²，血流动力学改变主要取决于瓣口面积的大小。轻度狭窄时，无明显血流动力学意义上的梗阻；当瓣口面积减少1/2时，左心室收缩压代偿性升高；当减少至1/4时，左心室和主动脉间压差常大于50mmHg，心肌代偿性肥厚。狭窄的主动脉瓣口血流动力学特征是收缩期经瓣口形成高速的射流束，狭窄后方的主动脉由于存在高速血流束，可产生狭窄后扩张。

（四）声像图表现

1. M型超声心动图

（1）主动脉根部：主动脉壁顺应性减低，有僵硬感，活动度减低。

（2）主动脉瓣：主动脉瓣增厚、回声增强，开放幅度减小。左心室因排血受阻，负荷加重，左心室流出道增宽，左心室壁增厚，活动幅度低平。

2. 二维超声心动图

（1）胸骨旁左心室长轴切面：风湿性心脏病患者瓣叶不同程度增厚、回声增强，瓣膜开放幅度减低，退行性变时瓣环及瓣叶根部回声增强，瓣叶增厚、回声增强、活动僵硬（见图2-19）。重度狭窄时左心室壁肥厚。主动脉内径增宽。

（2）主动脉短轴切面：风湿性主动脉瓣狭窄者可见三个不同程度增厚的主动脉瓣叶，舒张期关闭时失去正常的"Y"形，重度狭窄时主动脉瓣叶解剖结构严重破坏、变形，呈不对称的"梅花"状。二维超声成像往往会高估狭窄程度。

3. 多普勒超声心动图：多普勒超声评价主动脉瓣的准确性主要取决于是否能准确测量狭窄瓣口高速血流速度，峰值血流速度通常在收缩中期，瓣口狭窄越重，峰值血流速度越后移。主要从心尖五腔心切面探查，左心室流出道血流在主动脉瓣口近端加速形成五彩镶嵌的射流束，射流束与狭窄程度呈反比，狭窄越重，射流束越细。连续多普勒可在狭窄的主动脉瓣口上记录到收缩期高速射流频谱，狭窄越重，流速越高（见图2-19）。同时要注意患者的心功能情况，当左心室射血分数较低时，容易低估主动脉瓣狭窄程度，合并主动脉瓣关闭不全时容易高估主动脉瓣狭窄程度。目前主要根据主动脉瓣平均跨瓣压差评估狭窄程度，＜25mmHg为轻度狭窄，25～50mmHg为中度狭窄，＞50mmHg为重度狭窄。

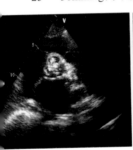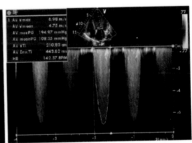

图2-19　主动脉瓣叶明显增厚、钙化，连续多普勒
测得高速血流频谱

（五）鉴别诊断

1. 膜性或肌性主动脉瓣下狭窄：本病系一种先天性畸形，左心室长轴切面于主动脉瓣下可见一纤维隔膜或一较厚的纤维肌性环突入左心室流出道，造成左心室流出道狭窄，彩色多普勒高速血流信号起自主动脉瓣下，主动脉瓣口血流也加快。

2. 肥厚型梗阻性心肌病：以室间隔基底部局限性肥

厚和收缩期二尖瓣前叶异常向前运动（SAM）为特征。彩色多普勒高速血流信号起自主动脉瓣下，主动脉瓣口流速也加快。

3. **主动脉瓣上狭窄**：主动脉瓣开放正常，升主动脉可见局限性狭窄。彩色多普勒高速血流起自主动脉瓣上，主动脉瓣口流速正常。

（六）临床价值

超声心动图对主动脉瓣狭窄患者病情严重程度的评价及手术时机选择具有重要作用。

五、主动脉瓣关闭不全

（一）概述

主动脉瓣关闭不全可由先天性和后天性病变引起，继发于各种病因所致的主动脉瓣和/或主动脉根部病变。常见原因有风湿性心脏病、瓣膜退行性变、感染性心内膜炎、先天性畸形、主动脉瓣脱垂、马方综合征、主动脉夹层等。

（二）病理解剖

风湿性心脏病导致主动脉瓣改变主要是瓣叶增厚、钙化、交界融合，导致瓣叶变形、硬化及挛缩，边缘向主动脉窦侧卷曲，造成瓣叶活动度减小，闭合不良。主动脉瓣无冠瓣与部分左冠瓣瓣环附着部位向下移行为二尖瓣，因此多数主动脉瓣病变往往合并有二尖瓣病变。

（三）血流动力学

血流动力学改变主要是左心容量负荷增加，引起左心室扩大，左心室舒张末压升高，左心室射血分数下降，使心力衰竭加重。

（四）声像图表现

1. **M型超声心动图**：主动脉根部增宽，主动脉搏动增强，主动脉瓣开放幅度增大，舒张期主动脉瓣可见关闭裂隙。左心室代偿性增大，左心室流出道增宽，呈现左心室容量负荷过重的表现。主动脉瓣右冠瓣病变为主时，常产生对向二尖瓣前叶的偏心性反流，反流血液冲击使二尖瓣前叶产生快速扑动。

2. **二维超声心动图**：二维超声心动图检查的重点是观察主动脉根部与主动脉瓣叶的改变，评价左心室腔的大小与功能。

（1）左心长轴切面：主动脉增宽，搏动明显，主动脉瓣开放幅度增大，舒张期主动脉瓣可见关闭裂隙，风湿性主动脉瓣关闭不全往往合并主动脉瓣狭窄的超声表现。

（2）主动脉短轴切面：风湿性主动脉瓣关闭不全时，可见瓣缘增厚变形，闭合线失去正常的"Y"形（见图2-20）。

（3）二尖瓣水平左室短轴切面：当主动脉瓣反流束偏向二尖瓣前叶时，二尖瓣前叶受压后推而呈倒置的"圆顶"状。

3. **多普勒超声心动图**：左心室流出道出现源自主动脉瓣环的舒张期反流信号（见图2-20）。主动脉瓣反流分级：①轻度，局限于主动脉瓣下，反流束宽度/左心室流出道宽度＜1/3；②中度，反流束达二尖瓣前叶瓣尖水平，反流束宽度/左心室流出道宽度为1/3～2/3；③重度，反流束充填整个左心室流出道，长度可达心尖，反流束宽度/左心室流出道宽度＞2/3。在心尖五腔心切面上用连续多普勒监测主动脉瓣关闭不全的反流信号，反流频谱灰度与反流程度呈正比，反流程度越重，频谱灰度越大。

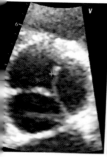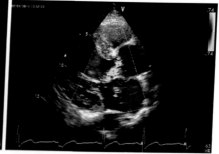

图2-20　主动脉瓣舒张期关闭裂隙及大量反流信号

（五）鉴别诊断

1. 主动脉瓣生理性反流：反流束常局限于主动脉瓣下，流速较低，占时短暂。

2. 二尖瓣狭窄：二尖瓣狭窄时，在左心室内可探及舒张期高速湍流信号，当主动脉瓣反流束偏向二尖瓣前叶时与二尖瓣狭窄的湍流束朝向室间隔时，两者容易混淆，主要观察反流束起源点，主动脉瓣反流束起自主动脉瓣口，而二尖瓣狭窄湍流束起自二尖瓣口。再就是频谱多普勒监测其流速，主动脉瓣反流最大流速往往大于4m/s，而二尖瓣狭窄的最大流速一般不超过3m/s。

（六）临床价值

超声心动图在确定慢性主动脉瓣关闭不全患者是否

需要手术及判断手术时机上有重要价值，当患者出现明显的主动脉瓣关闭不全相关临床症状时，目前公认的看法是应及时进行手术治疗。

第六节｜感染性心内膜炎

（一）概述

感染性心内膜炎（IE）是指由病原微生物直接侵袭心内膜而引起的炎症性疾病，心脏瓣膜最常受累，亦可累及间隔缺损处、腱索或心内膜面。感染性心内膜炎分为急性和亚急性两类。超声心动图通过检测本病的特征性病变——赘生物，瓣膜形态和功能改变，脓肿形成以及血流动力学异常，有助于感染性心内膜炎的早期诊断和治疗。

（二）病理解剖及血流动力学

感染性心内膜患者中多数存在心脏结构异常，本病往往是先天性心脏病患者的并发症。二尖瓣脱垂是感染性心内膜炎的另一易感因素，在我国风湿性心脏病是感染性心内膜炎成人患者的主要易感因素。赘生物是感染性心内膜炎的主要病理改变，尤其出现于房室瓣的心房侧和半月瓣的心室侧，赘生物可单发或多发，大小差别很大，通常与微生物种类、病变部位等有关。急性感染性心内膜炎累及二尖瓣的赘生物，可从瓣叶一直沿腱索延至乳头肌，可引起腱索和乳头肌断裂，赘生物脱落容易造成栓塞。多数急性和部分亚急性心内膜炎者可形成瓣周脓肿，常发生于主动脉根、二尖瓣环、室间隔和心肌等部位，主动脉根部最多见，而且进展快，预后较差。

受感染的心脏组织可出现坏死破坏，造成瓣膜穿孔、动脉瘤、血栓形成等。瓣膜穿孔常见于主动脉瓣和二尖瓣，程度不同，可造成血流动力学严重障碍，致死率高。

（三）声像图表现

二维超声心动图能更好地观察感染性心内膜炎的特征性病变，如赘生物及各种并发症（如瓣膜穿孔、腱索断裂、瓣膜脓肿及瓣膜瘤等）。

（1）赘生物：赘生物是诊断感染性心内膜炎的必要条件且是最常见的超声表现（见图2-21）。

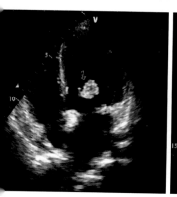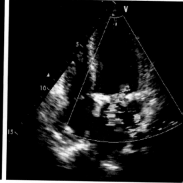

图2-21　二尖瓣前叶赘生物及瓣膜反流

① 部位：赘生物多发生在血流冲击或局部产生涡流的部位，如二尖瓣左心房面、主动脉瓣心室面、室间隔缺损右心室面等。

② 大小及形态：大小不一，形态不定，通常呈绒球形，亦可呈息肉状、叶状、管状、带状等。

③ 回声：新形成的赘生物呈与心肌相似的等回声，时间较长的赘生物呈较高回声。

④ 活动度：附着于瓣叶上的赘生物随瓣叶活动而活动。

（2）并发症表现：①瓣膜穿孔，二维超声心动图表现为受感染的瓣叶有不同程度的连续性中断；彩色多普勒在瓣叶连续中断处探及高速射流信号。②脓肿，二维超声心动图表现为形态不定的中低回声组织团块或大小可变的无回声团块，且不随心动周期而发生形态变化。③人工瓣环撕裂，二维超声心动图表现为缝合环的外缘和相应的瓣环间连续性中断；彩色多普勒表现为中断区域出现射流束。

（四）鉴别诊断

1. 瓣膜钙化：多见于风湿性心脏病患者及老年人，通常为无活动性的强回声。

2. 黏液瘤：黏液瘤多附着在房间隔上，而赘生物多附着在瓣叶上。

（五）临床价值

感染性心内膜炎患者往往有易感基础心脏病存在，如室间隔缺损、二尖瓣脱垂等。超声心动图能够为诊断感染性心内膜炎提供诊断依据并判断预后。

第七节 | 肺动脉高压和肺动脉栓塞

（一）概述

肺动脉高压（PAH）是由于心脏、肺及肺血管疾病导致的肺动脉压力升高，可分为特发性肺动脉高压和继发性肺动脉高压。

肺动脉栓塞是指来自体循环静脉及右心的各种栓子机械性阻塞肺动脉系统而引起的一组疾病，形成肺动脉高压。

正常静息下肺动脉压力：收缩压为 18 ～ 25mmHg，舒张压为 6 ～ 10mmHg，平均压为 12 ～ 16mmHg。

肺动脉高压：静息时收缩压＞30mmHg，静息时平均压＞20mmHg，运动时平均压＞30mmHg。

（二）病理解剖

各种病因导致的肺动脉高压引起的病理改变不同，但均有肺血管中层肥厚、内皮细胞增生、管腔狭窄等病理变化。特发性肺动脉高压的小动脉和毛细血管前动脉内膜增厚、纤维化，形成所谓洋葱皮样改变。动脉中层增厚，平滑肌组织增加，肺小动脉周围有胶原纤维、网状组织包绕，最终出现内皮增生和丛样病变。

肺动脉栓塞的栓子可来自上腔静脉系统、下腔静脉系统或右心，多来自下肢深静脉，栓塞的动脉及其分支达到一定程度时，通过机械阻塞作用和神经体液、低氧血症引起的肺动脉收缩，导致肺循环阻力升高、肺动脉高压。

（三）血流动力学

长期肺动脉高压使右心室壁张力增加、室壁肥厚。肺动脉高压超过右心代偿后，右心排出量下降，右心室舒末压升高，右心扩大，最后导致右心衰竭。同时右心扩大导致室间隔左移，左心舒张受限，左心排出量降低，体循环回心血量减少，体循环静脉淤血，出现下腔静脉增宽、肝肿大、腹水等体征。

（四）声像图表现

1. M型超声心动图：右心室游离壁增厚＞5mm，下腔静脉增宽，塌陷率降低［塌陷率＝（呼气时下腔静脉内径－吸气时下腔静脉内径）/呼气时下腔静脉内径］＞50%。

2. 二维超声心动图：右心房、右心室扩大，有时右心室前后径增大不明显，测量舒张末期心尖四腔心切面右心室横径＞40mm，中重度肺动脉高压收缩晚期及舒张早期室间隔向左心室运动，低平或膨向左心室侧，心室短轴切面显示左心室呈"D"形。右心室流出道增宽，肺动脉主干及左右分支扩张。肺栓塞于右心房、右心室、主肺动脉和/或其左右分支内可探及到血栓的中低回声，血栓可为附壁或活动，以附壁者多见。急性肺动脉栓塞引起急性右心室扩张，右心室游离壁运动明显减低。下腔静脉通常增宽。

3. 多普勒超声心动图：三尖瓣中度或重度反流，通常根据三尖瓣反流峰值压差估测肺动脉收缩压（PASP），根据肺动脉瓣反流频谱舒张期峰值压差估测肺动脉平均压（PAMP），根据舒张晚期压差估测肺动脉舒张压（PADP）。肺动脉瓣口收缩期前血流频谱表现为阻力增高，加速时间短，收缩期肺动脉瓣血流加速时间＜80ms高度提示肺动脉高压。

先天性心脏病有相应形态变化，可根据心室及大动脉水平分流频谱计算肺动脉压力。

肺动脉压分级（肺动脉收缩压）：轻度，30～50mmHg；中度，50～70mmHg；重度，＞70mmHg。

（五）临床价值

多普勒超声心动图可以估计肺动脉高压的严重程度，有效排除各种左向右分流的先天性心脏病和瓣膜性心脏病引起的肺动脉高压，评估病情、预后及疗效。

第八节 | 心包积液

（一）概述

心包积液指各种原因引起的心包腔内液体积聚超过50ml。心包积液是最常见的心包疾病，超声心动图可准确诊断心包积液的存在，敏感性高，并可以对积液定位指导心包穿刺，在临床上具有重要价值。

（二）血流动力学

心包积液对心包腔内压力及血流动力学的影响与积液的量、增长速度、性质、位置等有关，少量心包积液或缓慢增长的大量心包积液血流动力学可无明显变化。心包腔内液体致心包腔内压力升高，心脏受压，左、右心室充盈均减少，心排出量减少，出现心包填塞。

（三）声像图表现

1. M型超声心动图：对于较少的液体敏感，一般仅用于测量左心室后方的积液深度。剑下切面可见下腔静脉增宽，深吸气时塌陷率＜50%。

2. 二维超声心动图：心包积液时，心包脏层和壁层分离，其间可见液性暗区，暗区均匀分布于心包腔内，包裹性积液仅在某一部位出现液性暗区（见图2-22）。

（1）少量心包积液：积液量为50～100ml，心包腔无回声区宽 3 ～ 5mm，仅见于左心室后下壁和房室沟处。

（2）中量心包积液：积液量为 100 ～ 300ml，心包腔无回声区宽 5 ～ 10mm，心脏周围均可见液体积聚，以左心室后下壁区域为主。

（3）大量心包积液：积液量为 300 ～ 1000ml，心包腔无回声区宽 10 ～ 20mm，出现心脏摆动征。

（4）极大量心包积液：积液量＞ 1000ml，心包腔无回声区宽＞ 20mm，包绕整个心脏，出现明显心脏摆动征。

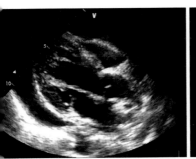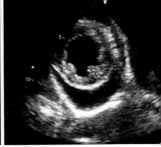

图2-22　心脏周围液性暗区

（四）临床价值

超声检查对心包积液具有重要的诊断价值，诊断符合率在 90% 以上，能初步估计积液量并能准确定位，有助于临床穿刺抽液。

第三章　肝脏

第一节 | 肝脏的超声解剖

肝脏是人体最大的消化器官，成年人肝脏重约1500g，外形呈楔形，分为上下两面，即膈面和脏面，以及前、后、左、右四缘，其上界平右侧第五肋间，下缘一般不超过右侧肋弓。肝脏膈面呈圆顶形，紧贴膈肌，下缘凹陷不平，有左右纵沟和中间一条横沟。横沟为第一肝门，门静脉、肝固有动脉、淋巴管、肝管及神经等由此出入。右纵沟前半部分容纳胆囊，称胆囊窝；后半部分有下腔静脉通过，称腔静脉窝，又称第二肝门，三支肝静脉由此处注入下腔静脉（见图3-1）。左纵

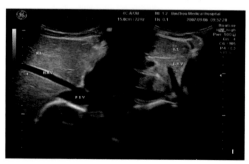

图3-1　三支肝静脉注入下腔静脉

沟前部为肝圆韧带，后部为静脉韧带。肝固有动脉内径 $0.33\pm0.12cm$，峰值流速 $<50cm/s$。门静脉主干内径一般小于 $1.4cm$，流速值 $15\sim25cm/s$。肝左静脉较细，内径 $0.5cm$ 左右；肝中静脉及肝右静脉内径均在 $1.0cm$ 左右。

第二节 | 肝脏弥漫性病变

一、肝硬化

肝硬化按病因分类为门脉性肝硬化、坏死后性肝硬化、胆汁性肝硬化、淤血性肝硬化和寄生虫肝硬化等。

（一）声像图表现

1. 肝硬化早期肝脏大小可正常或轻度肿大，形态正常，表现尚光滑。后期肝脏失去正常形态，多表现为左右叶比例失调。

2. 早期肝包膜尚光滑，后期肝表面凹凸不平或呈锯齿状，在肝脏前有腹水时则更易显示（见图3-2），肝光点增粗，结构欠清晰，实质回声欠均匀，血管纹理基本正常。

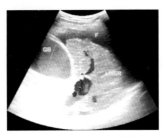

图3-2　肝硬化合并肝前腹水

3. 常伴脾肿大、脾静脉增宽及腹水 [见图3-3（a）、图3-3（b）]。

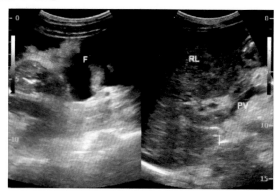

（a）肝硬化合并腹水

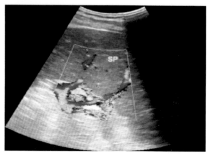

（b）肝硬化合并脾肿大、脾静脉增宽

图3-3

4. 胆囊腔明显缩小，胆囊壁增厚，呈"双边征"（见图3-4）。

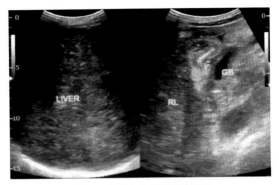

图3-4　肝硬化合并胆囊壁增厚

（二）鉴别诊断

1. 肝癌：与弥漫性肝癌的主要鉴别点为弥漫性肝癌甲胎蛋白值增高，且多并发门静脉及其分支内癌栓。

2. 弥漫性肝实质性病变：鉴别诊断主要靠肝穿刺活检。

二、脂肪肝

正常肝脏的脂肪含量约占肝脏重量的5%，如脂肪含量超过40%～50%时称为脂肪肝，大多数脂肪肝具有可逆性。

（一）声像图表现

肝脏大小可正常，或轻中度增大，光点细密，结构欠清晰，比脾、肾回声增强。肝区回声分布不均匀，近场增强，远场衰减，肝内血管明显减少，纹理不清，整个肝脏透声性差。非均匀脂肪肝可见正常残留的肝脏组织，可见正常管道结构在其内走行，常分布于胆囊旁、门静脉分叉等处（见图3-5）。

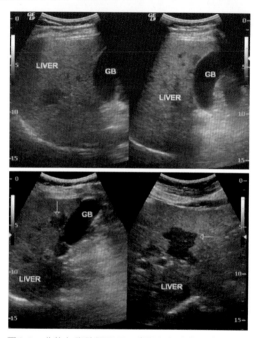

图3-5 非均匀脂肪肝可见正常肝组织残留，常分布于
胆囊旁、门静脉分叉等处

（二）鉴别诊断

非均匀脂肪肝内的低回声区应与肝癌鉴别，前者多无包膜、无立体感。

三、肝淤血

肝脏淤血性肿大多是由右心功能不全后肝静脉充血性改变造成的，临床上主要表现为右心衰竭的症状，如肝肿大、右上腹不适、胀痛及胃肠道淤血引起的消化道症状等。

肝淤血声像图表现为肝脏增大，肝实质回声比正常略显粗糙，三支肝静脉及下腔静脉内径均增宽，严重者肝静脉内径可达1.5cm以上。肝淤血发生肝硬化后，表现为肝脏缩小，肝实质回声增强、增粗，脾大，腹水等（见图3-6）。

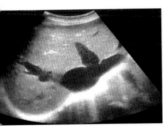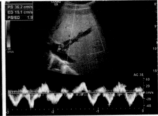

图3-6 淤血肝声像图，三支肝静脉增宽

四、肝血吸虫病

肝血吸虫病声像图表现如下。

1. 急性期：肝脏增大，肝表面尚光滑，肝内回声增高、增强，粗糙且分布不均匀。少数可见散在的小低回声区，边界模糊不清。

2. 慢性期：肝内回声增粗、增高，形成高回声网络样改变，肝实质被网络样高回声分隔成大小不等的小区，呈"地图样"改变。该征象为慢性血吸虫病肝脏实质回声的特征性改变。如合并肝硬化，则出现肝硬化及门静脉高压的相应表现。

第三节 | 肝脏囊性占位性病变

一、肝囊肿

肝囊肿是最常见的肝脏囊性病变，大多数为先天性，为肝内小胆管发育畸形所致。

（一）声像图表现

肝囊肿大小差异较大，囊肿较小时，肝脏大小形态可无改变。超声表现为肝内圆形或椭圆形无回声，可单发或多发，壁薄光滑，边界清，通常壁厚在1mm以下（见图3-7）。多房性囊肿可为不规则形，后方回声增强，侧方伴有声影，合并出血和感染时，囊内可见点状回声。较大囊肿可对周围肝内管道产生压迫及扭曲。在其表面加压，囊肿略有轻度变形。

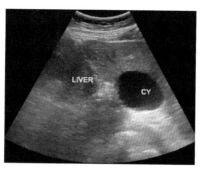

图3-7 肝囊肿声像图，无回声，壁薄光滑

（二）临床价值

超声检查为诊断肝囊肿的首选检查方法。巨大肝囊肿可以在超声引导下进行穿刺治疗。

二、多囊肝

多囊肝为肝脏先天性发育异常所致，有家族史和遗传性，常合并肾脏、脾脏等其他脏器的多囊样病变。

（一）声像图表现

典型的多囊肝表现为肝脏弥漫性增大，形态失常，表面不平整。严重者正常肝组织明显减少，肝内布满大小不等的无回声区，边界清楚。肝内管道结构常显示不清，有时仅表现为肝实质回声增强、粗糙，呈"小等号"状弥漫分布的微小囊肿回声（见图3-8）。

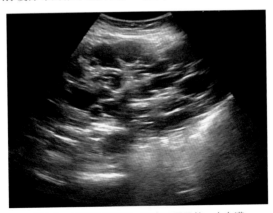

图3-8　多囊肝声像图，肝表面不平整，内布满
大小不等的无回声区

（二）鉴别诊断

多发性肝囊肿：单纯性肝囊肿形态一般无变化，但数目较多的多发性肝囊肿不易与轻度多囊肝相鉴别，是否伴有其他脏器的多囊样病变对鉴别诊断往往有帮助。

三、肝脓肿

常见的肝脓肿有细菌性和阿米巴性两种，临床上以多发性肝脓肿常见，常伴有寒战、高热及右上腹疼痛。

（一）声像图表现

脓肿早期表现为肝脏病变区出现边界模糊不清的低回声区，内部回声欠均匀，与周围肝组织相延续。脓肿进一步发展，病变区出现坏死、液化后，形成脓肿腔，整个脓肿壁的厚度不均。一般外壁比较圆整，少数脓肿壁较薄，内壁亦可平整。肝脓肿后方回声一般增强，侧壁一般无回声失落现象，内部回声可为：①低回声，分布均匀，改变体位或压放后可见其中低回声漂动。②混合性回声，内部回声杂乱不均，回声差，呈斑片状、粗点状、细粒状清液。在大多数脓肿外壁之外，有炎症反应。慢性脓肿囊壁钙化时，可显示其上方的半圈亮弧形反射。极少数情况下脓肿内部伴产气杆菌，有彗星尾征出现（见图3-9）。

（二）鉴别诊断

1. 早期肝脓肿无明显液化应与肝癌鉴别，应结合病史并短期随访。

2. 液化完全的肝脓肿应与肝囊肿鉴别，可以结合体征及实验室指标。

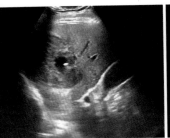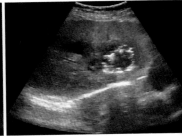

图3-9 肝脓肿合并脓肿内部彗星尾征

（三）临床价值

超声是目前诊断肝脓肿的首选方法，液化后的肝脓肿可以在超声引导下进行穿刺引流。

第四节 | 肝脏实性占位性病变

一、肝血管瘤

肝脏血管瘤组织学上可分为毛细血管瘤和海绵状血管瘤，临床上绝大多数为海绵状血管瘤，一般认为是先天性血管发育异常所致。

肝血管瘤声像图表现如下。

高回声型为最常见类型，边界清楚，无立体感，呈网络样改变，后方回声无明显变化或略增强（见图3-10）。低回声型周边可见高回声包绕，较大病变内部回声多强弱不一，可呈蜂窝状，并有大小不一、形状不规则的无回声区。由于内部血流缓慢，彩色多普勒超声一般不显示血流信号（见图3-11）。

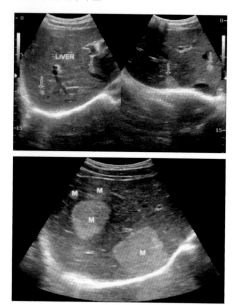

图3-10 高回声肝血管瘤，边界清楚，呈网络样改变

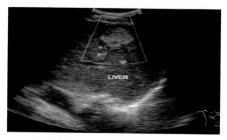

图3-11 肝血管瘤内部血流缓慢，一般不显示血流信号

二、原发性肝癌

（一）声像图表现

超声声像图根据肿瘤的病理形态分为以下几种类型。

1. 结节型：癌肿可为多发或单发，如有假包膜形成，其外周常见低回声声晕；多数表现为不均匀高回声或低回声，少数癌肿内部有出血、坏死和液化，可表现为混合型。

2. 巨块型：肿块边界清楚，形态比较规则，其外周常有声晕，肿块内部回声多不均匀，可出现"结中结"状。

3. 弥漫型：癌肿弥散分布于整个肝脏，大小不一，以低回声多见，少数为高回声，内部回声不均匀，周围常不伴有声晕。

原发性肝癌病灶内绝大多数可以检出血流信号。注意检查肝内血管，如发现有管道受压、变窄、中断、受推挤移位，或门静脉、肝静脉，甚至下腔静脉内见癌栓回声，则往往可提示肝内有占位性病变的存在（见图3-12）。

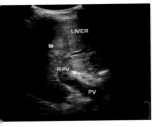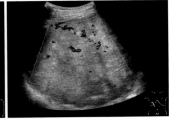

图3-12　原发性肝癌弥漫型合并门静脉血栓

（二）鉴别诊断

1. 肝血管瘤：典型的血管瘤边界清晰，很少发现血管绕行和血管压迫征象等。此时与肝癌较容易鉴别。彩色多普勒血流也有助于肝血管瘤的诊断。

2. 肝硬化：肝硬化可表现出弥漫分布的再生结节回声，与弥漫性肝癌较难鉴别。除甲胎蛋白指标外，若门静脉内合并癌栓，则有助于弥漫性肝癌的诊断。

3. 肝脓肿：肝脓肿早期病灶没有发生液化时，易与肝癌混淆，需要密切结合临床，临床短期随访。

4. 肝内增生结节：易误诊为肝癌，增生结节回声低，内部结构类似周围肝组织，注意鉴别。

（三）临床价值

目前超声已经成为早期筛选肝癌的方法之一，甚至可以发现小于1cm的小肝癌，有助于患者的早期治疗。

三、继发性肝癌

肝脏是恶性肿瘤最易发生转移的器官，病灶多为多发性。

（一）声像图表现

转移性肝癌内部回声不尽相同，可以分为以下三种类型。

1. 高回声型：边界清楚，形态不规则，内部回声不均匀，肿块周围有低回声晕环，内部回声较高，即"牛眼征"或"靶环征"，该征象被认为是转移性肝癌典型的声像图表现（见图3-13）。

2. 低回声型：肿块较小，回声低于周围肝组织，边界尚清楚，周围可见声晕，多原发于乳腺癌、食管癌、胃肠道肿瘤及胰腺癌。

3. 混合回声型：较少见，肿块一般边界清楚，周边部分为高回声，中心为不规则的无回声或呈网格样。常见于卵巢癌、胃肠道肿瘤的肝脏转移。

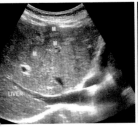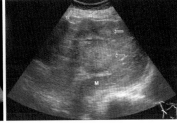

图3-13　转移性肝癌肿块周围有低回声晕环（"牛眼征"）

（二）临床价值

确定恶性肿瘤患者是否有肝内转移，可对肿瘤的分期及患者后期的治疗方案提供依据。

第四章　胆道系统

第一节 | 胆道系统的超声解剖

胆道系统超声可分为胆囊和胆管两大部分，胆道系是指肝脏排泌胆汁输入到十二指肠的管道结构，胆管以肝门为界，分为肝内及肝外两部分。肝内部分由毛细胆管小叶间胆管以及逐渐汇合而成的左右肝管组成；肝外部分由肝总管、胆囊管、胆总管组成。

（一）胆囊

胆囊位于肝右叶下面的胆囊窝内，多数呈梨形或椭圆形，轮廓清晰，囊壁光滑，壁厚＜0.3cm，胆囊划分为底、体、颈三部分。颈部常有皱褶，囊内胆汁为无回声区，超声测量长径一般不超过9cm，前后径一般不超过4cm（见图4-1）。在胆囊体部与颈部之间膨出的后壁形成一个漏斗状的囊，称为哈氏囊，胆石常嵌顿其内，是超声探测须注意的部位。

（二）肝内胆管系统

肝内胆管由毛细胆管开始，依次汇成小叶间胆管、肝段或肝叶胆管及左右肝管。左右肝管在肝门横沟内汇成肝总管（见图4-2）。

正常肝内胆管内径较小，多为门静脉内径的1/3，若管腔增宽并与门静脉形成平行管征，左右肝管内径＞3mm，应考虑扩张存在。

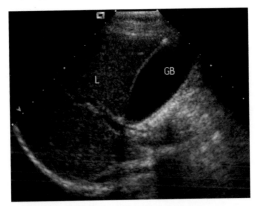

图4-1 正常胆囊声像图

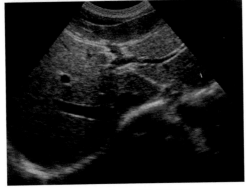

图4-2 正常肝内胆管声像图

（三）肝外胆管系统

肝总管长3～4cm，直径0.4～0.6cm，位于肝固有动脉的右侧和门静脉的右前方，下行与胆囊管汇合成胆总管（见图4-3）。

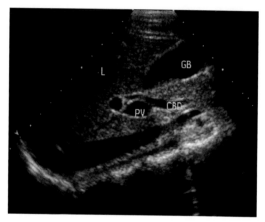

图4-3　正常肝外胆管声像图

胆囊管长2～3cm，直径0.2～0.3cm。胆囊管多数与肝总管平行下降一段后再汇合形成胆总管。

胆总管长4～8cm，直径0.6～0.8cm，管壁厚0.2～0.3mm，富有弹力纤维。超声测量肝外胆管上段内径，正常成人≤6mm。胆总管依行程可分为4段，即十二指肠上段、十二指肠后段、胰腺段、肠壁内段。

与门静脉长轴垂直的切面是评估胆总管极为优越的切面，该切面门静脉、胆总管和肝动脉呈"米老鼠征"（见图4-4）。

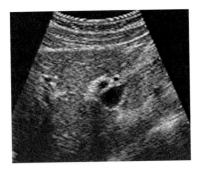

图4-4 米老鼠征

第二节 | 胆囊疾病

一、急性胆囊炎

80%以上急性胆囊炎由结石引起，其他病因有细菌感染、化学刺激和缺血，临床表现为腹痛、发热和腹膜刺激征。急性胆囊炎可分为单纯性胆囊炎、化脓性胆囊炎、坏疽性胆囊炎三种。

（一）声像图表现

1. 胆囊肿大，轮廓模糊，外壁不规则。胆囊增大程度与个体基础值有关，也和胆囊管梗阻程度以及病情发展情况有关（见图4-5）。

2. 胆囊壁弥漫性增厚，厚度≥4mm，常有"双边征"表现。对提示急性胆囊炎有较大价值。

3. 胆囊腔内堆积细小点状低回声，无声影，可随体位改变移动，由于炎症渗出或积脓所致（见图4-6）。

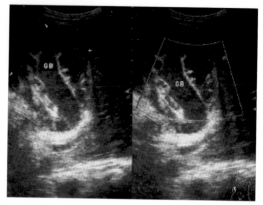

图4-5 急性化脓性胆囊炎（腔小，形态不规则，壁呈双边征，
腔内不规则无回声，透声差，呈云雾状积脓表现）

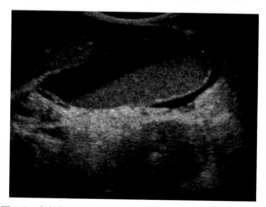

图4-6 急性胆囊炎（早期胆囊稍大，轮廓清晰，内见点状
回声，透声差，周围伴积液）

4. 大部分伴有胆囊结石，往往嵌顿于胆囊颈部。

5. 发生穿孔时，可见胆囊壁局部膨出或缺损，以及胆囊周围局限性积液。

6. 用探头深压腹壁以接近胆囊底部，超声墨菲征阳性。

（二）鉴别诊断

1. 胆囊增大的其他原因：胆囊管闭塞、扭转，胆囊颈癌，胆总管结石，胆总管癌，胆道外肿物压迫；胆囊低张力状态，如长期禁食、高龄。根据病史，必要时行脂餐实验可鉴别。

2. 胆囊壁增厚的其他原因：常见慢性胆囊炎、弥漫型胆囊腺肌症、急性肝炎、肝硬化、肾功能不全等疾病。但是胆囊无明显增大及双边征表现，容易鉴别。

3. 胆囊结石、胆泥：单纯上述疾病症状体征与急性胆囊炎有显著不同，超声墨菲征阴性。

（三）临床价值

急性胆囊炎是急腹症的一种，超声检查是准确而简便的一种检查方法，为临床医生尽早明确诊断和治疗最理想的检查手段。

二、慢性胆囊炎

慢性胆囊炎是常见的胆囊疾病，既可以是急性胆囊炎的后遗症，也可以是原发慢性炎症改变，往往合并有胆囊结石。

（一）声像图表现

1. 轻度慢性胆囊炎胆囊大小无明显改变，随病程进展胆囊可逐渐萎缩。

2. 典型慢性胆囊炎患者的胆囊壁增厚，部分出现"壁内分层"现象，经过长期慢性纤维化后胆囊壁广泛钙化，称为"瓷器样胆囊"。

3. 多数患者合并胆囊结石或胆泥，部分合并息肉。

4. 部分患者合并慢性穿孔，最常见穿孔至十二指肠。

（二）鉴别诊断

1. 弥漫性胆囊腺肌症：进行脂餐实验，胆囊收缩功能亢进可进行鉴别。

2. 继发性胆囊壁增厚：肝硬化腹水、心力衰竭、低蛋白血症患者，往往并存胆囊壁增厚。

3. 胆囊充满型结石：胆囊大小无明显改变，可见囊壁结石声影三合征。

（三）临床价值

超声检查仍是慢性胆囊炎最常用、较准确的检查方法。

三、胆囊结石

（一）声像图表现

1. 典型胆囊结石同时具备以下三个特征即可做出诊断。

（1）胆囊腔内出现一个或数个形态稳定的强回声团块（见图4-7）。

（2）后方伴有声影。

（3）改变体位结石随重力方向改变而移动。

2. 几种特殊类型结石

（1）胆囊充满型结石：胆囊内胆汁消失，出现囊壁结

石声影三合征（即WES征），即高回声胆囊壁——半圆形
或弧形强回声带——后方相应宽度的声影（见图4-8）。

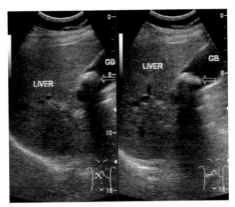

图4-7 典型胆囊结石

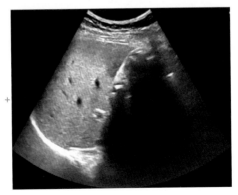

图4-8 胆囊充满型结石

（2）胆囊泥沙样结石：结石在胆囊腔内可散开呈细小点状回声或堆积成团，后方不显声影或缺如（见图4-9）。

（3）附壁结石：在胆囊壁内或黏膜皱襞内可见小的强回声斑，后方伴彗星尾征，不随体位改变而移动。

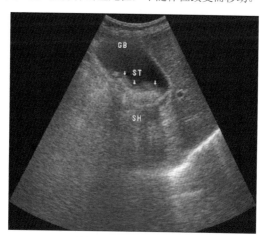

图4-9　胆囊泥沙样结石

（二）鉴别诊断

1. 胆固醇性息肉：息肉体积一般较小，后方无声影，位置固定，部分息肉回声较强，易被误诊为结石。

2. 胆囊癌：大部分胆囊癌患者合并胆囊结石，易漏诊。

3. 胆囊腺肌增生症：胆囊壁内见增生、扩张的罗-阿氏窦，注意与胆囊附壁结石鉴别。

（三）临床价值

X线对胆色素结石和胆固醇结石不显影，但是超声检查可清晰显示结石的大小、形态和位置。

四、胆囊息肉样病变

胆囊息肉样病变主要包括三种类型：①胆固醇性息肉，占大多数；②炎症性息肉；③腺瘤样息肉，有癌变倾向。

（一）声像图表现

可以从病灶的大小、数量、形态及回声特点等方面进行观察，声像图表现大致归纳如下（见图4-10）。

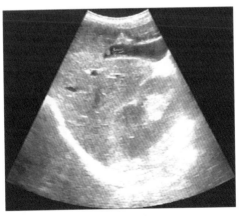

图4-10　胆囊息肉

1. 胆囊内壁上可见局部隆起的回声，后方无明显声影，不随体位改变移动。

2．多发、基底宽或有蒂、直径一般1cm时，多见于胆固醇性息肉。

3．直径大于1cm时，多见于腺瘤样息肉，常单发；乳沟病灶更大时，需要特别注意病灶内部回声的均匀性及规整性。

4．炎症性息肉发生多合并有胆囊炎或胆囊结石。

（二）鉴别诊断

1．息肉型胆囊癌：病灶形态不规则，回声不均匀，声像图表现与腺瘤样息肉相似，较难鉴别。

2．胆囊腺肌增生症：胆囊壁显著增厚，基底部宽而无蒂，壁内可见液性小囊及胆固醇性结石。

3．附壁结石：与部分小胆固醇性息肉难以鉴别。

（三）临床价值

胆囊息肉样病变多在体格检查时发现，多无症状，1cm以下者可定期随访，观察其增长速度；超过1cm者或随访发现增长过快时建议患者进行胆囊切除手术。

五、胆囊腺肌增生症

胆囊腺肌症多见于女性，是胆囊壁的一种非炎症也非肿瘤性的良性病变。可划分为三种类型，即弥漫型、节段型、局限型。

（一）声像图表现

1．胆囊壁可见弥漫型、节段型或局限型的隆起增厚。

2．病变部位胆囊壁可见类圆形小囊腔样结构。

3．病变部位胆囊壁内可见点状强回声结石，后方伴彗星尾征。

（二）鉴别诊断

1. 胆囊癌：不典型患者不易鉴别，但动态观察时胆囊癌病变发展较快，同时伴有阻塞性黄疸。

2. 慢性胆囊炎：慢性胆囊炎患者脂餐实验显示胆囊收缩功能降低。

3. 胆囊腺瘤或息肉：与局限性胆囊腺肌症超声难以鉴别，胆囊腺肌症患者局部小隆起部位基底部宽而无蒂。

（三）临床价值

胆囊腺肌症患者进行超声检查时较易发现，彩色多普勒超声检查还可以提供病变部位的血供情况，为临床诊断提供线索。

六、胆囊癌

胆囊癌患者多有胆囊结石和胆囊炎病史，50 岁左右女性多见，有腹痛、肿块和阻塞性黄疸的临床表现。依据肿瘤的声像图特征和不同发展阶段可分为五种类型，即结节型、蕈伞型、厚壁型、肿块型及混合型。

（一）声像图表现

1. 结节型：病灶小于 1.5cm，基底部宽，呈息肉样或乳头状的不均质回声，突向腔内，易漏诊。

2. 蕈伞型：胆囊壁可见基底部宽、边缘不规整并向腔内突起的蕈伞状肿块，内部回声不均匀（见图 4-11）。

3. 厚壁型：表现为胆囊壁局部不均匀性增厚隆起，以颈、体部增厚多见，为浸润表现。

4. 肿块型：可见胆囊肿大或形态失常，腔内液性区消失，肿块充满胆囊腔，回声不均匀，常伴有结石及声影。可向周围组织浸润，本型为晚期表现。

5. 混合型：可见结节型、蕈伞型及厚壁型病变混合存在。

各型病灶除以上声像图表现外，彩色多普勒超声检查可见较丰富的血流，并呈低阻状态。

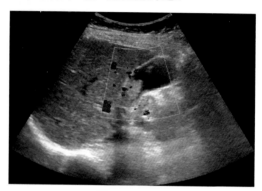

图4-11 胆囊癌

（二）鉴别诊断

1. 胆囊息肉：若病灶单发，回声偏低，直径小于1cm时较难与结节型胆囊癌鉴别。

2. 胆囊腺肌增生症：胆囊壁显著增厚，基底部宽而无蒂，壁内可见液性小囊及胆固醇性结石。

3. 严重的慢性胆囊炎：常与厚壁型胆囊癌较难鉴别，后者患者多为晚期病变，常已侵犯周围组织和脏器，以此可作为鉴别点。

（三）临床价值

超声检查可为临床手术治疗提供病变大小、病情发展程度及分型，但对早期病灶的良恶性判定较困难。

第三节 | 胆道疾病

一、胆管结石

根据部位胆管结石分为两部分，肝外胆管结石是指总肝管和胆总管的结石，左右肝管汇合部以上的肝胆管系统结石习惯上称为肝内胆管结石。

（一）声像图表现

1. 肝外胆管结石（见图4-12）

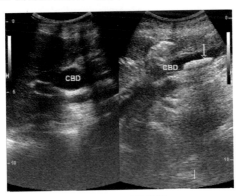

图4-12 胆总管结石

（1）有结石的胆管一般都扩张，胆管壁增厚，回声较强。

（2）胆管腔内有形态稳定的强回声团，与胆管壁分界清楚。

（3）强回声团后方伴声影，随体位移动。

2. 肝内胆管结石（见图4-13）

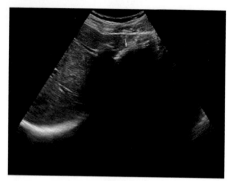

图4-13　肝左叶内胆管结石

（1）结石阻塞部位以上的小胆管扩张，多与伴行的门脉分支形成平行管征。合并感染时可呈囊状，肝硬化时则扩张不明显。

（2）肝内合并胆汁淤积或炎症感染时，肝脏肿大，光点增粗，实质不均，或可见多发脓肿。

（3）肝外胆管可轻度扩张。

（4）在肝内出现强回声团，其大小、形状差异较大，可表现为斑点状、条索状、圆形或边界不规则的片状区域。

（5）在强回声团后方伴有声影。

（6）结石强回声团具有沿左右肝管走向分布的特点。

（二）鉴别诊断

1. 肝胆管积气：可通过变动体位将结石与积气相鉴

别，肝内胆管的气体多位于胆管前壁，变动体位或探头加压时，气体回声能移动变形，多有胆道手术史。

2. 肝内钙化灶：与肝内胆管无关连，不引起胆管扩张，常沿肝内动脉分布，呈强回声斑或小等号状。

（三）临床价值

超声检查诊断肝内胆管结石较明确，费用低廉、实用，但肝外胆管结石的超声诊断有时比较困难。

二、胆管癌

胆管癌好发于胆总管远端及胆总管与胆囊管汇合处，多伴有明显的肝内外胆管扩张。绝大多数胆管癌是高分化腺癌，偶见未分化癌和鳞癌。根据声像图的形态特征分为为乳头型、团块型、狭窄型和截断型。

（一）声像图表现

1. 乳头型：乳头状强回声团，自胆管壁突入扩张的胆管腔内，边缘不齐，无声影。肿块一般不大，其形态位置在脂餐后或改日复查时均固定不变。

2. 团块型：呈圆形或分叶状阻塞于扩张的胆管内，与管壁无分界，并可见胆管壁亮线残缺不齐。肿块多数为强回声，较大时可显示为不均匀弱回声（见图4-14）。

3. 狭窄型：癌肿沿管壁浸润性生长，使管腔不规则狭窄、变细如鼠尾状。

4. 截断型：扩张的胆管远端突然被截断，阻塞端及其周围区域呈较致密的回声斑点，边界不清楚，系癌组织浸润所致。

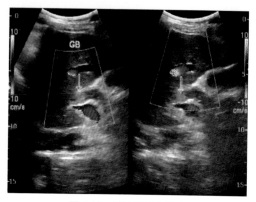

图4-14　团块型胆总管癌

（二）鉴别诊断

1. **肝外胆管结石**：结石有声影，易与胆管癌鉴别；无声影的结石发生嵌顿时较难鉴别，但结石所在部位胆管壁连续、完整，并有急腹症表现。

2. **胰头癌**：胰头区见实性肿块，主胰管扩张。胆管癌时胰腺无明显变化。

3. **胆管内癌栓**：其胆管壁连续、完整，无浸润现象，据此可与胆管癌鉴别。

（三）临床价值

超声检查是胆管癌诊断较敏感的手段，可为临床提供肿瘤向周围管壁及组织浸润的情况。

三、胆道蛔虫

胆道蛔虫是肠蛔虫症的常见并发症，系肠蛔虫通过十二指肠乳头开口进入胆道所致。其临床特点是上腹剧烈绞痛而体征却不明显，虫体可引起胆道机械性检塞和细菌感染。

（一）声像图表现

（1）肝外胆管呈不同程度的扩张，其内有数毫米宽的双线状强回声带（见图4-15）。

（2）扫查中如见虫体蠕动，有确诊意义；蛔虫死亡后，其中心暗带逐渐变得模糊甚至消失。

（3）当有多条蛔虫时，胆管内显示出多条线状强回声带。偶可见几十条、百余条蛔虫绞成团，阻塞胆管，表现为胆管扩张，前壁可见多条线状回声带，其后出现声影。

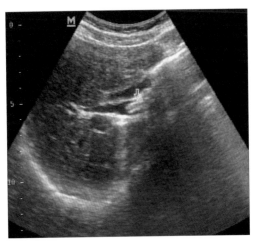

图4-15　胆道蛔虫

（二）鉴别诊断

需与胆道引流术后置管鉴别，勿将引流管的管状样回声误认为蛔虫。

（三）临床价值

超声诊断胆道蛔虫病声像图表现特异性高，可为临床提供明确诊断，优于其他影像学检查。

四、先天性胆管囊状扩张症

先天性胆管囊状扩张症依发生部位不同可分为3种：发生在肝外胆管者，为先天性胆总管囊状扩张症；发生在肝内胆管者，为先天性肝胆管囊状扩张症，亦称卡路里病；以及复合型先天性胆管囊状扩张症，即肝内外胆管同时合并有囊状扩张症。以胆总管先天性囊状扩张症较为多见。

本病常合并胆囊和胆管结石，合并癌变的发生率较高。

（一）声像图表现

1. 肝胆总管囊状扩张症：在胆总管部位出现囊肿，多呈球形、椭圆形或纺锤形，可延及肝门或胰头，囊壁清晰、较薄，囊腔呈液性无回声，后方回声增强。囊肿的大小和张力状态常有改变。囊内可以有结石。仔细扫查可以发现囊肿与近端肝管相连是重要佐证（见图4-16）。肝内胆管一般正常，或可轻度扩张。胆囊往往被推移至腹前壁。

2. 肝胆管囊状扩张症：超声显示囊肿沿左右肝管分布并与肝管相通，囊壁强回声线清晰，囊腔呈圆形或梭形透声暗区，亦可表现为节段性或较均匀的扩张，有时可见合并肝外胆管囊状扩张。

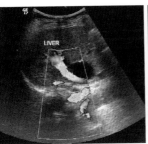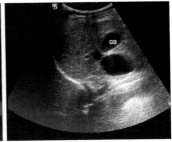

图4-16　胆总管囊状扩张

（二）鉴别诊断

1.门静脉海绵样变性：正常门脉主干结构消失，见多个条状或网格状无回声区，彩色多普勒和脉冲多普勒在无回声区内检测到门静脉型血流信号。

2.多囊肝：肝脏增大，内可见数目不一、大小不等的无回声区，相互间有分隔带，常合并多囊肾。

（三）临床价值

超声检查是临床较早发现胆管囊状扩张症的手段，可确诊大部分病例。

第五章　胰腺

第一节 | 胰腺的超声解剖

　　胰腺是腹膜后器官，长 12 ～ 15cm，厚 1.5 ～ 2.5cm，重量为 60 ～ 100g，分头、颈、体及尾四部分。整个胰头埋在十二指肠弯内，胰头的上方是门静脉及肝动脉，前方及右方为肝脏，右前方为胆囊，后方为下腔静脉。胰颈是胰腺的狭小部分，长约 2.5cm，其前方为胃后壁，后方为肠系膜上静脉与脾静脉的汇合处，并形成门静脉。胰体离腹壁最近，其前方有胃，胃与胰体之间隙为网膜囊，正常情况下，网膜囊不易显示。胰尾位于脾静脉的前方，末端直达脾门。因此，脾静脉是胰腺体、尾的界标。胰管位于胰腺实质内，从胰头至胰尾贯穿整个胰腺。分主胰管及副胰管。主胰管内径 2mm，胰管进入胰头后与胆总管汇合，开口于十二指肠壶腹部。胰腺大致主要分为 3 种形态：①蝌蚪形，约占 44%；②哑铃形，约占 33%；③腊肠形，约占 23%。

一、超声扫查方法

（一）检查前准备

　　患者一般应空腹 8h 以上，即前一天晚吃清淡饮食，晨起禁食，对腹腔胀气或便秘的患者睡前服缓泻剂，晨起排便或灌肠后进行超声检查。也可饮水 500 ～ 800ml，让胃内充满液体作为透声窗，便于显示胰腺。

（二）体位

仰卧位为常规检查的部位，其他体位有侧卧位、半卧位或坐位等。

胰腺超声测量值见表5-1。

表5-1 胰腺超声测量值

部位	正常	可疑	增大
胰头	<2.0cm	2.1～2.5cm	>2.6cm
胰体、尾	<1.5cm	1.6～2.0cm	>2.1cm

二、正常胰腺超声声像图

胰腺后方由前向后依次是脾静脉长轴、肠系膜上动脉短轴、左肾静脉长轴、腹主动脉短轴和椎体横断面，常根据上述解剖结构来定位。正常胰腺轮廓清晰，边缘光滑，胰腺实质呈均匀的点状回声，高于肝脾回声，主胰管横贯于胰腺中部，呈细管状无回声，管壁光滑，正常主胰管内径小于3mm。老年人由于胰腺组织萎缩、纤维组织增生、脂肪浸润，实质回声明显增强（见图5-1）。

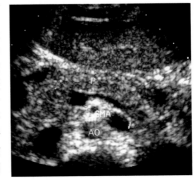

图5-1 正常胰腺超声图

第二节 | 胰腺炎

一、急性胰腺炎

中年人发病较多，主要临床表现为起病急，上腹痛、恶心、呕吐，早期可出现休克，淀粉酶升高等。

急性胰腺炎超声表现如下。

1. 轻型（水肿型）：全胰腺普遍性、弥漫性肿大，严重时可肿大3～4倍，有时胰头几乎呈圆球形；偶见局限性肿大者。胰腺实质回声减低，后方回声增强，水肿严重者呈无回声表现，脾静脉、门静脉受压常变细难以显示。

2. 重型（出血坏死型）：胰腺肿大，边界不清晰，内部呈低、高及混合型回声。因胰腺渗出液及周边组织水肿，会在胰腺周围出现一层弱回声带。

3. 间接征象：胰腺内外积液（见图5-2）；胆系异常，胆石引起的急性胰腺炎占60%。

4. 腹腔积液（腹水）、胸腔积液（胸水）。

5. 脾静脉周围炎症狭窄栓塞。

6. 胰腺区呈气体全反射：急性胰腺炎可引起胃肠道积气，而胰腺显示不清。

二、慢性胰腺炎

慢性胰腺炎又称慢性复发性胰腺炎，约半数患者由急性炎症反复发作演变而成。多发生于30～50岁之间，男性多于女性，与胆结石、胆道感染、慢性酒精中毒、外伤、等因素有关。

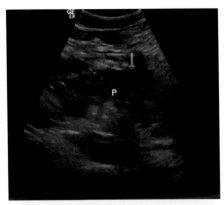

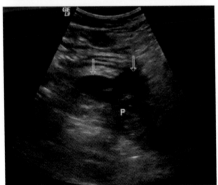

图5-2　胰腺炎伴胰周积液

慢性胰腺炎的主要症状为上腹痛、腹胀、厌油腻、脂肪泻及消瘦等。其病理变化是胰腺小叶周围及腺泡间纤维化，伴有局灶性坏死及钙化。

慢性胰腺炎声像图如下。

1. 胰腺轻度肿大或局限性肿大，整个胰腺肿大不如急性炎症明显或严重。

2. 胰腺轮廓不清，边界常不规整，与周围组织界限不清。

3. 胰腺内部回声多数增强，分布不均，呈条状或带状。

4. 胰腺炎症局部或周围出现无回声区，表示有假性囊肿形成。

5. 胰腺主胰管扩张，呈囊状、扭曲或串珠状（见图5-3）。

6. 胰管内有时可见结石增强的光点，结石后方有声影。

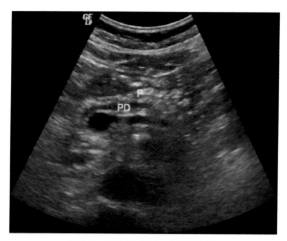

图5-3 慢性胰腺炎，主胰管增宽

第三节 | 胰腺囊性占位性病变

一、胰腺囊肿

胰腺囊肿分真性囊肿与假性囊肿两大类，真性囊肿又分为先天性囊肿及潴留性囊肿。

1. 假性囊肿：出现急性出血、坏死性胰腺炎或外伤后，胰液渗出液、坏死物、血液等被周围组织包裹，形成纤维壁，如与胰管相通，则胰液外溢使囊腔扩大成假性囊肿，这是胰腺炎最常见的并发症之一。假性囊肿以单发多见，也可多发，囊肿大小不一，大多为单房的无回声区，边界光滑，后方回声增强，少数为分隔状和蜂窝状。囊肿巨大时，可挤压周围组织，使其受压或移位，也可使胰腺失去正常的形态。当继发感染、出血、坏死时，囊内可见点状块状或片状低、中、高回声。

2. 先天性囊肿：先天性囊肿系胰腺导管及腺泡先天性发育异常所致，多见于小儿，与遗传因素有关。囊肿常发生于肝脏及肾脏，发生于胰腺者甚为少见。超声表现为胰腺实质内单发或多发类圆形无回声区，边界清晰，后方回声增强（见图5-4）。囊肿一般较小，不引起胰腺形态改变。多囊胰时因囊肿较小往往不能显示其液性囊腔，仅表现为胰腺实质回声不均匀增强。

3. 潴留性囊肿：潴留性囊肿由于胰管梗阻，胰液在胰管内滞留所致。囊肿一般较小，单房多见。超声可见典型的无回声区，位于主胰管周围。周围胰腺组织多伴慢性胰腺炎的声像图特点。

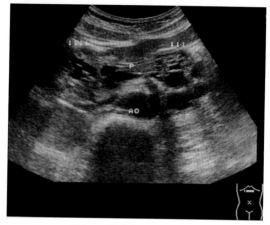

图5-4 胰腺实质内多发囊肿

4. 寄生虫性囊肿：常见包虫囊肿，多发于肝脏，偶见于胰腺。超声显示囊壁不规则增厚，回声增强，边界光滑，内为无回声区，囊内可见头节或子囊，超声显示为多发性强回声团或光点。

二、胰腺脓肿

胰腺脓肿是胰腺炎的严重并发症，虽少见但病死率高，预后与手术的早晚及引流是否彻底有关。

超声表现为胰腺局部肿大，边界模糊、增厚，壁光滑或不规则，腔内可见低、中、高点状或片状回声，随体位改变移动。脓肿后方回声增强。

三、胰腺囊腺瘤、囊腺癌

本病很少见，多发生于中年女性，好发部位是胰腺的体、尾部，当出现压迫症状时，引起上腹痛。囊腺瘤属良性，肿瘤呈圆形，有完整的包膜，表面有时呈分叶状，内呈单房或多房性改变。

（一）分类

1. 浆液性囊腺瘤：囊肿较小，囊内不形成乳头，无恶变倾向。

2. 黏液性囊腺瘤：囊肿较大，单房或多房，呈不规则形或分叶状，包膜完整，囊壁厚薄不均，一般为0.2～1.0cm，内壁可见乳头状结节突起，有恶变成为囊腺癌的倾向。

3. 黏液性囊腺癌：较罕见，呈多囊腔，囊壁细胞呈柱状或乳头状生长，伸到囊腔，甚至充满囊腔。通常向肝转移。

（二）超声表现

1. 浆液性囊腺瘤：呈圆形，边界光滑、清晰，内部为无数大小不等的无回声小囊，呈密集蜂窝状结构，有时微小囊表现类似实性高回声或低回声肿块，后方回声增强。

2. 黏液性囊腺瘤：呈圆形或分叶状，包膜完整，囊壁轮廓清晰，多房性改变，囊壁较厚，囊内有较厚光带分隔，边缘可见乳头状强回声团向腔内突起，超声造影可见乳头状突起及分隔带内造影剂增强。

3. 胰腺囊腺癌：较为罕见，呈多囊腔，囊壁细胞通常向肝转移。与黏液性囊腺瘤不易区分。下列情况为囊腺癌的可能，肿块较大，形态不规则；实性成分较多，囊壁轮廓线模糊残缺；彩色多普勒示在团块内部或周边血供丰富，显示动脉血流信号，如同时发现其他部位转移灶则可提示胰腺囊腺癌。

（三）鉴别诊断

1. 胰腺癌：好发于胰头部，内部为实性低回声，后方回声衰减，常伴有胰管扩张。

2. 胰腺假性囊肿：有胰腺炎、外伤手术史，内部无乳头状突起。

第四节 | 胰腺肿瘤

一、胰腺癌

胰腺癌多见于40岁以上，男性多于女性。可发生于胰腺的任何部位，但多见于胰头，约占3/4，胰腺体、尾部约占1/4。

（一）声像图表现

1. 胰腺多呈局限性肿大，也有呈弥漫性肿大而失去正常形态者。肿瘤大于1cm或向胰腺外突出时，才易被超声发现（见图5-5）。

2. 胰腺肿物边界及轮廓不整或不清，癌组织向周围呈蟹足样浸润。

3. 胰腺癌内部呈不均匀低回声。胰腺癌较大时，可出现液化、坏死，内见不规则无回声区。

4. 胰管扩张是胰腺癌的重要征象，胰管内壁光滑，可均匀性扩张或成串珠状。胰尾癌主胰管多不扩张。

5. 胰腺癌可压迫周围脏器。如胰头癌可使十二指肠扩张，胰尾癌可压迫肝左叶、胃、左肾及脾脏，造成肝总管、左右肝管、胆囊、胰管扩张。胰颈癌可使门静脉、肠系膜上静脉受压移位。

6. 胰腺癌晚期，常有肝转移、周围淋巴结转移及腹水。

7. 淋巴转移：是早期最主要的转移途径。手术切除的胰腺癌，其淋巴结转移率即高达75% ~ 88%，直径小于2.0cm的胰腺癌，39%已发生淋巴转移。

8. 神经转移：癌细胞首先侵及胰内神经，是胰腺癌特有的转移方式。

9. 血行转移与腹膜种植：侵犯周围大血管，出现血管阻塞，肠系膜受累，出现淋巴结肿大以及肝转移等病理征象。

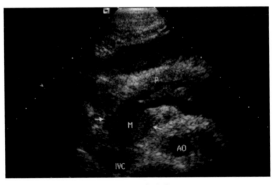

图5-5　胰头癌

（二）鉴别诊断

胰头区发现肿物，诊断胰头癌前，应与壶腹癌、胆管下段癌、胆总管结石等加以鉴别。

二、胰岛细胞瘤

胰岛细胞癌分为功能性与无功能性两种。本病属少见病，发生于20～50岁人群，90%属良性，约80%为单发。胰岛细胞多位于胰腺体部及尾部。不产生胰岛素的肿瘤，称无功能性胰岛细胞癌。

（一）胰岛素瘤

肿瘤较小时不易发现，肿瘤大于1cm者易被发现。肿瘤边界整齐、质地均匀而光滑，内部呈均匀、稀疏的低回声，有时近似无回声。肿瘤常位于胰腺体、尾部。肿瘤内部血流丰富，超声造影为高增强或等增强。恶性胰岛素瘤体积较大，边界不整，有淋巴结及器官转移。

（二）无功能性胰岛细胞癌

患者常无症状，主要因上腹部发现肿物，或体检时偶然被发现。肿瘤位于胰腺体尾部，可以缓慢生长，但体积巨大，直径可达10cm。

1. 左上腹可探及肿物，与胰尾相连，呈圆形或椭圆形，边界清楚、光滑，有时可呈分叶状。虽肿瘤体积很大，但临床症状很轻。

2. 肿瘤较大时，内部可呈现不均匀回声，部分呈无回声区，为囊性变所致。

三、壶腹癌

壶腹癌又称壶腹周围癌。肿瘤可来自主胰管末端、胆总管末端，或来自十二指肠乳头部。因此，胰头癌、壶腹癌及十二指肠乳头癌三者不仅临床表现极为相似，而且声像图上亦难以区别。但壶腹癌早期即可引起胆道梗阻，黄疸是壶腹癌的早期症状之一，同时，胃肠道症状较多见。

（一）声像图表现

1. 直接征象：肿块位于胆总管末端，胰头右下方，呈圆形，多为低回声结节，少数呈高回声或混合性回声，边缘不清。彩色多普勒超声在肿块内可检测到血流信号。

2. 间接征象：胆总管和胰管均扩张，较晚可见周围大血管受压、胰头直接浸润、淋巴结肿大及肝脏转移等征象。

（二）鉴别诊断

胰头癌、胆总管下段癌、胆总管结石及胆总管或壶腹部炎性狭窄，这几种疾病病变位置相近，都可以引起肝外胆道梗阻，易误诊，应注意鉴别。

（三）临床价值

由于本病早期可出现胆总管和胰管扩张，可间接提示本病，超声对早期诊断本病有一定的临床意义。

第六章　脾脏

第一节 | 脾脏的超声解剖

脾脏为网状内皮细胞器官，质软脆，呈长椭圆形，似蚕豆样，位于左上腹部，在膈肌之下，胃的左后方，左肾的前上方，被第九、第十、第十一肋掩盖。成人脾脏长 11 ~ 12cm，宽约 7cm，厚约 4cm，重 150 ~ 250g。整个脾脏除脾门外，几乎都有腹膜掩盖。脾门是在脾脏内侧凹面的中部，为脾动脉、脾静脉及淋巴管出入脾脏之处，包有腹膜的脾动脉、脾静脉成为脾蒂，是重要的超声探测标志。脾动脉直径 4 ~ 5mm，起自腹腔动脉，沿胰腺上缘走行至脾门附近处分成数支进入脾脏；脾静脉直径 5 ~ 8mm，伴行于脾动脉下后方，紧贴胰腺的后方走行，由脾门处 3 ~ 6 个较大的静脉分支汇合而成。

一、超声扫查方法

通常选用凸阵或扇阵探头，频率 3 ~ 5MHz，儿童可选高频率探头。一般无需特殊准备，空腹为佳，不宜在饱餐后进行，以免脾脏过多地向后上方移位。为清楚显示脾门区、胰尾、左肾附近肿物，或进行左上腹鉴别诊断，可在空腹饮水 300 ~ 500ml 后检查。

二、正常脾脏超声声像图

正常脾纵断图（沿肋间扫查）略呈半月形（见图

6-1），边缘稍钝。膈面呈整齐而光滑的弧形回声，部分被肺遮挡；脏面略凹陷，回声较高。脾实质表现为非常均匀的点状中等回声，比左肾实质回声稍高。

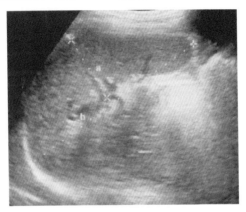

图6-1　正常脾脏

通过腋后线冠状断面，可以清楚显示脾与左肾、脾静脉，观察脾门部的脾血管及与胰尾的关系。偶尔在少数正常人的脾门附近可发现副脾（见图6-2），呈小圆形或椭圆形结节，属正常变异。脾门处脾静脉内径＜9mm，脾动脉内径4～5mm，二维超声不易显示。彩色多普勒检查可提供血流动力学和病理生理学方面的诊断。

脾脏测值因扫查方向和测量方法不同而稍有差异，同时正常脾脏大小随年龄、营养生理状况等也有变化，老年人脾脏可变小。测量指标有厚径、长径、宽径三种。

1. 脾厚度为左侧肋斜切脾长轴。测量脾门至脾膈面的间距，正常值范围3～4cm，一般不超过4.5cm。

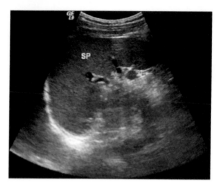

图6-2　副脾

2. 脾长径为左侧肋间脾的最大长轴。测量上下极间距，正常值范围8～10cm。

3. 脾宽径为垂直于脾长轴切面的最大横径，正常值范围5～7cm。

第二节 | 脾脏疾病

一、脾肿大

（一）声像图

1. 轻度脾肿大：仅表现为超声径线测值超过正常标准，脾形态无明显改变；仰卧位平静呼吸时不超过肋缘线，深吸气时可达肋缘下2～3cm。

2. 中度脾肿大：各径线测值显著增加，仰卧位平静呼吸时在肋缘下可探及脾下缘，深吸气时超过3cm，但未超过脐水平，也未引起邻近器官压迫性移位（见图6-3）。

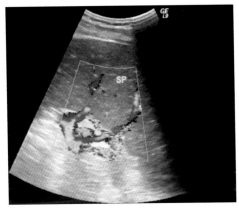

图6-3　脾脏弥漫性增大

3. **重度脾肿大**：脾脏体积进一步增大，引起邻近器官如肾脏压迫性移位、变形或伴有横膈明显抬高；脾前缘可超过锁骨中线，甚至抵达腹正中线，脾下缘可超过脐水平线以至抵达骨盆腔。

（二）弥漫性脾肿大的超声分型

1. **Ⅰ型**：即感染性脾肿大。

2. **Ⅱ型**：即充血性脾肿大。

3. **Ⅲ型**：即增生性或"硬性"脾肿大，后者见于白血病和淋巴瘤等血液病。

二、脾囊肿

脾囊肿为脾内囊性病变，可分为以下几种：①真性囊肿；②假性囊肿，较真性囊肿多见，继发于外伤性血肿、脾梗死吸收后，囊壁为致密结缔组织，无内衬上皮，囊内为浆液性或血性液体；③寄生虫性囊肿，多为感染棘球蚴虫引起，大多为单发，囊壁分两层，内层为角质层及生发层，外层为纤维结缔组织及被挤压的脾组织，囊内多为清亮液体；④表皮样囊肿，囊内覆盖鳞状上皮，囊内为红色或棕红色黏稠液体。

不同脾囊肿声像图表现如下。

1. 真性囊肿：脾实质内出现圆形或椭圆形无回声区，囊壁清晰、光滑，后壁和后方回声明显增强。囊肿合并感染者，内部回声透声差。

2. 假性囊肿：假性囊肿多位于包膜下。声像图上可呈近圆形、椭圆形、梭形或不规则形，囊肿内壁常欠光滑，囊腔内可有分隔。

3. 表皮样囊肿：①表皮样囊肿一般较大，故常伴有脾体积增大和形态改变；②囊肿形态近圆形，边界清晰，囊壁较光滑可伴有轻度不规则，有时可见分隔；③囊内常为无回声或浮动的细点状回声，后方回声增强。

4. 寄生虫性囊肿：内有子囊或孙囊形成囊肿囊，内壁脱落时，囊内出现不规则条带状回声，呈蜂窝状或车轮状。

三、脾外伤

（一）分类

1. 真性脾破裂：破损累及包膜，引起不同程度的出血，即脾脏周围血肿或游离出血，后者易于导致出血性休克。轻者为线形裂隙，重者为粉碎性破裂。

2. 中央型破裂：即破裂发生在脾实质内，引起实质挫伤、实质内多数性小血肿或较大血肿，短期内致脾脏增大，腹腔内可无游离出血。

3. 包膜下破裂：引起包膜下血肿，出血多者包膜可破裂，发生腹腔内急性大出血。

（二）超声表现

1. 中央型破裂声像图表现：脾挫伤引起实质内片状或团块状回声增强或强弱不均（见图6-4），提示有新鲜出血或血肿。这种异常回声可发展成局限性无回声或低回声区（局限性血肿），也可发展成多数小片状低回声区（代表多数性小血肿）。脾内血肿经一段时间后可形成假性囊肿。

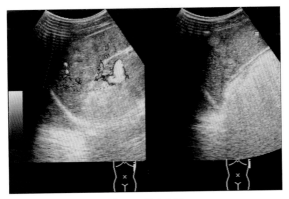

图6-4　脾内血肿

2. 包膜下脾破裂声像图表现：多数呈梭形或不规则形无回声区或低回声区，位于脾包膜下方。血肿通常位于脾脏膈面或外侧，使脾实质受压移位。血肿内可有低回声的团块和沉淀物。有时可见索条状分隔样结构，系机化所致，代表陈旧性血肿。

3. 真性脾破裂声像图表现

（1）脾脏周围积液征象：脾周围出现低回声或无回声区（见图6-5），适当加压扫查可见积液发生改变，是真性脾破裂的重要间接征象，但非手术指征，需要严密随诊观察。

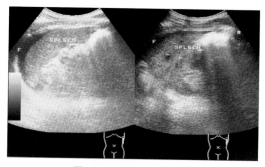

图6-5　脾破裂、脾周积液

（2）脾包膜连续性中断：常可见脾实质出现裂口与裂隙，甚至大部分断裂。严重者脾脏失去正常轮廓。少数脾上极破裂或由于疼痛等原因造成超声扫查困难，看不到脾包膜撕裂的原发征象。

（3）腹膜腔游离积液征象：小量出血时，仅在左上腹脾脏周围出现无回声区，同时可见膀胱直肠窝或子宫直肠窝内积液征象；多量出血时，无回声区扩大至腹部右侧及盆腔，肠间隙、肝周围、膈下区均可见到。

（三）鉴别诊断

脾分叶畸形：可见自脾表面向内延伸的裂缝状回声带，脾内回声无异常，腹盆腔内无液性暗区，动态观察可鉴别。

（四）临床价值

超声检查有助于脾外伤的诊断并确定其类型。对于暂时采取非手术治疗的患者，超声可以定期观察病情变化。

四、脾梗死

脾梗死通常是脾动脉分支堵塞的结果，原因有栓子脱落、脾动脉内膜局限性纤维化增厚及脾肿大。脾梗死好发于淤血性脾肿大、原发性血小板减少症和慢性白血病等疾病。

脾梗死的声像图表现如下。

（1）急性期脾梗死：病变常位于前缘，呈楔形或不规则形，病变早期内部常呈低回声，边缘回声更低，常为单个或多个基底较宽、尖端指向脾门的区域。范围较广，脾周围出现大片低回声区，内见蜂窝状或短线状纹理，形态不规则，正常脾实质靠近脾门区。

（2）陈旧性脾梗死：病灶常因纤维化、瘢痕化和钙化产生不同程度的高、强回声（钙化灶尚可伴有声影）。病变体积反而趋于缩小，也可液化形成不规则液性暗区，形成假性囊肿。当组织液化坏死时，出现无回声区和假性囊肿，感染时可形成脾脓肿。脾动脉栓塞所致全脾梗死者少见，声像图表现为整个脾实质非均质性弥漫性低回声。

（3）彩色多普勒超声见梗死区无血流信号。

五、脾血管瘤

脾血管瘤多为海绵状血管瘤，偶为毛细血管瘤。脾血管瘤分为结节型和弥漫型，结节型脾血管瘤特征与肝血管瘤相似，呈圆形或椭圆形，边界清晰，边缘可不规则，内部多为中强回声（见图6-6）；部分瘤体内可见蜂窝状低至无回声区，呈混合型团块。弥漫型血管瘤脾脏呈不同程度的肿大和外形改变，脾内多发大小不等的结节，边界不清。加压扫查时，可能发现瘤体质地较软，受压变形，在血管瘤较大或弥漫性血管瘤时更为明显。

彩色多普勒示肿块周边有绕行血流，内部无血流信号显示。超声造影多数病灶早期均匀或不均匀增强，晚期消退。

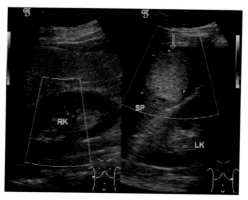

图6-6 脾血管瘤

六、脾淋巴管瘤

1. 脾淋巴管瘤的声像图表现：脾脏增大，瘤体边界清晰，呈多房性或蜂窝状结构，内无回声，囊壁菲薄，缺乏张力，后壁回声显著增强。瘤体积可以较大，加压扫查常可见瘤体变形。以上特点可与海绵状血管瘤区别。

2. 脾淋巴瘤的声像图表现

（1）弥漫性脾肿大：脾实质回声减低，回声尚均匀。

（2）局限性病变：脾内多个低回声区，边界清晰。

（3）分为微小结节型（直径小于1cm，单发亦可弥漫性分布）、小结节型（直径1～3cm）、大结节型（直径3～10cm），病变进展可融合成巨块型（直径＞10cm）。CDFI血流可轻到中度增多。

七、脾结核

脾结核的声像图表现如下。

（1）脾肿大。

（2）急性粟粒性结核时，脾内出现许多散在分布的微小结节，直径2～5mm，治愈后可残留或演变为多数点状强回声的钙化灶，后方无声影。

（3）局灶性脾结核通常呈单发或多个低回声或混合性病灶，其中可伴有小片无回声区（代表结核性脓肿液化坏死）和斑点状、斑块状强回声钙化灶（见图6-7），后者常伴有声影。

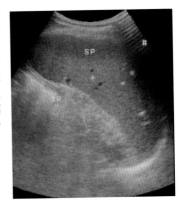

图6-7 脾内钙化灶

第七章　肾脏

第一节 | 肾脏的超声解剖

（1）肾脏是一对实质性器官，形如蚕豆，外观圆润、饱满。胎儿肾呈分叶状，叶间有凹陷，使肾表面凹凸不平。1岁以后，肾皮质生长使肾脏表面变得平滑。

（2）肾内缘凹陷为肾动脉、肾静脉、输尿管、神经及淋巴管出入处；前三者由前向后排列为肾静脉、肾动脉、输尿管。

（3）肾大小因年龄、体形、体重等体质条件有所不同，在儿童时期，肾脏随人体发育生长逐年增大。成年肾大小趋于稳定，左肾较细长，右肾较宽短。

（4）肾位于脊柱和腰大肌两旁，其后面紧贴后腹壁与腰方肌，在横膈之下。右肾上方为肝所覆盖，略低于左肾，故右肾上缘约在第12胸椎，下缘在第3腰椎水平；左肾则高出一个椎体，即上缘约在第11胸椎水平，下缘在第2腰椎水平。肾下极距髂嵴左侧约为6cm，右侧约为5cm。

（5）肾内血管，肾段动脉→叶间动脉→弓状动脉→小叶间动脉；肾外血管，肾动脉、肾静脉。

第二节 | 肾囊性疾病

一、肾积水

任何疾病引起的尿路梗阻，均可引起肾积水，常见疾病有结石、炎症、结核、肿瘤、增生性疾病及先天性病变。

（一）声像图表现

1. 轻度肾积水（见图7-1）

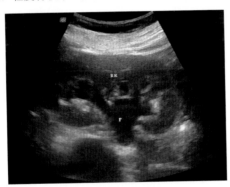

图7-1 轻度肾积水

（1）肾脏大小、形态均无明显改变。

（2）肾窦回声中出现液性无回声区。

（3）肾窦分离程度短径超过15mm，腔隙增大，而且饱满。

（4）肾实质回声正常。

2. 中度肾积水（见图7-2）

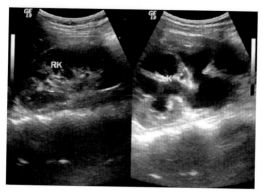

图7-2　中度肾积水

（1）肾窦区显示手套状或烟斗状无回声区，肾盂、肾盏显著扩张。

（2）肾小盏中末端和肾锥体顶端轮廓变平坦。

（3）肾外形和肾内其余结构无明显改变。

3．重度肾积水（见图7-3）

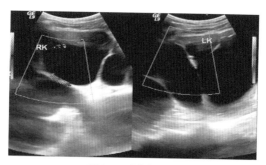

图7-3　重度肾积水

（1）肾脏大小、形态失常。

（2）肾窦回声为大的无回声区取代。肾盂积水与各肾盏内积水相互融合、扩张。

（3）肾实质受压、萎缩、变薄，或外围包绕积水，或嵌入积水中形成分隔。肾实质不同程度萎缩为重度肾积水的特征。

（二）鉴别诊断

排尿后复查对判断生理性与病理性肾窦很有价值，应在排尿后15min进行检查，生理性肾窦可减少或消失。

二、肾囊肿

肾脏囊性占位性病变中，主要疾病为肾囊肿。大多数为先天性发育异常，也有非先天者，肾脏囊性病变包括发生在肾皮质、肾髓质、肾集合系统各处的囊性疾病，临床上较为常见的有单纯性肾囊肿、多房性肾囊肿、肾多房性囊性变、多囊肾、海绵肾、肾盂旁囊肿等。

单纯性肾囊肿的声像图表现如下（见图7-4）。

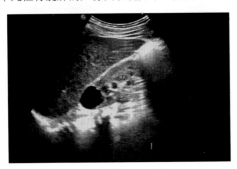

图7-4 单纯性肾囊肿

（1）囊肿呈孤立圆形、椭圆形或类圆形的规则形态。

（2）外围轮廓完整，界限清晰，边缘整齐，表面光滑。

（3）囊内回声呈均匀的无回声液性暗区，透声性良好。

（4）囊肿后侧回声增强，或有侧壁后方狭窄声影。

（5）囊肿大小和发生位置的不同，可以引起肾脏形态的不同改变，对肾脏大小、形态和结构可以毫无影响，也可以使肾脏增大、变形，肾内结构压迫移位。

三、多囊肾

多囊肾是一种先天性发育异常疾病，具有显性遗传倾向，分成人型和婴儿型两种类型。往往双肾受累，肾实质内充满无数潴留性囊肿。成人型较多见，症状多发生在40～60岁，表现为腹部包块、腰痛、血尿、高血压和肾功能不全。婴儿型较少见。

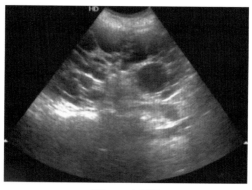

图7-5　多囊肾

（一）声像图表现（见图7-5）

（1）先天性家族史，双侧性。

（2）肾增大、外形失常。

（3）多个大小不等无回声区。

（4）形态呈圆形或椭圆形。

（5）各囊腔完整互不相通。

（6）肾实质回声通常增强。

（7）肾窦回声被挤压变形。

（二）鉴别诊断

（1）多发性肾囊肿：后者存在正常肾组织。

（2）重度肾积水相：后者囊腔相同，轮廓境界清晰。

第三节 | 肾肿瘤

一、肾透明细胞癌

肾透明细胞癌又称肾细胞癌、肾腺癌（见图7-6）。早期肾透明细胞癌可无明显临床症状与体征，血尿是肾透明细胞癌的主要临床表现，多数为无痛性肉眼血尿，亦可为镜下血尿。如同时有血尿、腹部肿块、疼痛之所谓"肾癌三联征"者，病情已进入晚期。

肾透明细胞癌声像图表现如下。

（1）肾轮廓改变。

（2）肾实质异常。

（3）肾窦回声受压变形。

（4）肾周围血管异常改变。

（5）肾透明细胞癌转移征象：肾门、腹膜后淋巴结肿大。

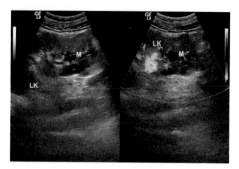

图7-6　肾透明细胞癌

二、肾母细胞瘤

肾母细胞瘤多见于儿童，成人也可发病，但预后较儿童更差。此外，肾母细胞瘤治疗后，可能复发，超声检查时均应考虑到。肾外肾母细胞瘤虽然非常罕见，但有此情况存在，在超声检查时也应想到。肾外肾母细胞瘤可发生在腹膜后、腹股沟区、后纵隔、盆腔及骶尾部。肾母细胞瘤有时合并有一些其他畸形，如虹膜缺如、单侧肢体肥大，以及隐睾症、尿道下裂、肾异位和肾融合等泌尿系统畸形。专家建议肾母细胞瘤患儿5岁以内，应经常做超声检查，随诊监测。

（一）声像图表现

（1）肾脏因肿瘤扩大而增大、变形。

（2）肾脏内部，肾实质区域发现肿瘤的异常回声团块，有明显实体感与立体感。

（3）异常回声团块多为圆形，形态规则，边缘整齐，界限清晰，表面平整。

（4）肿瘤内部回声为粗糙、较强的等回声，靠近外围处常见有低或无回声带。

（5）如果肿瘤发生缺血、坏死等，回声中可见相应无回声区。

（6）肿瘤向外扩延时，可见相应的肾组织、肾被膜及肾周围组织破坏的声像图表现（见图7-7）。

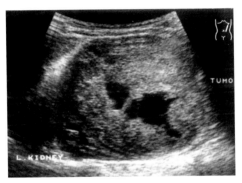

图7-7　肾母细胞瘤

（二）鉴别诊断

肾母细胞瘤是儿童发病的肾肿瘤，在声像图中又有明显的特征，一般不易与其他肾肿瘤混淆，较为接近的肾脏肿瘤有肾癌、错构瘤和肾内极罕见的畸胎瘤。

（1）肝癌：肾母细胞瘤瘤体的回声表现与肝癌非常相似，而且右肾上极的肾母细胞瘤长至很大时，极易误认为肝脏肿瘤。此时必须多方位、多切面探查，一旦发现被压挤、变形的肾脏的存留部分，即可辨明。

（2）肾癌：肾母细胞瘤较肾癌的形态规则，边缘清晰，轮廓整齐。肾癌内部回声为均匀或不均匀的弥漫、细小散在回声，肾母细胞瘤则是粗糙的较强回声。洋葱型错构瘤虽然内部回声有强弱交错，但是呈明暗相间的有序排列，肾母细胞瘤的粗糙回声则无此规律。肿瘤近边缘处的低或无回声带表现也是错构瘤所不具备的。

三、血管平滑肌脂肪瘤（错构瘤）

血管平滑肌脂肪瘤又称错构瘤，病变常位于肾实质，多呈圆形，而且多近于边缘。彩色多普勒图像显示，肿瘤一般无血流信号。大的瘤体内可见少许星点状血流信号，但相对来说，比肾癌少得多。

血管平滑肌脂肪瘤往往呈圆形、边界清晰的高回声，内部回声密集均匀（见图7-8）。瘤体较大的血管平滑肌脂肪瘤声衰减显著，部分可有声影。彩色多普勒探测，血管平滑肌脂肪瘤内一般无血流信号。大的血管平滑肌脂肪瘤偶尔在肿瘤内可见少许星点状血流，但相对来说，比肾癌少得多。CT扫描有助于证实本病。

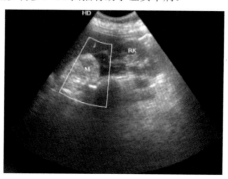

图7-8 肾错构瘤

四、恶性淋巴瘤

淋巴瘤包括霍奇金淋巴瘤和非霍奇金淋巴瘤，均可侵犯肾脏，但并不多见。

声像图类型有两种。一类为局限型，呈结节状或团块状低回声肿物；另一类为弥漫浸润型。局限型淋巴瘤边缘可不规则，内部回声一般弱而均匀。淋巴瘤侵犯肾脏通常是本病的晚期表现。超声检查应注意有无肾门区及腹膜后淋巴结肿大，这对临床分期有帮助。

五、肾盂肿瘤

肾盂肿瘤是发生在肾盂、肾盏的肿瘤。多为移行上皮细胞癌，其中80%呈乳头状，20%为实质性结节性肿瘤。少数为鳞状上皮癌与腺癌，肾盂肿瘤多发生于40岁以上的中老年人。无痛性、间隙性、肉眼可见全程血尿为本病最常见症状。

肾盂肿瘤声像图表现如下（见图7-9）。

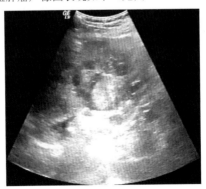

图7-9　肾盂肿瘤

肾窦区出现占位性低回声区，肿物部分或全部占据肾窦，使肾窦低回声区扩大，有时表现酷似肾盂积水，但该低回声区缺乏透声性（无后方回声增强）。乳头状癌回声较高。肾盂肿瘤阻塞时，可继发轻度肾积水，使肾盂内瘤体轮廓更为清晰。大量饮水使膀胱充盈，注射呋塞米（速尿）15min仔细观察肾盂变化，有助于肾盂内较小肿瘤的显示。采用彩色多普勒，有助于发现不规则分布于肾盂肿瘤内的异常血流，从而提供更多诊断信息。

第四节 | 肾结石

肾结石是常见的肾脏疾病，绝大多数始发于肾和膀胱。20～40岁患者多见，尤多见于男性。多数单侧发病，双侧发病占10%。结石主要分布在肾集合系统里。

肾结石本身常无症状，其症状多为继发性病理改变，如结石引起的尿路阻塞或肾盂、输尿管平滑肌强烈收缩则产生肾绞痛。血尿或镜下血尿较多见，活动后加重。肾结石常与肾盏或肾盂扩张（肾积水）合并存在，并可继发尿路感染。

（一）声像图表现

在肾窦区出现点状或团块状强回声，通常伴声影（见图7-10）。鹿角状结石在声像图上依其断面不同可呈现不规则分支或数个分散的强回声。多数、大量结石填充肾盏、肾盂，形成铸型结石，此时肾窦回声为结石病变的回声代替，形成弧形强回声光带或肾窦区成团、成块的堆积结石回声图像，后侧伴有相应的宽阔声影。

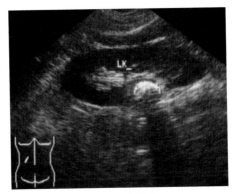

图7-10 肾结石

（二）鉴别诊断

本病应与先天性海绵肾（双侧肾小管扩张伴细小结石）和肾钙质沉着症（双侧性，多见于高血钙症和肾小管酸中毒）鉴别，两者皆发生在肾椎体部，通常不伴声影。

第五节 肾结核

肾结核患者以20～40岁多见，男性约为女性的2倍。肾结核在临床上约85%表现为一侧性病变，少数为双侧性。初期症状有尿频、尿急、尿痛和血尿，另有少数患者无明显局部症状。基本病理改变是结核性肉芽肿伴干酪样坏死。

（一）声像图表现

重者多处肾实质结节性肿胀，内部回声不均匀，伴不同大小的片状无回声区，表示存在液化性坏死，符合早期空洞改变。有时可见局部肾盏、肾盂不规则扩张和壁增厚，伴有肾乳头消失、肾实质变薄等非典型"轻度肾积水征象"；也可表现为多个肾盏扩张、壁厚显著，却无肾盂显著扩张的矛盾现象，即非典型"重度肾积水征象"或"肾积脓"征象。部分肾结核病变内出现少数或多个团块样强回声和声影，提示有钙化，酷似"肾结石"。

（二）鉴别诊断

鉴于肾结核声像图的复杂性和多样性，应注意与肾肿瘤、肾积水、肾脓肿和肾结石等多种疾病进行鉴别。当发现异常声像图不符合典型的肾肿瘤、肾积水、肾脓肿或脓肾、肾结石时，应想到肾结核的可能性。X线肾盂造影和尿检验有助于进一步诊断。超声引导组织学活检或抽液（脓）检验可以提供明确的诊断和鉴别诊断依据。

第六节 | 肾外伤

肾外伤是指因暴力侵袭所致的肾脏损害。临床可分闭合伤与开放伤两种，前者见于钝器打击，碰撞肾区所致，如殴打、跌撞、车祸等。在急诊超声检查中相当常见，也是超声检查的适应证。后者多为利器所致，如枪伤、刀伤。有些肾创伤来自于医源性，即医疗操作所致，如输尿管插管、逆行造影、肾脏穿刺活检、肾囊封闭等造成肾损伤。

（一）声像图表现

肾外伤均有不等程度的肿胀，因此肾脏有不等程度的增大。损害较轻的肾挫伤，肾脏稍大，被膜完整、平滑连续，肾内结构基本正常，肾窦回声与肾实质回声大体无变化，但损伤局部被膜下可见较小的无回声区，有时可见该处被膜挤压外凸，肾实质表面挤压内凹，或呈楔形（见图7-11）。

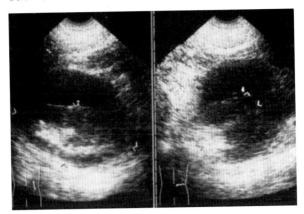

图7-11　肾外伤

（二）鉴别诊断

　　肾外伤因有清楚的病史、相关的临床症状，一般不易与其他肾脏疾病混淆。就声像图表现来看，肾外伤后被膜下血肿有时与肾周围血肿表现相似，须加注意。有时肾外伤肾脏结构紊乱不清，损伤处肾组织模糊，局部表现异常，肾脏增大，此时有可能误诊为肾脏肿瘤。

第八章 输尿管

第一节 │ 输尿管的超声解剖

输尿管上端起自肾门以下，由肾盂移行而来，下端止于膀胱三角区两端的输尿管开口，全长约30cm，中部最宽处内径约6mm。输尿管从腹膜后沿腰大肌下行，在跨越髂动脉之前称为输尿管腹段，简称上段输尿管；此后进入盆腔的输尿管称为盆段，简称中段输尿管；输尿管末端斜穿膀胱壁进入膀胱三角区的输尿管口处，此段称为膀胱壁间段，又称下段输尿管。

输尿管有三个狭窄部，第一狭窄在肾盂移行于输尿管处；第二狭窄在越过小骨盆入口，相当于髂总和髂外动脉处；第三狭窄位于膀胱壁间段。结石容易滞留于这些狭窄部位。

第二节 │ 输尿管疾病

一、输尿管结石

输尿管结石大多数由肾结石落入输尿管后不能下行所致。本病为泌尿系统常见疾病之一，以肾绞痛、腹部绞痛、血尿等为主要临床表现。

（一）声像图表现

输尿管内可见到点状、团状强回声，其后伴声影或彗星尾，多发生在输尿管的三个狭窄部位（见图8-1）。

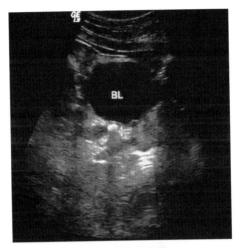

图8-1　输尿管结石

（二）鉴别诊断

1. 与输尿管外结石或钙化的鉴别：此时首先是判断"结石"是否位于输尿管腔内。可采用人工肾盂输尿管充盈方法加以确定。典型肾绞痛、血尿等病史、化验及相关检查均有助于诊断。输尿管外结石或钙化灶应进一步检查加以确定并诊断。

2. 与肠气的鉴别：肠气沿肠管移动，形态不规则，边缘不整齐，多切面检查缺乏立体性、实体感，而且肠气变动性很大，局部加压、体位变化与不同时间的检查表现均不相同。

二、输尿管扩张

输尿管扩张或输尿管积水常是多种疾病造成泌尿系梗阻的一种继发征象。多见于泌尿系结石、肿瘤、炎症、结核、前列腺疾病、盆腹腔肿瘤、后腹膜肿瘤、腹膜后纤维化、中期妊娠等。

声像图表现为沿输尿管走行的管状无回声结构，轻度积水者仅为纤细的管状结构，重度积水者可呈迂曲的囊状结构。同侧肾盂扩张，并与扩张的输尿管相通，可呈典型的烟斗征。沿扩张的输尿管下行追踪，可能发现梗阻的部位和病因（见图8-2）

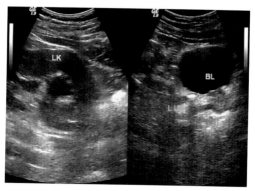

图8-2 输尿管扩张、输尿管结石

三、输尿管囊肿

严格说输尿管囊肿叫输尿管黏膜脱垂，是指输尿管终端呈囊状扩张，突向膀胱腔内输尿管开口处，膨隆呈球状。囊腔外覆膀胱黏膜，中间为肌层与结缔组织。

输尿管囊肿的超声表现具特征性，于膀胱三角区内可见圆形囊肿，囊壁回声纤细，好像膀胱内囊肿，可单侧或双侧发生，其大小随排尿而改变（见图8-3）。如囊肿内合并结石，则可见结石强回声伴以声影。彩色多普勒超声检查显示排尿产生的彩色流沿囊肿内壁呈弧形走行。对于输尿管囊肿患者，应注意除外重复肾、重复输尿管及肾积水的可能。

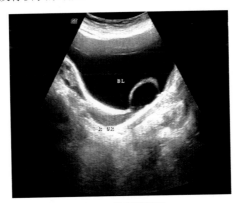

图8-3　输尿管囊肿

四、输尿管肿瘤

由病理上看，输尿管肿瘤大多数为恶性（占3/4），且主要是输尿管移行上皮癌。病理性质与肾癌和膀胱癌相同，但输尿管的管壁较薄管腔又细，所以有其特点。肿瘤易侵犯肌层，向内易于形成梗阻（见图8-4），向外易于浸润、转移。肿瘤多数发生于输尿管中下段，息肉则多在输尿管上段。患者多为中老年人群。

　　彩色多普勒超声检查可于肿瘤异常回声中发现血流信号，表现为细小的弱血流。CDE表现为星点状彩色信号。另有输尿管肿瘤发生于输尿管末端，但肿瘤向下、向外生长，于输尿管开口处向膀胱腔内突出，瘤体堆积于输尿管开口周围有如膀胱肿瘤。此种输尿管癌容易误为膀胱癌，须加注意。对有输尿管肿瘤的病例，除输尿管本身病变以外，还要了解输尿管与肾盂的分离程度、输尿管周围的情况，如邻近组织有无受侵、淋巴结有无增大等。

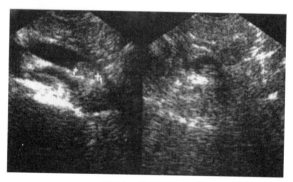

图8-4　输尿管肿瘤

　　输尿管管腔内肿瘤在声像图上不存在与其他肿瘤的混淆，除非输尿管管壁破坏严重，尿液检查可帮助确定肿瘤来自输尿管或来自输尿管以外。

　　输尿管开口周围的肿瘤在鉴别上确实较难，易把此处肿瘤误认为膀胱肿瘤。这可能与输尿管改变不明显有关，所以输尿管口处肿瘤，一旦有输尿管积水扩张，则应更多考虑为输尿管肿瘤。

输尿管息肉是输尿管内良性肿物，生长受尿液影响，呈细长条状，有时可长达10cm以上。

第九章　膀胱

第一节 | 膀胱的超声解剖

膀胱为贮尿器官，其大小、形状、位置及壁的厚薄随充盈程度和其相邻器官的关系而有所不同。膀胱空虚时呈锥体形，顶部细小，朝向前上方；底部膨大，朝向后下方；顶、底之间为膀胱体部；膀胱充盈时略呈椭圆形或近圆形，顶部锥形变钝。膀胱底的下方为膀胱颈部，尿道内口位于该处，是膀胱声像图正中矢状断面的重要标志。

成人膀胱位于骨盆腔内耻骨联合后方。充盈的膀胱贴近前腹壁，使垂入盆腔的小肠袢推移向上从而构成盆腔超声检查的良好声窗。膀胱上面由腹膜覆盖，自其顶部后上方折反，男性形成膀胱直肠陷窝，女性形成膀胱子宫陷窝。膀胱后方有两侧输尿管。男性膀胱后下方有两侧精囊、输尿管及前列腺；女性膀胱后下与子宫颈和阴道相邻。膀胱后上方为乙状结肠或回肠。

第二节 | 膀胱疾病

一、膀胱炎

1. 急性膀胱炎：膀胱壁回声正常或因水肿表现轻度局限性或弥漫增厚，呈低水平回声。膀胱容量减小。

2．慢性膀胱炎：早期慢性膀胱炎声像图无明显变化。长期病变可由于广泛纤维增生导致膀胱壁增厚，表面欠光滑，回升不均匀。病变轻者膀胱容量改变不大，重者膀胱容量显著减少。

3．膀胱结核：早期膀胱结核无明显异常。广泛纤维化后除有上述壁厚等慢性膀胱炎改变外，有时可见到钙化形成的斑点状强回声；尿液有脓血或组织碎屑时，膀胱内可见细点状回声。患者常有肾结核、前列腺结核的超声表现。

二、膀胱结石

膀胱腔内出现点状或团块状强回声，后方多伴有声影（见图9-1）。结石可以单发或多发，自米粒大小至 3～5cm 不等。膀胱结石可随体位改变而移动。仰卧时结石常位于膀胱三角区附近，个别小结石可嵌入膀胱黏膜内而无移动性。

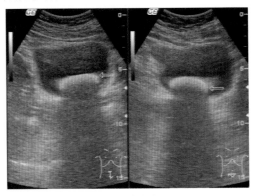

图9-1 膀胱结石

三、膀胱肿瘤

（一）声像图表现

膀胱肿瘤多数表现为膀胱壁局限性增厚或隆起。隆起呈结节状或菜花状，向腔内突出，肿物大小不一，形态不规则，表面不光滑。有蒂肿瘤可随体位变化摆动或有"漂动感"。膀胱肿物以高回声或中等回声居多，少数呈中低回声。极少数膀胱肿瘤呈弥漫性壁增厚。彩色多普勒显示多数肿瘤内可见血流信号（见图9-2）。

早期病变基底部狭窄或有蒂与膀胱壁相连，膀胱壁回声正常（提示未侵及肌层），振动腹壁可见肿瘤在尿液中漂动。晚期病变侵犯膀胱浅层或深肌层时，肿物基底部增宽而固定，局部膀胱壁增厚，层次模糊不清，常使膀胱壁回声连续性中断。

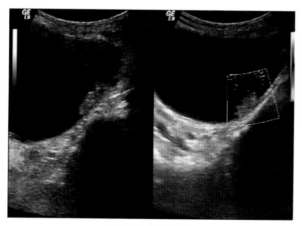

图9-2 膀胱肿瘤

（二）鉴别诊断

1. 膀胱结石：两者需要鉴别的情况主要是在膀胱肿瘤发生钙化时，一般此时膀胱肿瘤均已较大，肿瘤的诊断并不困难。应注意肿瘤钙化灶与肿瘤合并结石的鉴别，此时可根据强回声的移动性做出判断。

2. 前列腺疾病：经腹壁横断面检查时，膀胱颈处常见突入膀胱的突起物，不仅见于前列腺增生症，亦可见于正常前列腺，此时应在纵断面根据前列腺的解剖结构区别。对于膀胱颈处的肿瘤究竟来源于膀胱还是前列腺，主要鉴别方法是显示前列腺，如果看到正常的前列腺，则该肿瘤来源于膀胱。同时应用彩色多普勒超声检查，由血流的发源分布加以区别。

四、膀胱憩室

膀胱憩室常见于男性，一般没有症状，分先天性（真性）和继发性（假性）两类。前者少见，系先天性发育畸形所致。后者多见，多由于膀胱壁肌层菲薄并伴有慢性尿道机械性梗阻所致，如前列腺增生、尿道狭窄等。膀胱憩室好发于膀胱侧壁、三角区上部及输尿管开口附近。

（一）声像图表现

在超声检查时于膀胱近旁另见囊性肿物（见图9-3），多位于膀胱后侧壁。囊肿大小不一，大者甚至与膀胱相近。

膀胱憩室可以单发，也可以多发，如单侧发生数个憩室或双侧均有憩室发生。膀胱憩室多有清晰的轮廓，腔内呈无回声液性结构，内透声性好。憩室与膀胱相通，故排尿前后体积有明显的变化。

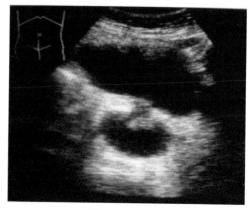

图9-3 膀胱憩室

（二）鉴别诊断

盆腔内有众多疾病表现为囊性，尤其女性的许多盆腔内囊肿须与膀胱憩室鉴别，数目之多难以列举，但在所有膀胱憩室以外的病变均不具备与膀胱相通的开口。因此，只要发现与确定憩室与膀胱开口的存在，膀胱憩室的诊断即可确立。

五、膀胱异物及血块

膀胱异物大多数由患者本人经尿道逆行放入，少数医源性膀胱异物见于膀胱手术或经尿道器械检查时不慎遗留。膀胱异物多系比较光滑的条状物，如圆珠笔、发夹、体温计、塑胶管等。膀胱异物种类较多，形态不同，声像图表现有所不同。此外，膀胱异物尚可引起出血或继发感染。

（一）声像图表现

（1）膀胱内金属异物呈强回声，后方伴声影或彗星尾征；非金属异物呈较高或中等高回声，后方可无声影或淡声影。异物高回声可随体位而移动。高回声的形态与异物的形状和超声断面有关。如管状异物长轴断面呈平行的管状或条状高回声，横断则呈空心圆形；而软质异物多呈弯曲状（见图9-4）。

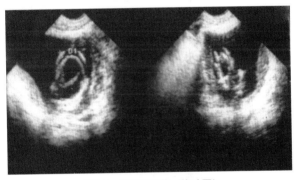

图9-4　膀胱内异物（橡胶圈）

（2）膀胱内血块表现为不规则的团块状高回声，大小形态不同，漂浮在膀胱的尿液中或附在膀胱壁上，可随体位改变而变换位置（见图9-5）。

（3）膀胱异物合并感染时，可伴有膀胱炎的超声表现。异物存留时间较长时可作为核心形成膀胱结石，因而有结石的声像图改变。

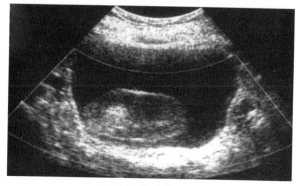

图9-5　膀胱内血块

（二）鉴别诊断

（1）膀胱肿瘤与异物的鉴别：异物多为强回声，而且具有其自身的特殊形态。异物的移动性也是鉴别的要点。此外，异物内不会有血流信号。

（2）膀胱肿瘤与凝血块的鉴别：凝血块与膀胱肿瘤的区别在于可移动性与易碎性，可以在变化体位与注入液体冲击观察病变的变化。此外，还要注意出血原因的探查，彩色多普勒超声检查出血的信号发现。

第十章　前列腺和精囊腺

第一节 | 前列腺和精囊腺超声解剖

前列腺为腺体和纤维肌肉组织组成的腺肌性器官，外有包膜，位于膀胱颈部下方。其外形前后略扁平，前面隆起，后面平坦，似倒置的栗子状。横径约4cm，直径约3cm，前后径约2cm，重20g以下。前列腺分为内腺和外腺。由于外腺是前列腺癌的好发部位，而内腺是前列腺增生的好发部位，所以，这种分区法对临床有较大的实用价值，至今仍被沿用。

第二节 | 前列腺疾病

一、前列腺炎

前列腺炎为中青年男性的常见病，可与精囊炎、附睾炎合并发生，有急性和慢性之分，多为弥漫性，临床诊断本病的患者，约19%声像图表现为阴性。

（一）声像图表现

1. 急性前列腺炎（见图10-1）

（1）腺体外观饱满，轻度或中度增大，横断面两侧可不对称。

（2）包膜回声完整，包膜增厚且较粗糙。

（3）内部回声不均匀、略低，

（4）合并脓肿时可见不规则低回声及无回声区。

（5）彩色多普勒显示内部血流信号丰富。

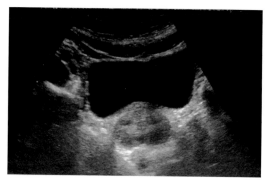

图10-1 急性前列腺炎

2. 慢性前列腺炎

（1）前列腺各径线测量值轻度增大，或增大不明显，两侧基本对称。

（2）前列腺轮廓及包膜回声清晰、完整。

（3）内部回声点增粗不均匀，常伴钙化。

（4）病程较长者，前列腺可以较正常缩小，内部点状回声增强，后尿道回声亦有增强。

（5）肉芽肿性前列腺炎声像图表现为弥漫性腺体增大，或腺体内孤立低回声区。

（二）鉴别诊断

（1）前列腺增生：前列腺增大，呈椭圆形或圆形；

内腺瘤样增大，外腺萎缩；包膜回声可增厚，但光滑连续。

（2）前列腺癌：常位于外腺，呈低回声结节，结节边界模糊不清，较大的结节有包膜隆起、断裂或呈结节状。最后诊断有赖于经直肠超声引导下穿刺活检病理学检查。

（3）前列腺囊肿：前列腺内部显示圆形或椭圆形囊性无回声区，壁薄光滑；常为孤立性，但也可呈多发性。

（三）临床价值

尽管声像图对前列腺炎的诊断已积累了较多的经验，但诊断需结合病史、体征及实验室检查结果。超声诊断前列腺炎的价值主要在于是能较准确地了解前列腺的大小和形态，判断前列腺炎的病变程度，并且可与前列腺癌、前列腺增生等相鉴别。

二、前列腺增生

前列腺增生发病年龄多在中老年，并随着年龄的增长，发病率逐渐增高。主要发生在移行区，即内腺。尿频、排尿困难及尿潴留是前列腺增生的三大临床症状。

（一）声像图表现

（1）前列腺各径线增大，呈椭圆形或圆形（见图10-2）。

（2）内腺瘤样增大，外腺萎缩。

（3）增大的内腺回声均匀减低，少数回声增高或呈等回声；可分为结节型和非结节型（见图10-3）。

（4）内外腺之间常伴发结石，多数呈细点状或斑点状强回声，有时呈串链状排列。

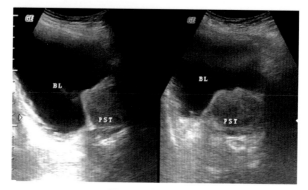

图 10-2　前列腺增生

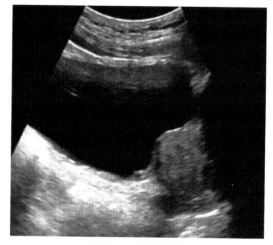

图 10-3　前列腺增生

（5）继发改变，常伴有膀胱排空障碍引起残余尿，膀胱壁代偿性增厚及憩室形成，重度前列腺增生可引起双肾及双输尿管积水。

（二）鉴别诊断

（1）前列腺炎：腺体外观饱满，轻度或中度增大，包膜回声完整，包膜增厚且较粗糙，内部回声不均匀、略低，合并脓肿时可见不规则低回声及无回声区，慢性前列腺炎常伴钙化，彩色多普勒显示内部血流信号丰富。

（2）前列腺癌：常位于外腺，呈低回声结节，结节边界模糊不清，较大的结节有包膜隆起、断裂或呈结节状。最后诊断有赖于经直肠超声引导下穿刺活检病理学检查。

（三）临床价值

超声检查是前列腺增生的首选影像诊断方法，对于因肥胖及难以憋尿的患者可行经直肠超声检查。超声检查可以清晰地显示前列腺增生程度，观察膀胱壁及后尿路受压情况来判断尿潴留程度。

三、前列腺癌

前列腺癌发病率有明显的地域差别和家族差别，癌肿约70%发生在前列腺的外周带，20%发生于移行带，10%发生于中央带。前列腺癌早期无明显症状，晚期出现与前列腺增生类似的梗阻症状，转移到骨骼、肺、肝、肾等器官出现相应的临床症状。

（一）声像图表现

1. 前列腺癌早期腺体增大不明显，进展期前列腺轮廓增大、形态不规则、两侧不对称。

2. 局部包膜凹凸不平或呈结节状，膜向外突出。

3. 前列腺内部回声不均匀，病变区多为增强回声或低回声团块或结节，边界欠清晰。

4. 前列腺癌向周围浸润，声像图显示局部向外隆凸，正常平滑的界面回声中断，说明癌肿已经侵入周围组织。

5. 前列腺肿瘤可突入膀胱，使膀胱颈部或底部局部突隆不平。肿瘤浸润精囊者，可见精囊双侧不对称增大。

6. 彩色多普勒显示病变部位血流信号增加，但并非特异性表现。

（二）鉴别诊断

1. 前列腺增生：前列腺各径线增大，呈椭圆形或圆形；内腺瘤样增大，外腺萎缩；包膜回声可增厚，但光滑连续。

2. 前列腺炎：腺体外观饱满，轻度或中度增大，包膜回声完整，包膜增厚且较粗糙，内部回声不均匀略低，合并脓肿时可见不规则低回声及无回声区，慢性前列腺炎常伴钙化，彩色多普勒显示内部血流信号丰富。

3. 前列腺囊肿：前列腺内部显示圆形或椭圆形囊性无回声区，壁薄光滑；常为孤立性，但也可呈多发性。

（三）临床价值

在前列腺影像诊断中，超声检查占有重要地位，超声引导下前列腺穿刺活检可进一步提高前列腺癌的诊断准确率，对早期诊断具有重要价值。超声检查用于对施行治疗后的前列腺癌患者进行动态观察，可为临床提供评价其治疗效果的客观指标。

四、前列腺结石

前列腺结石多见于中老年人，青少年少见。前列腺结石的发病原因尚不十分明确。与前列腺炎症、前列腺增生、腺液潴留、代谢紊乱等因素有关。多数前列腺结石本身无特殊症状，通常无重要临床意义。

（一）声像图表现

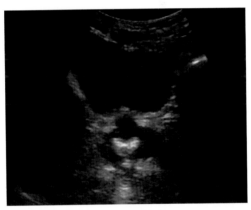

图10-4　前列腺结石

1. 在前列腺内显示点状或弧形强回声，多无声影，若结石较大，可伴有声影。

2. 前列腺结石多位于内外腺之间，其中以内腺后缘最多见（见图10-4）。

3. 前列腺结石形成弧形带状强回声，或呈沿尿道周围排列的小斑块状强回声。若仔细观察可见强回声之间有小空隙。

（二）鉴别诊断

1. 前列腺钙化：前列腺钙化多在前列腺结核或肿瘤等前列腺病灶内出现，可见前列腺内斑点状强回声，部分后方可见声影。

2. 后尿道结石：后尿道结石体积较大，直径多在5mm左右，声像图上呈斑点状强回声，伴有明显声影。

（三）临床价值

前列腺结石多无临床症状，故不足以引起重视。超声检查可清楚显示前列腺结石的大小、数目、形态和位置。

五、前列腺囊肿

前列腺囊肿少见，一般查体时发现，较小的囊肿多无症状，较大时可引起尿频、尿急、排尿不畅、残余尿等尿路梗阻症状。

（一）声像图表现

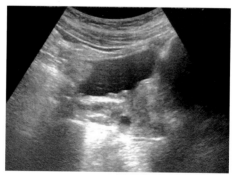

图 10-5　前列腺囊肿

（1）前列腺内显示圆形或椭圆形囊性无回声区，壁薄而光滑，后方回声增强。

（2）直径常为 1～2cm，大于 3cm 者少见，囊肿常为孤立性（见图 10-5）。

（3）囊肿较小者，前列腺外形正常。囊肿较大者可压迫后尿道，引起下尿路梗阻。

（二）鉴别诊断

精囊囊肿较少见，多位于前列腺基底部上方的一侧，膀胱后方，与前列腺有较厚的前列腺包膜相隔。

（三）临床价值

超声检查是目前诊断前列腺囊肿最有效的方法，能较准确地检测囊肿的大小、形态和位置，了解前列腺囊肿与膀胱、精囊和直肠的关系。

第三节 | 精囊腺疾病

一、精囊炎

精囊炎常与前列腺炎同时发生，主要由尿道或前列腺炎蔓延而致，少数为血行感染。可分为急性精囊炎和慢性精囊炎。精囊炎的声像图表现如下。

（1）急性精囊炎：精囊明显增大，可近似椭圆形，内部回声不均匀减低；形成脓肿时，精囊局限性扩大、变形；囊壁毛糙或模糊不清。

（2）慢性精囊炎：精囊增大不明显，形态不规整，囊壁粗糙并增厚，囊内呈较密集的细小点状低回声。

二、精囊结核

在生殖系结核中，精囊结核的发生率仅次于前列腺结核和附睾结核。精囊结构的声像图表现如下。

精囊明显变形、扭曲，内部回声杂乱，其间可见点状强回声。多同时有附睾结核的声像图改变。

三、精囊囊肿

精囊囊肿又称精囊积水。先天性者多同时有同侧泌尿系统畸形，后天性者多因输精管炎症、前列腺增生等引起射精管阻塞所致。精囊囊肿的声像图表现如下。

精囊囊肿多为单侧，精囊明显肿大，呈边界清楚的类圆形无回声，壁薄，后方回声增强。

四、精囊转移癌

精囊实质性肿瘤多由前列腺癌、膀胱癌及直肠癌直接蔓延而来，也可见于其他脏器恶性肿瘤的转移。

（一）声像图表现

1. 实质性精囊肿瘤的声像图表现为精囊增大，外形失去常态，边界模糊不清。内部正常条束状结构中断或消失，可见边缘不规则、回声强弱不均的小结节。

2. 若为前列腺肿瘤或膀胱肿瘤累及精囊，可见前列腺或膀胱与精囊的界限不清，间隙消失，其内可见强弱不均的肿块结节浸润，界限不清。精囊肿瘤内几乎都能被检出血流信号。

（二）鉴别诊断

根据精囊的声像图改变，结合临床表现多可对上述疾病做出诊断。诊断中主要应注意精囊肿瘤、结核、炎症的鉴别。由于三者都常与前列腺或其他泌尿生殖系统相关疾病有关，所以对这些疾病的诊断有助于鉴别精囊疾病，超声导向下精囊穿刺是鉴别精囊疾病的最有效手段。

（三）临床价值

血精是男性生殖系统疾病的常见表现，多数因精囊疾病引起，部分为肿瘤。应用经直肠高分辨力探头可直观地观察精囊的大小、形态和内部结构（特别是经直肠高分辨力探头的使用），并可以显示精囊的细微结构和较小病灶；同时能够清楚了解其周围组织的状态，发现前列腺、膀胱、后尿道等与精囊疾病有关的病灶，对精囊疾病的诊断与鉴别诊断具有重要价值。

第十一章　阴囊、睾丸和附睾

第一节 | 阴囊、睾丸和附睾的超声解剖

　　阴囊为皮肤囊袋状结构，阴囊中隔将阴囊分成左、右两部分，分别容纳两侧睾丸、附睾和部分精索。阴囊壁层与脏层之间为潜在的鞘膜腔和少许浆液。

　　睾丸呈卵圆形，成人睾丸大小为4cm×3cm×2cm。睾丸实质表面由致密结缔组织白膜包绕，其外面除了睾丸后缘，还被脏层鞘膜贴附和包绕。白膜在睾丸后上睾丸门处局部增厚，称睾丸纵隔。由纵隔向睾丸实质内分成许多扇形的睾丸小隔并与睾丸表面白膜相连，如此形成许多睾丸小叶。

　　附睾纵断面呈新月形，位于睾丸的后外上方，分头、体、尾三部分。输精管起自附睾尾，向上进入精索，随精索通过腹股沟管后进入盆腔。

第二节 | 阴囊、睾丸和附睾的疾病

一、睾丸肿瘤

　　睾丸肿瘤有原发性和转移性之分；原发性睾丸肿瘤多见，多属恶性，青年人居多数。

　　睾丸肿瘤的分期：第一期，肿瘤限于睾丸，无淋巴

结转移，未侵犯邻近组织；第二期，淋巴结转移，但未超出腹膜后淋巴结范围；第三期，淋巴结转移超过腹膜后淋巴结范围，或有血行转移。

（一）声像图表现

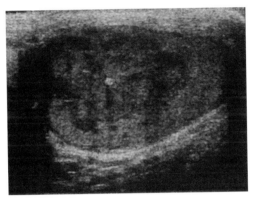

图 11-1　睾丸肿瘤

（1）单侧多发，双侧性仅占8%。

（2）早期肿瘤无睾丸形态和大小改变。较大肿瘤常使患侧睾丸弥漫性肿大，多数保持卵圆形或近圆形。

（3）睾丸内部多呈低回声性病变，边界清晰，形态规则。

（4）睾丸较大肿瘤内有低回声及增强的不均质回声，提示瘤内有出血、坏死、纤维化和钙质等成分（见图11-1）。

（5）彩色多普勒可见肿瘤内血流信号增多及睾丸内血流走行异常。

（二）鉴别诊断

1. 睾丸炎：患侧睾丸普遍性肿大，表面整齐光滑，睾丸实质回声均匀减低或呈中等回声，彩色多普勒显示睾丸内有极其丰富的血流信号。

2. 睾丸扭转：睾丸肿大，睾丸内部回声减低，彩色多普勒显示睾丸内未见血流信号，阴囊内壁有少量血流信号。

（三）临床价值

睾丸肿瘤超声检查具有重要意义，采用彩色多普勒超声能够提高睾丸肿瘤的超声检出率或敏感性。

二、睾丸、附睾囊肿

（一）睾丸囊肿

睾丸囊肿主要有白膜囊肿和睾丸内囊肿两种，均属良性，通常无症状，20～60岁男性多见。睾丸囊肿的声像图表现如下。

1. 白膜囊肿

（1）位置表浅，相当于睾丸的包膜上面，呈小圆形或卵圆形。

（2）体积较小，边界清晰，常有局部隆起，内为无回声区。

（3）可以单发或多发，通常为单房性。

2. 睾丸内囊肿

（1）位于睾丸实质内，通常呈圆形或椭圆形无回声区（见图11-2）。

（2）大小不等，边界清晰、整齐、光滑。

（3）内部为无回声，部分囊内有细线样分隔。

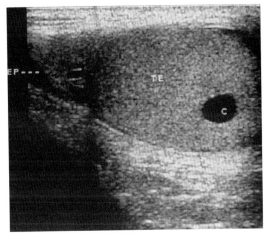

图 11-2　睾丸囊肿

（二）附睾囊肿

附睾囊肿来自附睾内的小管，病因可能与外伤或炎症有关，附睾囊肿好发于附睾头部，一般无症状或症状轻微。

1. 声像图表现

（1）附睾头部出现圆形或类圆形无回声，大小不等，通常 1～2 个。（见图 11-3）

（2）囊肿壁薄而平滑，其后方回声增强。

2. 鉴别诊断

睾丸鞘膜积液：阴囊肿大，睾丸周围被无回声区包绕，部分在无回声区见浮动的点状低水平回声或细线样或多数分隔状不规则回声。

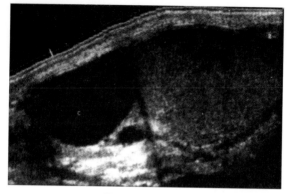

图11-3　附睾囊肿

3．临床价值

超声易于诊断睾丸囊肿，附睾囊肿通常由于症状很少，患者无需积极处理。

三、睾丸和附睾炎症

（一）睾丸炎

睾丸炎多由病毒性腮腺炎引起，其次为细菌引起的化脓性睾丸炎和罕见的梅毒性睾丸炎等。

1．声像图表现

（1）患侧睾丸普遍性肿大，表面整齐光滑。

（2）睾丸实质回声减低或呈中等回声，实质回声不均匀。

（3）可伴有继发性少量鞘膜积液，表现为睾丸周围无回声区。

（4）彩色多普勒显示睾丸内有极其丰富的血流信号，

而在化脓性睾丸炎的坏死灶和脓肿区内彩色血流信号减少。

（5）频谱多普勒显示动脉呈低阻血流。

2．鉴别诊断

（1）睾丸扭转：睾丸肿大，睾丸内部回声减低，彩色多普勒显示睾丸内未见明显血流信号，阴囊内壁有少量血流信号。

（2）急性附睾炎：附睾肿大，伴有回声不均匀减低，附睾彩色多普勒血流信号显著增加及是否累及睾丸实质等提供重要的诊断和鉴别诊断依据。

（3）睾丸外伤：有外伤史，患侧阴囊壁增厚，睾丸体积可能略大，实质内部可出现团块状或片状低回声或无回声区代表实质内小血肿。

（二）附睾炎

附睾炎是男性生殖系统最常见的感染性疾病，中青年多见，也是急性阴囊痛的主要原因之一。

1．声像图表现

（1）附睾肿大，常以尾部或头部肿胀更明显。严重者整个附睾均肿大。

（2）附睾内部多数回声减低，亦可表现回声强弱不均。

（3）合并附睾脓肿时，局部出现小片无回声或低水平回声区。

（4）急性附睾炎可以出现少量鞘膜积液，此时在睾丸、附睾周围出现无回声区。

（5）彩色多普勒显示肿大的附睾血流信号显著增加，受累部分睾丸实质血流信号也增加。

2．鉴别诊断

（1）附睾结核：附睾普遍性肿大，形态失常，以头体部结节性肿胀增厚比较多见，内部回声不均匀，呈较低、较强回声或中强回声。

（2）睾丸扭转：睾丸肿大，睾丸内部回声减低，彩色多普勒显示睾丸内未见明显血流信号，阴囊内壁有少量血流信号。

3. 临床价值

超声有助于迅速确定附睾肿大特点及彩色多普勒显示丰富的血流信号，为附睾炎的诊断提供了重要的辅助诊断依据。

四、睾丸扭转

睾丸扭转有两种病理类型：一种是鞘膜内型，好发于青少年，比较多见；另一种是鞘膜外型，少见，好发于睾丸未降的新生儿，多见于腹股沟外环。

（一）声像图表现

（1）睾丸增大，若未复转，睾丸肿大可持续5天左右，以后体积逐渐减小。

（2）急性期睾丸内部回声减低，内部回声分布均匀，睾丸体积轻度增大。

（3）亚急性期（1～4）天时，表现为睾丸内部回声显著减低或增强，伴有明显的非均质性改变，如细网状或小蜂窝状提示组织坏死（见图11-4）。

（4）患侧附睾明显肿大，形状不规则，内部回声不均匀性减弱或部分增强。

（5）精索明显增粗；扭转部位回声异常，出现"漩涡征"。

（6）彩色多普勒显示睾丸内未见明显血流信号，阴囊内壁有少量血流信号（见图11-5）。

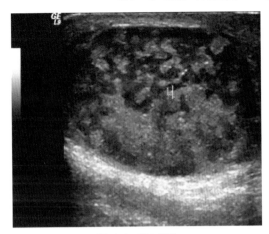

图 11-4　睾丸扭转

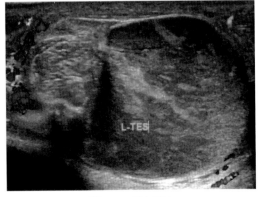

图 11-5　睾丸扭转

（7）睾丸扭转时，精索内睾丸动脉阻力指数较健侧显著增高。

（二）鉴别诊断

（1）急性睾丸炎：患侧睾丸普遍性肿大，表面整齐光滑，睾丸实质回声减低或呈中等回声，实质回声不均匀，彩色多普勒显示睾丸内有极其丰富的血流信号。

（2）睾丸附件扭转：患侧阴囊也可出现红肿，患侧睾丸大小、内部回声和血流信号均正常。在睾丸上极与附睾头之间可见一小圆形肿物，呈低回声或中等回声，肿物本身无血流信号。

（三）临床价值

临床上极易将扭转误诊为急性炎症而贻误手术复位时机，二维和彩色多普勒超声检查是睾丸扭转诊断和鉴别诊断最敏感、最准确、最方便快捷的首选影像学诊断方法。

五、鞘膜积液

鞘膜积液是由于鞘膜腔内液体积聚，除阴囊肿大不适外，常无疼痛等其他症状。可单侧性肿大，亦可为双侧性。鞘膜积液的类型可分为：①睾丸鞘膜积液；②精索鞘膜积液；③睾丸精索鞘膜积液；④交通性鞘膜积液（先天性）。其中，以睾丸鞘膜积液最为常见。

（一）声像图表现

1. 睾丸鞘膜积液

（1）阴囊肿大，睾丸周围见无回声区，透声好（见图11-6）。

（2）睾丸及附睾贴附于阴囊壁上，不随体位改变而任意变动。

（3）单纯性鞘膜积液时，睾丸及附睾形态、大小、内部回声无异常。

（4）继发性鞘膜积液时，在无回声区常见浮动的点状低水平回声或细线样或多数分隔状不规则回声。

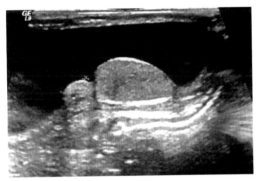

图11-6　睾丸鞘膜积液

2. 精索鞘膜积液位于睾丸上方精索内，呈囊状无回声区，外形呈椭圆形或圆柱形，包膜完整清晰，与腹腔无连通关系。

3. 交通性鞘膜积液与腹膜腔之间存在狭窄的通道，仰卧位时，无回声区逐渐缩小，站立位时，无回声区逐渐增大。交通性鞘膜积液多发生在新生儿，通常在出生后18个月内自行闭合，成年人则很少见。

（二）鉴别诊断

腹股沟疝：腹股沟疝囊内容物可为蠕动的小肠、网膜或腹膜腔液体。当肠管内含气较多或疝囊内充满回声较多的网膜组织时，经阴囊前壁扫查不易显示睾丸图像，仅见疝内容物。根据以上特点容易和鞘膜积液鉴别。

（三）临床价值

实时超声是鞘膜积液诊断和鉴别诊断最简便而且有效的影像技术方法。

六、精索静脉曲张

精索静脉曲张好发于青年男性，也是男性不育的常见原因之一，左侧静脉曲张多见。这是由于左侧精索静脉陡直，几乎垂直注入左肾静脉，静脉回流阻力较大。

（一）声像图表现

（1）精索及附睾头部附近出现迂曲的管状结构，或似多数小囊集聚成的蜂窝状结构；管壁薄而清晰；管腔内无回声。

（2）Valsalva动作时，通常见上述典型或不典型的静脉管径明显增宽。平静呼吸时管径大于2mm者可诊断精索静脉曲张。

（3）Valsalva动作时，迂曲管状结构内出现红蓝相间的大量彩色血流信号，仰卧位平静呼吸时，重度迂曲的管状结构中出现彩色反流信号。

（二）临床价值

超声诊断精索静脉曲张敏感而且准确，精索静脉曲张发病率很高，轻者多无症状，也未必影响生育能力，精索静脉曲张经手术治疗以后有些患者还可能存在一定程度的静脉反流。

七、隐睾

睾丸未降称隐睾，新生儿隐睾占 1% ～ 7%，其中大部分于数周内自然下降，隐睾单侧者以右侧占多数。隐睾大多数位于腹股沟管内，其次位于腹膜后。

（一）声像图表现

（1）隐睾多数可在腹股沟管、内环附近或阴囊根部的表浅部位被找到。膀胱充盈时检查可能显示得格外清晰，或对膀胱产生轻微压迹。

（2）隐睾体积一般比正常稍小，断面呈椭圆形或近圆形。

（3）隐睾内部回声与正常睾丸相似。体积小、回声减低和质地柔软的隐睾提示伴有明显的睾丸萎缩。

（4）彩色多普勒血流显示隐睾的血流信号明显减少。

（二）鉴别诊断

腹股沟肿大淋巴结：腹股沟区可见多个低回声结节，边界清晰，内部回声欠均匀，低回声结节周边无连接的精索结构。

（三）临床意义

隐睾在小儿和青少年比较多见。超声诊断方法简便，比较准确，且无放射性损害，故作为首选检查方法，有助于隐睾的诊断和定位。

第十二章　肾上腺和腹膜后间隙

第一节 | 肾上腺和腹膜后间隙的超声解剖

肾上腺是腹内最小的成对实质性内分泌腺，位于两侧肾上极内上方。上界相当于第11～12胸椎水平，向下延伸到第1腰椎，正常肾上腺长4～6cm，宽2～3cm，厚0.2～0.8mm。右肾上腺近似三角形，斜躺于右膈肌脚和肝右叶后中缘之间，位于右肾上极前中部。左肾上腺近似新月形，在腹主动脉左侧稍后，部分患者延伸到肾门水平。

腹膜后间隙为一填满脏器和各种组织的巨大潜在性腔隙，上起膈肌，下至骶部和盆膈，前面是后腹膜及腹内脏器的附着处，两侧相当于腰方肌外缘和腹横肌腱部。腹膜后间隙向下延伸至髂窝，并与骶骨前盆腔腹膜后间隙相同。腹膜后间隙由前向后分为肾旁前间隙、肾周围间隙和肾旁后间隙。

第二节 | 肾上腺疾病

一、肾上腺皮质腺瘤

肾上腺皮质腺瘤可发生于肾上腺的任何部位，单侧、单发者多见，为圆形或结节状。瘤体较小，一般直径在

1 ～ 2cm。

（一）声像图表现

（1）肾上腺区圆形或椭圆形低回声回声团块，直径多为1 ～ 2cm。（见图12-1、图12-2）

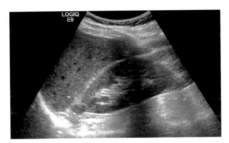

图12-1　右侧肾上腺皮质腺瘤

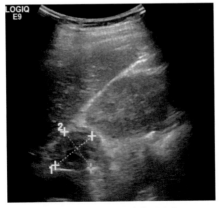

图12-2　右侧肾上腺皮质腺瘤

（2）边界回声高而光整，内部回声均匀，边界清楚；后方回声衰减不明显。

（3）功能性皮质腺瘤者对侧肾上腺萎缩，而无功能性皮质腺瘤者对侧肾上腺正常。

（二）鉴别诊断

（1）肾上腺皮质癌：绝大多数皮质癌直径大于3cm，而且边界不整齐，瘤体呈分叶状，有膨胀感，内部回声不均匀，多数患者皮质醇增多症状表现明显。

（2）副脾：脾门区可见一圆形低回声结节，内回声与脾脏相似，彩色多普勒可找到自脾门发出的血管进入低回声团块。

（三）临床价值

超声可作为肾上腺皮质腺瘤的初步筛选。但对超声检查阴性的有症状患者，应进一步做CT检查。

二、肾上腺皮质癌

原发性肾上腺皮质癌罕见，占癌症尸解病例的6.2%。可发生于皮质的任何一层，绝大多数为腺癌，为单侧、孤立性。肿瘤大小不等，但多数直径在3cm以上。

（一）声像图表现

（1）肾上腺区低回声团块，多大于3cm，呈圆形、椭圆形或分叶状，边界清楚，偶见包膜回声（见图12-3、图12-4）。

（2）团块表面欠平整，内部呈低回声或不均匀回声。多数边界较清楚，内部回声杂乱，可有因出血坏死形成的不规则高回声区或无回声区，部分病例有钙化强回声团。

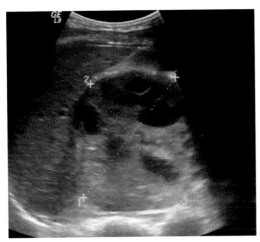

图12-3　肾上腺皮质癌

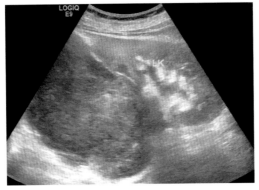

图12-4　肾上腺皮质癌

（3）彩色多普勒显示多数有丰富的血供。

（二）鉴别诊断

（1）嗜铬细胞瘤：嗜铬细胞瘤的声像图特征为边界光滑的高回声带，与邻接的肾包膜回声构成典型的所谓"海鸥征"。结合临床有因儿茶酚胺分泌增多引起的高血压和代谢紊乱表现，不难鉴别。

（2）肾上腺结核：肾上腺结核多为双侧，也可见单侧者。本病受累的肾上腺区可出现不规则的低回声区，但边界不清，回声杂乱。

（三）临床价值

一般认为，皮质腺癌体积相对较大，超声检出率较高，但是由于肾上腺癌多属于功能型，皮质综合征多见，患者多肥胖，给诊断造成困难。

三、嗜铬细胞瘤

嗜铬细胞瘤主要见于肾上腺髓质，由神经内胚层组织发生，90%的嗜铬细胞瘤为单侧，多见于右侧。肾上腺外嗜铬细胞瘤常位于腹主动脉旁、肾门、颈动脉体等交感神经节、嗜铬组织。

（一）声像图表现

（1）肿瘤呈圆形或椭圆形，轮廓线清楚，表面光滑，边缘回声高而平滑，由肾包膜回声构成典型的"海鸥征"。

（2）瘤体直径多为3～5cm，内部呈均匀分布的点状低回声。

（3）当肿瘤内部有出血或玻璃样变性时，内部回声强弱不均匀，或呈混合性回声。肿瘤内显示大小不等的无回声区或高回声团块者，为肿瘤囊性变、坏死、液化的声像图特征。

（二）鉴别诊断

（1）肾母细胞瘤：常发生于小儿，发生于肾内，声像图可见大部分肾脏被肿瘤破坏，肾脏回声残缺或消失。

（2）肾上腺转移瘤：通常是圆形或椭圆形，回声较低，肿瘤常为单侧性，也可以发生于双侧。超声可以见到未受累的部分正常肾上腺，从而确定肿瘤的准确部位。

（三）临床价值

超声显像能明确显示嗜铬细胞瘤的大小、形态、位置及其与毗邻脏器的关系，观察肿瘤内部有无出血或囊性变等，对早期诊断并全面评价肾上腺内嗜铬细胞瘤有重要价值。

第三节 | 腹膜后间隙疾病

一、原发性腹膜后肿瘤

原发性腹膜后肿瘤在任何年龄均可发生，其中70%为恶性肿瘤，男性稍多于女性。原发性腹膜后良性肿瘤常见有纤维瘤、神经纤维瘤及囊性畸胎瘤；恶性肿瘤常见为肉瘤及淋巴瘤。

原发性腹膜后肿瘤的声像图表现如下。

（1）原发性腹膜后肿瘤体积较大，边界清晰，呈圆形或椭圆形（见图12-5、图12-6）。

（2）原发性腹膜后肿瘤可呈低回声团块、中等回声及混合性团块。

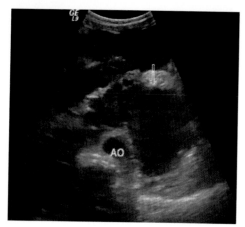

图 12-5 原发性腹膜后纤维瘤

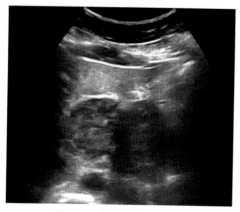

图 12-6 原发性腹膜后肉瘤

（3）腹膜后肿块随呼吸及体位改变移动不明显。

二、继发性腹膜后肿瘤

继发性腹膜后肿瘤即腹膜后转移癌，为原发于体内其他部位的肿瘤直接蔓延或经淋巴转移至腹膜后间隙。

（一）声像图表现

（1）腹膜后转移性肿瘤以腹膜后转移性淋巴结肿大最为多见，声像图表现为聚集成团的低回声结节位于脊柱、腹膜后大血管前方或周围，大小不一，内部回声多较均匀。

（2）孤立性淋巴结肿大绝大多数边界清晰，呈圆形或类圆形；多个肿大的淋巴结丛集则可相互融合，呈分叶状，边界欠清，甚至发生坏死、纤维化等改变，表现为强回声与弱或无回声混杂的不均质结构。

（3）彩超在部分病例中可显示从周边伸入淋巴结内的杂乱血流信号（见图12-7）。

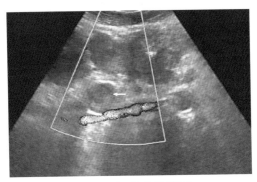

图12-7 继发性腹膜后肿瘤

（4）腹膜后转移性肿大淋巴结随呼吸移动不明显。

（二）鉴别诊断

腹膜后转移肿瘤患者多有原发性肿瘤的病史，超声检查除发现腹膜后淋巴结肿大的征象外，有时还可发现腹腔内原发病变的征象，一般不难做出诊断。

（三）临床价值

超声检查作为腹膜后淋巴结肿大的首选筛查方法，在临床中已得到广泛应用。

三、腹膜后血肿

腹膜后血肿多为外伤后或脊柱、腹部手术后的并发症，但来源于骨盆和腰椎骨折更多见。

（一）声像图表现

（1）腹膜后间隙出现无回声或低回声肿块。
（2）肿块前后径小于上下经，血肿壁可较厚而不规则。
（3）腹膜后附近脏器可因血肿挤压而移位。

（二）鉴别诊断

（1）囊性淋巴管瘤：多见于婴幼儿，无外伤史，呈单房或多房无回声区，有完整包膜回声。
（2）腹膜后脓肿：无外伤史，多有寒战、发热、白细胞升高等表现。

（三）临床价值

超声检查可确定血肿的解剖位置，估计出血量，并可动态观察血肿的变化。

第十三章 妇科

第一节 │ 盆腔器官的超声解剖

一、解剖概要

（一）盆腔及其内结构

骨盆为环状骨性结构，由骶骨、尾骨及左右两块髋骨所组成。以耻骨联合上缘、髂耻缘及骶胛上缘连线为界，可将骨盆分为大骨盆（假骨盆）和小骨盆（真骨盆）。小骨盆内前方有膀胱和尿道，中部有卵巢、输卵管、子宫和阴道，后方为直肠。盆腔的血管主要为髂内、外动静脉及其分支。髂内动脉在小骨盆内行经卵巢及子宫的外后侧，卵巢动静脉则行经卵巢的后方。

上述结构在膀胱适度充盈的情况下，超声可显示相应的图像。正确识别这些结构有助于对盆腔肿块的鉴别。

根据盆腔的解剖结构，将盆腔分为前、中、后三部分，前部主要为膀胱所占据；中部正中为子宫和阴道，两侧为子宫附件；后部为Douglas腔（其内有小肠和系膜）和直肠、乙状结肠。超声检查时了解和熟悉这三部分有助于对病变的定位。

另外，骨盆内由腹膜反折在膀胱、子宫、直肠间形成三个潜在的腔隙，或称陷窝，即前腹膜与膀胱之间前腹膜陷窝、膀胱子宫陷窝和直肠陷窝，后者为腹膜腔最低部位。

（二）女性内生殖器官及其血液供应

1. 女性内生殖器

（1）阴道：位于小骨盆下部的中央，上端包围子宫颈，下端开口于前庭后部。环绕子宫颈周围的部分称阴道穹隆。后穹隆较深，其顶端与子宫直肠陷窝贴近。阴道上端比下端宽，后壁长10～12cm，前壁长7～9cm，平时阴道前后壁互相贴近。

（2）子宫：位于骨盆腔中央，呈倒置的梨形，成年子宫重约50g，长7～8cm，宽4～5cm，厚2～3cm。子宫体壁由三层组织构成，外层为浆膜层，中层为肌层，内层为黏膜层，即子宫内膜。子宫肌层为子宫壁最厚的一层。子宫上部较宽，称子宫体，其上端隆突部分，称子宫底。子宫底两侧为子宫角，与输卵管相通。子宫下部较窄，呈圆柱状，称子宫颈。子宫体与子宫颈的比例，婴儿期为1：2，青春期约为1：1，生育期约为2：1，老年人又变为1：1。子宫腔为一个上宽下窄的三角形。子宫颈内腔呈梭形，称子宫颈管，成年女性长约3cm。其下端称为子宫颈外口，连接阴道顶端。故子宫颈以阴道附着部为界，分为两部分，即阴道上部与阴道部。

正常子宫大小随发育、未产、经产、绝经及体型而异。随年龄的增长和内分泌的影响，其大小、形态、宫体与宫颈的比例及内回声均有明显的变化。

（3）输卵管：为一对细长而弯曲的管道，内侧与子宫角相通连，外端游离，而与卵巢接近，全长8～14cm。根据输卵管的形态可分为四部分：①间质部或壁内部；②峡部；③壶腹部；④漏斗部或伞部。间质部包含在子宫的肌肉内，长约1cm，管腔直径0.5～1.0mm；峡部为间质部外侧的一段，管腔较窄，长2～3cm，直径2～3mm；壶腹部长5～8cm，直径5～8mm。

（4）卵巢：为一对扁椭圆形的性腺，位于输卵管的后下方、子宫两侧的后上方，借卵巢系膜与子宫阔韧带后层相连。卵巢表面为白膜，向内部分为皮质和髓质。皮质中有数以万计的始基卵泡及致密的结缔组织，髓质内无卵泡。卵巢的主要功能是产生和排出卵细胞，以及分泌甾体激素。正常时卵巢处于盆腔上部，骨盆的左、右侧壁及髂外血管与下腹血管之间的浅窝内，即卵巢窝。成年女性的卵巢约4cm×3cm×1cm大小，重5～6g，绝经期后卵巢萎缩变小、变硬。

在生殖年龄女性，卵巢长2.5～5.0cm，宽1.5～3.0cm，厚0.6～1.5cm。绝经后，体积缩小。

2. 女性内生殖器的血液供应

盆腔内脏器的血液供应除两侧卵巢动脉起自腹主动脉前壁外，主要来自髂内动脉的分支。子宫动脉发自髂内动脉前干，沿盆腔侧壁向前内下行4～5cm，达子宫阔韧带根部，再向子宫颈而行，至外侧约2cm输卵管前上方与之交叉。之后，子宫动脉发出一行小的阴道支，主干于阔韧带两层间沿子宫侧缘迂曲上行，沿途发出子宫肌层内的弓状动脉和放射状分支至黏膜层即为螺旋动脉。这些血管在肌层和黏膜内形成丰富的血管网并与对侧分支吻合。

当子宫动脉主干上升至子宫角时，即分为三支，一支分布于子宫底，一支循输卵管而行，另一支分布至卵巢。

卵巢具有双重血供，即从腹主动脉发出的卵巢动脉和上述子宫动脉上升支分出的卵巢支。卵巢动脉自腹主动脉前壁发出后，沿腰大肌前面进入盆腔与卵巢前缘平行，发出小支进入卵巢实质内，而子宫动脉的卵巢支则自内侧缘从卵巢门进入卵巢。

盆腔器官周围有丰富的静脉丛，重要的是子宫阴道静脉丛，位于子宫颈和阴道两侧的子宫阔韧带和主韧带中，与膀胱阴道丛和直肠丛相通，收集子宫和阴道的血液，汇合成子宫静脉，注入髂内静脉。

在超声检查中，熟悉女性内生殖器形态学的基础知识是进行诊断的前提和必要的基础。同时，对女性生殖系统的生理变化特点也必须深入了解，其生理特点之一是周期性变化。月经是这个周期性变化的重要标志。因此，熟悉有关子宫、卵巢等女性生殖系统正常与病理情况下内分泌学的变化及其影响，亦是必备的基础知识。

二、正常声像图表现

（一）正常子宫、输卵管和卵巢声像图表现

1. 正常子宫的声像图

耻骨上正中线纵向扫查时，可在膀胱与直肠及乙状结肠之间显示子宫、阴道图像及其两侧的附件，包括输卵管、阔韧带、输卵管系膜和卵巢等盆腔内生殖器官。纵切面前倾或平位子宫一般呈倒梨形。子宫体为实质均质结构，轮廓线光滑清晰，肌层呈均匀的中等强度回声，宫腔呈线状高回声，其周围有弱回声的内膜围绕。随月经周期子宫内膜的变化，宫腔回声有所不同。宫颈回声较宫体稍高，且致密，常可见带状的颈管高回声。子宫颈阴道部即阴道的前后穹隆间常可呈圆形弱回声。子宫

下端的阴道，其内气体呈线状强回声，壁为弱回声，易于识别。后倾屈子宫纵切面时其形态呈球形，且多呈弱回声，子宫内膜回声常难以显示（因与声束平行之故）。通过子宫纵切面观察宫体与宫颈的夹角或其位置关系，可以了解子宫是否过度前倾屈或后倾屈。

正常子宫的大小，常因不同的发育阶段，未产妇与经产妇的体型不同，而有生理性差异。临床超声探测成年女性正常子宫的参考值为：纵径5.5～7.5cm，前后径3.0～4.0cm，横径4.5～5.5cm，子宫颈长2.5～3.0cm。测量方法：适度充盈膀胱后（以子宫底部能显示为度），先做纵向切面使子宫全貌显示清晰，测量宫体和宫颈的纵径以及宫体的前后径。然后进行横向扫查，自耻骨上缘向中上滑行，连续观察子宫横断面，测量子宫的最大横径。

2. 输卵管及卵巢声像图

子宫两侧的附件包括输卵管、阔韧带、输卵管系膜和卵巢。横向扫查时可显示两侧子宫角延伸出的输卵管、阔韧带和卵巢。输卵管一般不易显示。卵巢通常位于子宫体部两侧的外上方，但经常变异。后倾位子宫的两侧卵巢位于宫底上方。正常位置的卵巢，其后外侧可显示同侧输尿管和髂内血管，可作为卵巢定位的标志。正常卵巢切面声像图呈杏仁形，其内部回声强度略高于子宫。成年女性的卵巢大小约4cm×3cm×1cm。输卵管内径小于5 mm，卵泡在0.3cm以上可见，直径可达2.5cm，为圆形无回声。生育期女性的卵巢大小随月经周期而变化，声像图可观察卵泡的生理变化过程，可用于监测卵泡的发育。

3. 卵泡发育的监测与意义

在卵巢生理功能的研究中，如何精确观测卵泡发育和估计排卵日期一直是妇产科医师所关注的重要课题。目前超声已成为监测卵泡发育的重要手段。根据超声的图像特征可以判断卵泡的成熟度和是否已排卵。

（1）成熟卵泡的特点：①卵泡最大直径超过20mm。②卵泡外形饱满呈圆形或椭圆形，内壁薄而清晰。③卵泡位置移向卵巢表面，且一侧无卵巢组织覆盖，并向外突出。

（2）已排卵的指征（即进入黄体期）：①卵泡外形消失或缩小，可同时伴有内壁塌陷。②缩小的卵泡腔内细弱的光点回声，并有较多的高回声，提示早期黄体形成。③盆腔内少量液性无回声区。

根据卵泡测值及形态改变，结合尿液或血液中黄体生成素（LH）测值进行综合分析，有助于提高预测排卵的准确性。值得指出的是，卵泡的大小固然与卵泡的成熟有密切关系，然而，过度增大的卵泡常会出现卵子老化或闭锁现象，所以在不孕症的治疗中用药物刺激卵泡发育时，既要掌握成熟卵泡的标准，又要注意防止卵泡过度增大，在适当时候可以应用绒毛膜促性腺激素（HCG）促使卵泡成熟，这样有利于获得比较成熟的卵子。

（二）子宫、卵巢血流的监测与意义

子宫和卵巢血供可随年龄、生殖状态（绝经前、绝经期或绝经后期）和月经周期而变化。子宫的血流灌注与雌激素和黄体酮的循环水平有关。在绝经前女性，随产次的增加，彩色多普勒检测可见血管数量增加，显示较丰富的血流信号。绝经期女性则血管数量降低，这与雌激素水平低下有关。绝经后，子宫血管则更加减少。但若进行激素替代治疗，则可使子宫血管无明显减少。

卵巢血管供应取决于每侧卵巢的功能状态，通常可观察到其随月经周期的变化。排卵前的卵泡有广泛的毛细血管网，通常位于优势卵泡的周围区。绝经期和绝经后期卵巢在彩色多普勒血流图显示非常少的血管和多普勒频谱曲线显示为无舒张期的血流信号。

第二节 | 子宫疾病

一、子宫肌瘤

子宫肌瘤又称子宫平滑肌瘤，为女性最常见的肿瘤，好发于中年女性。根据肿瘤与子宫壁的关系不同可分为肌壁间肌瘤、浆膜下肌瘤和黏膜下肌瘤。

（一）声像图表现

1. 子宫肌瘤的声像图表现

（1）肌壁间肌瘤：最多见（见图13-1），其声像图表现如下。①子宫增大，增大程度与肌瘤的大小和肌瘤数目成正比。②单发肌瘤多表现为结节状低回声，多发肌瘤常表现为宫体形态失常，表面凹凸不平，肌层内可见大小不等的低回声、中强回声或等回声，以低回声多见，周围可见假包膜形成。③如肌瘤压迫宫腔，可见宫腔线状反射偏移或消失，此时，在超声监视下置宫腔探针，可帮助辨认宫腔并确定肌瘤与子宫内膜之间的关系。

（2）浆膜下肌瘤：超声图像表现为（见图13-2）如下。①子宫形体不规则，表面有球状或结节状突出，呈低或中等回声。②加压进行超声扫查时，瘤体与子宫无分离现象。③浆膜下肌瘤常与壁间肌瘤同时存在。

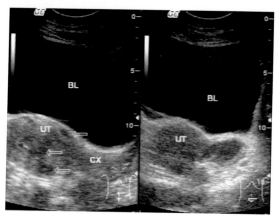

图 13-1　子宫肌层间及浆膜下多发平滑肌瘤，
左卵巢黄体血肿

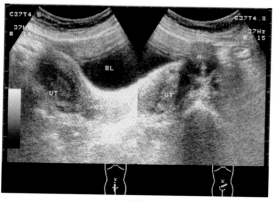

（a）

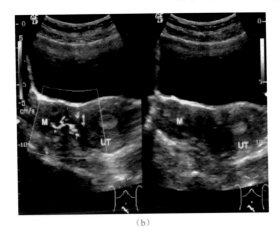

（b）

图13-2　浆膜下子宫肌瘤

（3）黏膜下肌瘤：超声图像表现如下（见图13-3）。①位于宫腔内的黏膜下肌瘤，超声图像可显示"宫腔分离征"。②呈中等或低回声团块，即杯内球状。③同时可见到宫腔线多扭曲不规则。

2. 子宫肌瘤变性的声像图表现

（1）玻璃样变：是最常见的一种变性。直径小于4cm的肌瘤都有不同程度的玻璃样变，是肌瘤缺乏血液供应的结果。变性区水肿，失去漩涡状及条纹状结构，边界模糊，在超声图像上表现为低回声区域，囊性变时肌瘤内可见不规则的无回声区，后壁回声略增强。

（2）液化或囊性变：由玻璃样变进一步发展而来。在瘤体内形成腔隙，内有液体，超声图像为变性区出现不规则无回声区，后壁回声增强（见图13-4）。

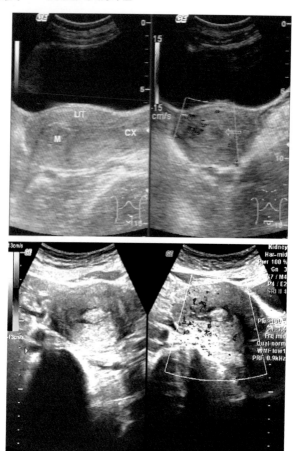

图13-3　黏膜下肌瘤

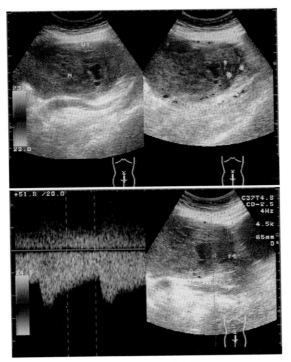

图13-4　子宫肌瘤变性

（3）钙化：常见于绝经后女性的子宫肌瘤，亦可发生在玻璃样变或坏死之后。由于肌瘤血液循环障碍，钙盐被其组织成分以及其他变性物质所吸收而沉积，即成"营养不良性钙化"。超声图像上可见肌瘤周围呈强回声光环。如钙化形成所谓"子宫石"，在超声图像上表现为弧形强回声带伴后方高度衰减。此时看不到正常的子宫结构。

3. 多普勒超声检测

脉冲及彩色多普勒均可显示肌瘤内血流状态、肌瘤的血管与肌瘤的大小、位置和变性及钙化范围有关。彩色多普勒超声检查时，其瘤体周围多能显示环状或半环状血流信号，可显示动脉性频谱和静脉性频谱，频谱形态多为中等阻力，阻力指数为0.6±0.1，介于高阻力子宫动脉频谱和恶性肿瘤内部的低阻力动脉频谱之间。

当肌瘤继发变性后，瘤体内彩色血流信号随之改变。肌瘤内出现坏死和炎症改变时，则引起血管明显增加和低阻力波型（RI=0.4±0.05）。肌瘤钙化，其周边及内部血流信号稀少或无血流信号显示。肌瘤玻璃样变性、囊性变时，瘤体内及周围彩色血流呈网状血流，动脉频谱为高阻力性。肌瘤恶性变则表现明显的高血管型和极低的阻力频谱形态（RI=0.3±0.05）。

（二）鉴别诊断

（1）卵巢肿瘤：浆膜下子宫肌瘤与实性卵巢良性肿瘤在超声图像鉴别上存在一定困难。鉴别时要注意瘤体与子宫之间的位置关系和活动关系。此外，细致观察肿瘤内部回声水平及其分布状态并与子宫相对照，对鉴别诊断有一定帮助。

（2）子宫内膜增生：有时被认为黏膜下肌瘤。超声图像上常呈梭形高回声团块。进行纵横断面对照，可发现高回声沿宫腔形态分布，无宫腔分离和局部隆起的表现。

（3）子宫肥大症和子宫腺肌病：子宫肥大症常有多产史。超声图像显示子宫增大均匀，一般不超过孕2月大小，宫体无不平结节，宫腔无变形。子宫腺肌病即子宫肌层内子宫内膜异位症，其临床特点为月经多、痛经明显、子宫大多呈不对称性增大，且有经期子宫增大，经后子宫缩小等特征。其声像图表现为子宫多呈不均匀性增大，边缘轮廓规则，宫腔内膜回声无改变，子宫切面内回声强弱不均匀，月经前后动态观察子宫大小和内部回声常有变化，但子宫腺肌瘤与子宫肌瘤的声像图往往较难鉴别。

（三）临床价值

超声检查是诊断子宫肌瘤准确而简便的一种方法，为临床医师选择治疗方案提供最直接的依据。

二、子宫腺肌症

子宫腺肌症是子宫内膜异位症的一种，为常见的子宫良性病变，多发生于生育年龄女性，临床特点为月经多、痛经明显、子宫大多呈不对称性增大，且有经期子宫增大，经后子宫缩小等特征。

（一）声像图表现

（1）子宫增大是腺肌症的典型征象，外形尚规则。

（2）子宫内膜线向前移位。

（3）子宫肌层回声粗糙、不均匀，可见散在的低回声或无回声，无明显包膜。

（4）彩色多普勒血流显像可见病灶肌层内有丰富的点、条状动脉血流信号，合并腺肌瘤时周边无明显环绕血流（见图13-5）。

（二）鉴别诊断

（1）子宫肌瘤：子宫增大或不变，肌层间有低回声或高回声结节，有假包膜，彩色多普勒可见结节周围有环状或半环状血流环绕。

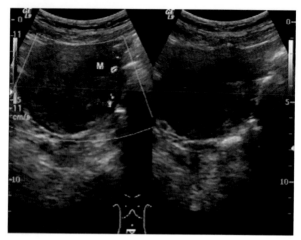

图13-5　子宫腺肌症（后壁）合并子宫肌瘤

（2）功能失调性子宫出血：子宫增大，肌层回声均匀或减低，内膜增厚为主。卵巢可见增大的卵泡。

三、子宫体癌

子宫体癌又称子宫内膜癌，发生在子宫内膜，多数为腺癌，占子宫体恶性肿瘤的90%以上，病理分型有三种，即弥漫型、局限型和息肉型。多发生于绝经后女性，80%以上发生于50岁以上女性，以55～60岁年龄组最多，主要症状表现为阴道不规则出血。

（一）声像图表现

早期子宫体癌多无特殊异常所见，中、晚期子宫体癌的声像图表现有以下几个方面。

1. 子宫体积增大，轮廓规则。若合并子宫肌瘤时形态可不规则呈分叶状。

2. 子宫内膜增厚、回声杂乱、不规则 [见图13-6（a）、图13-6（b）]。宫腔内有积液、积脓时可见透声度减弱的弱回声或无回声区。

3. 病灶内部及周边血流丰富，呈网状、动脉频谱、低阻型。

（二）鉴别诊断

（1）子宫黏膜下肌瘤及内膜息肉：宫腔内探及团块回声，有宫腔分离征。

（2）子宫内膜增生症：子宫内膜均匀性增厚，彩色多普勒示血流不丰富。

（3）宫腔内积血或积脓：其声像图与子宫体癌相似，可根据病史和患者年龄加以鉴别。

（三）临床价值

早期子宫体癌多呈正常的声像图，很难根据子宫内膜的超声图像进行诊断。中、晚期子宫体癌缺乏特异性声像图改变，有赖于诊断性刮宫确诊，通过超声检查可判断癌瘤的进展速度以及有无其他脏器的癌瘤转移。

四、子宫内膜息肉

子宫内膜息肉是非赘生性息肉系内膜局限部位受激素刺激而形成，借助细长蒂附着于宫腔内壁，大小数目不一，多位于宫体部，主要表现为经期延长和经量增多。

（一）声像图表现

（1）宫腔内可见局限性增厚隆起，呈等回声或高回声团，多在1cm以下，最大可达5cm（见图13-7）。

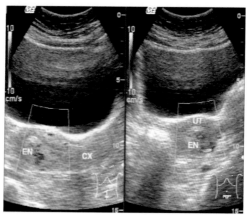

（a）高分化子宫内膜样腺癌，侵及浅肌层

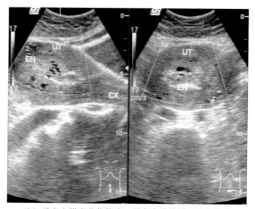

（b）子宫内膜高分化腺癌：子宫内膜稍厚，回声稍乱

图 13-6

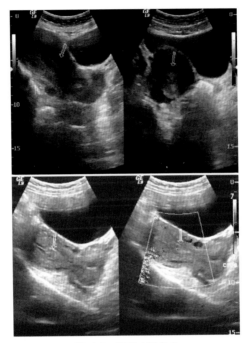

图13-7　子宫内膜息肉

（2）病灶基底部较窄、有蒂，部分可脱出宫颈外口。

（3）彩色多普勒可检测到血流信号自病灶基底部进入。

（二）鉴别诊断

（1）子宫内膜钙化：声像图可见宫腔内有不规则强回声，后方伴声影，多见于多次刮宫后。

（2）子宫内膜癌：单纯超声检查较难鉴别，本病多发生于绝经后女性，主要症状表现为阴道不规则出血。

（3）宫腔内流产不全：部分流产不全者宫腔内见不规则强回声，需结合病史加以鉴别。

五、子宫发育异常

先天性子宫发育异常是生殖器官畸形中最常见的一种，是由胚胎期副中肾管受某种因素的影响，在演变的不同阶段发育障碍而形成子宫和阴道畸形，常合并泌尿系统畸形。子宫和阴道发育异常可分为四类：①副中肾管停止发育，如幼稚子宫、先天性无子宫和单角单颈子宫；②两侧副中肾管会合不良，如双子宫、双角双颈子宫、双角单颈子宫和弓形子宫；③中隔未完全退化，如纵隔子宫；④混合缺陷。常见的畸形有先天性无子宫、幼稚子宫、双子宫、双角子宫、纵隔子宫和处女膜或阴道闭锁等。

（一）声像图表现

（1）先天性无子宫：膀胱适当充盈后进行盆腔扫查，看不到子宫图像，有时可发现两侧卵巢。常合并先天性无阴道。

（2）幼稚子宫：膀胱适当充盈后，于膀胱后方可见子宫影像，但各径线较小，其前后径<2cm，宫颈与子宫全长的比例小于1：2，内膜细或显示不清（见图13-8）。

（3）双子宫：纵切扫查见两个完整宫体回声，左右对称，两个子宫内均可看到宫腔内膜回声，横断时两侧内膜有一定间距。宫底有时可见凹陷，必要时可进行过氧化氢声学造影，两子宫可分别显示各自的宫腔回声，并可见双宫颈或双阴道［见图13-9（a），图13-9（b）］。

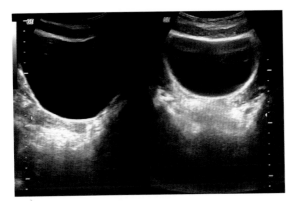

图 13-8　幼稚子宫

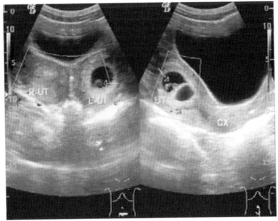

（a）双子宫（左侧早孕）

图 13-9

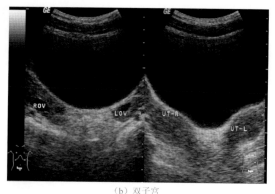

（b）双子宫

图13-9

（4）双角子宫：横切面见近宫底部内膜回声呈"蝶翅"样表现，有时宫底可见凹陷呈"马鞍形"。由宫底向宫体连续扫查时，见两侧内膜逐渐汇聚到一处，纵扫时宫区仅见一线状内膜回声，仅见一个宫体、宫颈［见图13-10（a）、图13-10（b）］。

（5）纵隔子宫：横切面时子宫横径增宽，见两个宫腔内膜回声，若两部分延续至宫颈，为完全性纵隔子宫，若两部分过早汇合，则为不完全性纵隔子宫［见图13-11（a），图13-11（b）］。

（6）处女膜闭锁：青春期女性，宫颈下方阴道内可见无回声积血，若积血增多时，宫颈管、宫腔、输卵管甚至腹腔内均可见积血无回声区，内见点状回声，透声差。

（7）阴道闭锁：多位于阴道下段，中上段结构尚清晰，内有气体样强回声，有经血集聚时声像图同处女膜闭锁。

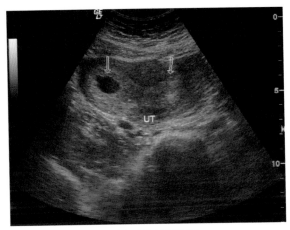

（a）双角子宫（右侧早孕）

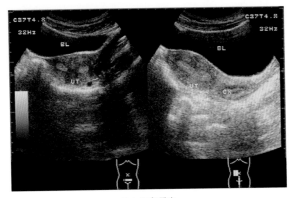

（b）双角子宫

图 13-10

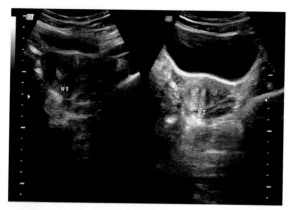

（a）纵隔子宫

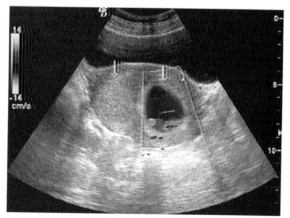

（b）纵隔子宫伴左侧宫腔妊娠

图 13-11

（二）鉴别诊断

子宫发育异常应与盆腔肿块，尤其应与子宫关系密切的浆膜下子宫肌瘤、卵巢肿瘤或附件炎性肿块等鉴别。鉴别方法除仔细观察回声水平及相互位置关系外，还可借助于宫腔探针及宫腔声学造影等方法来鉴别。

（三）临床价值

子宫发育异常种类繁多，超声检查需仔细观察识别，必要时可在超声引导下探查宫腔或采用其他手段明确诊断。

六、子宫积液

子宫积液系子宫积血和积脓的总称。前者多为处女膜闭锁所致，而积脓则是由宫腔积液、积血、癌灶坏死感染而引起的，常见于子宫体癌、宫颈癌放疗后。

（一）子宫积液的声像图表现

（1）子宫积血（处女膜闭锁）：子宫稍大，宫腔内出现液性区，阴道呈囊状膨隆，内有较多积液呈密集细小光点回声。其特征性表现为盆腔内有葫芦状包块，下端膨大部分为阴道积血，上端厚壁性液性区呈帽状为子宫积血，上下之间以一狭窄腔隙连通（见图13-12）。

（2）子宫积脓：可见子宫呈球形增大，边界清晰，宫腔内呈液性，并有较多光点回声，透声良好（见图13-13）。

（二）鉴别诊断

子宫积液需与卵巢囊性肿物相鉴别，应注意观察肿物与宫颈和阴道之间的联系。

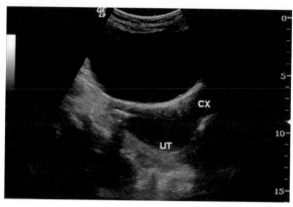

图 13-12　处女膜闭锁导致宫腔积液

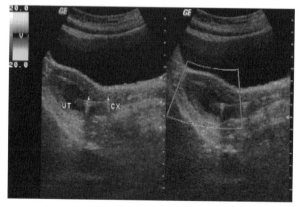

图 13-13　宫腔积液、节育器位置下移

（三）临床价值

超声能比较准确地判定子宫有无积液，但对积液的性质及产生原因需结合有关临床资料做综合判断。

第三节 | 卵巢疾病

卵巢囊性肿瘤是妇科常见的肿瘤，其发病率高，约占卵巢肿瘤的90%以上，可发生于各年龄段的女性。卵巢囊性肿瘤分为非赘生性囊肿和赘生性囊肿两大类。赘生性囊肿包括：①来自生殖细胞的囊性畸胎瘤；②来自体腔上皮的浆液性、黏液性囊腺瘤。

一、卵巢子宫内膜异位囊肿

卵巢子宫内膜异位囊肿又称"巧克力囊肿"，为子宫内膜侵犯卵巢所致，约占子宫内膜异位症的90%。

（一）声像图表现

卵巢子宫内膜异位囊肿声像图表现多表现为子宫后方圆形或不规则性无回声区，壁厚，不光滑，一般为5～6cm。由于本病囊内结构的多变性，声像图上可分为以下几种类型。

（1）单纯囊肿型：肿块为圆形或椭圆形无回声区，边界较清晰，壁稍厚，囊内见少许光点回声（见图13-14）。

（2）多囊型：肿块为多个圆形或不规则无回声区，其间有粗细不等的间隔光带回声，囊壁增厚，内壁欠光滑（见图13-15）。

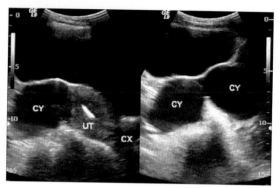

图 13-14　双侧卵巢子宫内膜异位症（左侧单纯型）

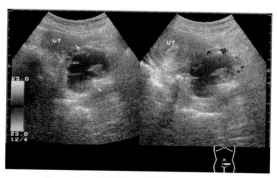

图 13-15　卵巢子宫内膜异位症（多囊型）

（3）囊内均匀光点型：肿块为无回声区，其内充满均匀细小光点回声，囊壁增厚，且后壁毛糙。或囊内底部光点沉积，上方为明显无回声区，呈分层征（见图13-16）。

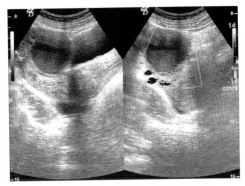

图13-16 卵巢子宫内膜异位症（分层征）

（4）囊内团块型：肿块呈无回声区，内有散在细小光点回声，于肿块后壁或中部有高回声光团，且形态多变（见图13-17）。

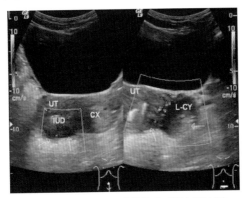

图13-17 卵巢子宫内膜异位症（囊内团块型）

（5）混合型：肿块为囊实相间的杂乱回声，后壁界限常较模糊，不规则。

上述声像图的类型可随月经周期相互演变，此表现系与其他卵巢囊性病变鉴别诊断的重要依据之一。

（二）鉴别诊断

本病主要需与卵巢生理性囊肿、卵巢皮样囊肿以及异位妊娠等鉴别。当囊肿破裂时，需注意与卵巢囊肿蒂扭转鉴别。卵巢子宫内膜异位囊肿的超声表现无特异性，需结合临床表现以资鉴别。

（三）临床价值

超声检查可观察到囊肿的来源、大小、外形与周围器官组织关系情况，并可通过病史分析判断是否为巧克力囊肿。

二、卵巢非赘生性囊肿

卵巢非赘生性囊肿属于功能性囊肿，为卵巢常见疾病，包括滤泡囊肿、黄体囊肿、黄素囊肿、多囊卵巢。可来自卵巢的卵泡及黄体（月经期、妊娠期及滋养细胞瘤），是一种潴留性囊肿，可自行消失。

（一）声像图表现

（1）滤泡囊肿：最常见，为卵巢的生理性囊肿，不成熟或成熟后不排卵，卵泡未破裂或闭锁，因而持续增大，卵泡液潴留而形成囊肿。一般直径1～3cm，最大不超过5cm，常为单发性。声像图表现为卵巢内圆形无回声区，边缘清晰光滑，直径一般小于4cm，在定期随诊探测中，可见囊肿无回声区自行缩小或消失［见图13-18（a），图13-18（b）］。

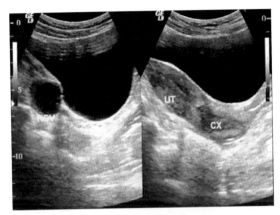

（a）右侧卵巢滤泡囊肿

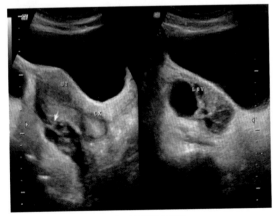

（b）左侧卵巢滤泡囊肿

图13-18

（2）黄体囊肿：系黄体形成过程中，黄体血肿液化所致。囊肿直径一般为2.5～3cm。妊娠黄体也可增大形成囊肿。一般在妊娠3个月可自然消失。声像图表现为卵巢内无回声区，其内可有分隔的光带或片状的高回声区（见图13-19）。有时黄体囊肿或出血性黄体囊肿的大小可达8cm或更大，较大的黄体囊肿可能自发破裂，发生急腹症，酷似宫外孕破裂的表现，需注意鉴别。

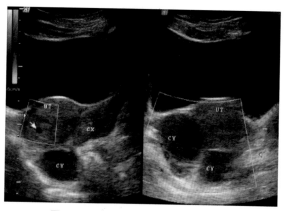

图13-19　宫内早孕，子宫右侧囊性病变

（3）黄素囊肿：是在病理情况下发生的，与滋养层细胞伴发。由于绒毛膜促性腺激素刺激卵泡使之过度黄素化所引起。其声像图表现为卵巢内出现圆形或椭圆形无回声区，壁薄，边界清晰，亦可呈分叶状，多呈双侧性、多房结构。随滋养层细胞肿瘤治疗后，囊肿可自行消退。

（4）多囊卵巢：多囊卵巢综合征又称为施替恩-李温沙尔综合征，多见于17～30岁女性。为月经调节失常所致，与内分泌有关。多囊卵巢的声像图表现如下（见图13-20）：①双侧卵巢呈均匀性增大，轮廓清晰；②卵巢切面内可见数个大小不等的圆形无回声区，多数小于10mm，其数目多在10个以上；③卵巢髓质面积增大，回声明显增强，占据卵巢的主要部分，卵泡被挤向卵巢周边；④有时可有陶氏腔和结肠旁沟少量液性无回声区。

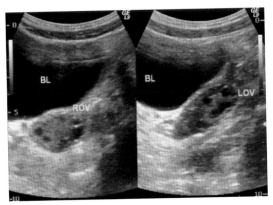

图13-20　多囊卵巢

（二）鉴别诊断

本病需与赘生性囊肿鉴别：非赘生性囊肿内径一般小于5cm，壁薄光滑；赘生性囊肿多见于育龄女性，单侧多见，内径大于5cm，复查可见无缩小或持续增大。

（三）临床价值

超声检查对囊性病变具良好的鉴别力，并利于复查比较，经济实惠，已成为首选的检查方法。

三、卵巢囊性畸胎瘤

卵巢成熟性囊性畸胎瘤又称皮样囊肿，为良性肿瘤，发生于生殖细胞，是最常见的卵巢肿瘤之一，占所有卵巢畸胎瘤的95%以上。肿瘤内容物主要为油脂和毛发，有时可见牙齿或骨质。可发生于任何年龄，但80%～90%为生育年龄的年轻女性。

卵巢未成熟畸胎瘤是恶性肿瘤，由分化程度不同的未成熟胚胎组织构成，主要为原始神经组织，好发于青少年。

（一）卵巢成熟性囊性畸胎瘤声像图表现

肿瘤直径一般5～6cm，中等大小，呈圆形，表面光滑，常为单房。根据畸胎瘤的病理表现，声像图上除显现一般卵巢囊肿的特征外，尚具下列特异性征象。

（1）脂液分层征：肿瘤内有高回声水平分界线，线上方为脂质成分，呈均质密集细小光点，线下为液性无回声区（图13-21）。

（2）面团征：肿物无回声区内的光团回声，边缘较清晰，附于囊肿壁的一侧，为发-脂裹成的团块所致（见图13-22）。

（3）瀑布征或垂柳征：当肿瘤中的毛发与油脂物呈松散结合未构成团块时，声像图上呈表面高回声，后方回声渐次减弱，而且反射活跃似瀑布状或垂柳状。

（4）星花征：其黏稠的油脂物呈现均质密集细小光点，并伴高回声光点，浮游于无回声区中，推动和加压时弥散性分布的光点可随之移动。

（5）壁立结节征：肿瘤囊壁可见到隆起的结节高回声，似乳头状，其后可伴有声影（见图13-23）。

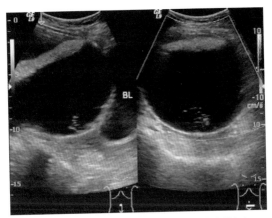

图 13-21 卵巢成熟性囊性畸胎瘤（脂液分层征）

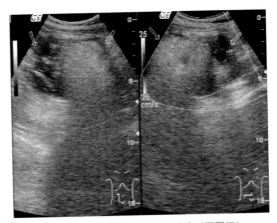

图 13-22 卵巢成熟性囊性畸胎瘤（面团征）

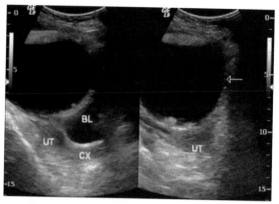

图13-23　卵巢成熟性囊性畸胎瘤（壁立结节征）

（6）多囊征：肿瘤的无回声区内可见到小（子）囊，即囊中囊的表现。

（7）杂乱结构征：复杂型中，囊内可含有牙齿、骨组织、钙化及油脂样物质，声像图于无回声区内见明显增强的光点、光团、光斑，并伴声衰减或声影，但肿块仍有完整的包膜回声。

（8）线条征：肿瘤无回声区内有多条短线状高回声，平行排列，浮于其中，可随体位移动（见图13-24）。

（二）卵巢未成熟畸胎瘤声像图表现

肿瘤声像图表现极为复杂，常为实质性，一般体积较大，全部或部分由分化程度不同的未成熟（胚胎性）组织构成，呈实质性或混合性声像图特征。彩色多普勒超声可检测到丰富的血流信号，呈高速低阻波形，阻力指数小于0.5。

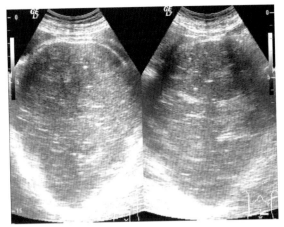

图13-24　卵巢成熟性囊性畸胎瘤（线条征）

（三）鉴别诊断

（1）卵巢畸胎瘤的良恶性鉴别：如肿瘤形态不规则，内部回声结构杂乱，实质部分多，近期内迅速增大者，血流呈高速低阻波形，阻力指数小于0.5，应考虑恶性可能。

（2）与盆腔内粪团鉴别：粪团表现为强回声，后方伴声影，应结合临床触诊，排空大便或灌肠可帮助鉴别。

（四）临床价值

根据卵巢肿物声像图的形态学特点，可以对一部分肿瘤性质做出良恶性鉴别，腹腔镜检查能在直视下检查，可以了解肿物的性质、包膜的完整性、恶变时的范围。必要时可穿刺活检。

四、卵巢囊腺瘤、囊腺癌

卵巢上皮性肿瘤可分为浆液性和黏液性两种类型，发病年龄多为30～60岁，有良性、恶性和临界恶性之分。

（一）声像图表现

1. 浆液性囊腺瘤：约占所有卵巢良性肿瘤的25%，主要发生于生育年龄，双侧性占15%，其囊肿大小不一，表面光滑，可分为单纯性及乳头状两种。

（1）单纯性浆液性囊腺瘤：占所有良性卵巢瘤的15%左右，有界限分明的光滑边界，与子宫的界限能分开。其声像图表现为：①肿瘤轮廓清晰，呈圆形或椭圆形无回声区。②囊壁纤薄，光滑完整。③多房性囊内细光带间隔。④囊肿后壁及后方回声增强。⑤囊肿一般5～10cm，中等大小，亦有极大者（见图13-25）。

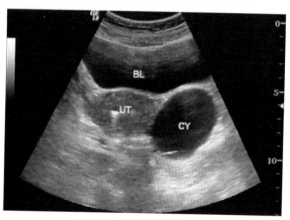

图13-25 左卵巢浆液性囊腺瘤

（2）浆液性乳头状囊腺瘤：其声像图表现如下。①肿瘤切面呈圆形或椭圆形，呈多房或单房结构。②囊壁尚光滑，但囊壁内有大小不一的局限性光斑或乳头状光团结构突向囊内。③乳头状突起之间常有砂样钙化小体，呈明显强回声光点。④囊腺瘤自行破裂后可并发腹水（见图13-26）。

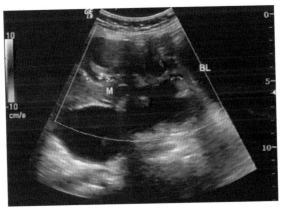

图13-26　左卵巢浆液性乳头状囊腺瘤并出血坏死

（3）浆液性囊腺癌：是成人最常见的恶性卵巢肿瘤，占卵巢上皮性癌的50%，肿瘤大小10～15cm，多为部分囊性、部分实性，呈乳头状生长。此瘤生长很快，常伴出血坏死。其声像图表现如下（见图13-27）。

① 一侧或双侧附件区出现圆形无回声区，内见散在光点浮动；

② 囊壁不均匀增厚，有分隔时，隔膜较厚且不均，可见乳头状光团突入囊内或侵犯壁外。

③ 肿瘤伴出血或不规则坏死脱落物时，无回声区内可见光点、光团回声并可随体位改变移动。

④ 常合并腹水。

⑤ 彩色多普勒超声（CDFI）在囊肿壁、分隔及乳头区可探及丰富的低阻血流。

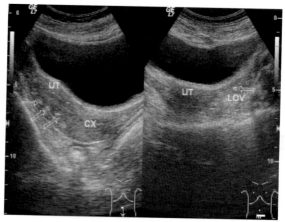

图13-27　左卵巢高分化腺癌

（浆液性腺癌多灶性分布多位于卵巢皮质外侧）

2. 黏液性囊腺瘤：较浆液性少见，占所有卵巢良性肿瘤的20%，内含黏液性液体或呈胶冻状、藕糊状液体，黏液性囊腺瘤约10%可见乳头生长于囊壁处，一般囊肿体积均较大，如破裂可引起腹膜种植，产生大量黏液性腹膜黏液瘤。

（1）黏液性囊腺瘤：其声像图表现如下。①肿瘤呈圆形或椭圆形无回声区，多为单侧性。②边缘光滑、轮廓清晰、囊壁厚度均匀（＞5mm）。③无回声区内细弱散在光点及间隔光带回声，呈多房结构，房腔大小不一。④肿瘤体积较大，内径多在10cm以上，甚至巨大占满全腹腔。⑤少数肿瘤囊壁上可见局限性光团呈乳头状突向囊内或壁外（见图13-28）。

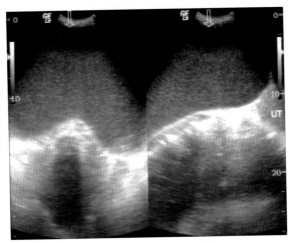

图13-28　卵巢黏液性囊腺瘤

（2）黏液性囊腺癌：约占卵巢上皮性癌的40%，常限于一侧，多由黏液性囊腺瘤演变而来，其声像图表现如下。①肿瘤呈椭圆形或分叶状无回声区，边界不规则增厚。②囊腔内见较多光带间隔，呈不均性增厚，并有散在光点和光团。③增厚的囊壁可向周围浸润，有向外伸展的局限性光团，轮廓不规整，多伴腹水（见图13-29）。

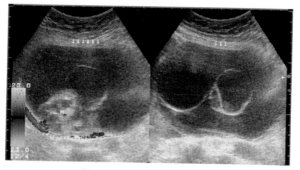

图13-29 卵巢黏液性囊腺癌

（二）鉴别诊断

（1）单纯性浆液性囊腺瘤与浆液性乳头状囊腺瘤：前者囊壁光滑，多为单房；后者有乳头状物向囊内突起，在显微镜下可见钙化物-沙粒体偶向囊壁外生长，常为多房性，多为双侧。

（2）浆液性囊腺瘤、黏液性囊腺瘤以及卵巢皮样囊肿的鉴别：见表13-1。

（3）卵巢囊性肿瘤良恶性的超声图像鉴别：主要依据囊壁的厚薄、均匀程度、内部回声及有无腹水进行综合判断。彩色多普勒超声检查，根据周边及间隔内血流丰富程度、血管形态和频谱多普勒血流阻力指数（RI）的测定对良恶性的鉴别亦有一定参考价值。

（三）临床价值

卵巢囊腺瘤在卵巢肿瘤中亦为最常见的肿瘤，且恶变率高。由于卵巢肿瘤结构复杂，单以物理特性的图像特征做出确切诊断有时很困难。因此，临床术前常无法

表13-1 黏液性、浆液性、皮样囊肿鉴别诊断表

特 点	浆液性囊腺瘤	黏液性囊腺瘤	卵巢皮样囊肿
单侧或双侧	双侧多见	单侧多见	单侧多见
肿物大小	中等或偏大	大或巨大	中等大小
单房或多房	两种都可见	多房	单房
囊壁回声	薄	厚	厚
内部回声	无回声区内见光点	无回声区内见光点	脂液分层征或强弱不均的细小光点，有闪烁感
	附壁光团，无声影	附壁光团，无声影	附壁或悬浮光团，有声影

明确其性质，超声检查结合其他检查如腹腔镜等，才可提供术前大致病理类型及预选治疗方案。

五、卵巢纤维瘤

卵巢纤维瘤是卵巢良性实质性肿瘤中较常见的一种，主要由梭形成纤维细胞和纤维细胞构成，占卵巢肿瘤的2% ～ 5%。好发生于临近绝经期的女性，多数为单侧，双侧占10%左右。

（一）声像图表现

（1）在子宫一侧可见实质性肿物，形态呈圆形或分叶状。

（2）肿物轮廓清晰，边界规整，有完整的包膜。

（3）肿物内部呈实质性均匀低回声或中、高回声，有的后方有衰减（见图13-30）。

（4）肿物血运不丰富，大多数无血流频谱显示。

（5）可伴腹水和胸腔积液，即麦格综合征。

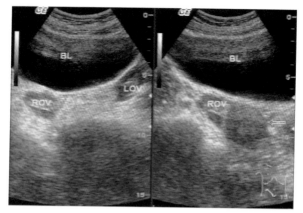

图 13-30　右卵巢纤维瘤

（二）鉴别诊断

（1）子宫浆膜下肌瘤：特别注意与带蒂的浆膜下肌瘤鉴别。子宫浆膜下肌瘤的子宫外形增大，形态不规整，瘤体向外隆起与子宫分界不明显，可与子宫同步运动，与子宫血运相通，瘤体内部呈竖条状回声衰减。而卵巢纤维瘤与子宫有明显的分界，并与子宫反向运动，无血流相通，内部回声均匀且增高。

（2）卵泡膜细胞瘤：卵泡膜细胞瘤呈圆形，瘤体表面光滑，有完整包膜，质地硬，类似纤维瘤，但内部多呈均匀低回声，透声良好，往往表现后壁增强效应（见图13-31）。

（3）内胚窦瘤：内胚窦瘤形态不甚规则，内部回声杂乱，常伴血性腹水，血中查到浓度很高的甲胎蛋白，可资鉴别。

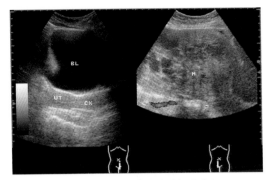

图 13-31　右卵巢卵泡膜细胞瘤

　　（4）实质性卵巢癌：实质性卵巢癌的声像图的特点是肿瘤形态不规则，轮廓模糊，边缘不规整、可中断，厚薄不均，内部呈弥漫性杂乱回声，常伴不规则无回声暗区，为囊实混合性肿物，常与周围组织粘连，可见转移性血性腹水，血运丰富。结合临床肿瘤生长迅速、病程进展快的特点则不难鉴别。

六、卵巢癌

（一）声像图表现

　　1. 原发性实质性卵巢癌声像图表现

　　（1）肿瘤形态不规则，具多样性。

　　（2）边缘回声不整齐或中断，厚薄不均或凸凹不平。

　　（3）内部回声不均匀，呈弥漫性分布的杂乱光点回声或融合性团块状的中、低回声。

　　（4）瘤体中心常可见不规则液性暗区。

　　（5）瘤体内血流丰富，可见点、条、树枝状或周围绕行血管，可检测出动、静脉血流频谱曲线。

（6）合并腹水，盆腔内可见液性暗区，常伴细小点状回声。

（7）如有转移时，腹、盆腔内可见大量大小不等的实性团块［见图13-32（a），图13-32（b）］。

2．转移性卵巢癌的声像图表现（见图13-33）

（1）双侧卵巢增大，一般保持卵巢原形或呈肾形或长圆形，边界清楚，轮廓清晰。

（2）瘤体为实性，内部回声不均匀，后方回声轻度衰减。

（3）肿瘤内部及周边血运丰富，可检测出动静脉血流频谱曲线。

（4）肿瘤内部出现坏死时，可见不规则液性暗区。

（5）有腹水时常见细小点状回声，多为血性。

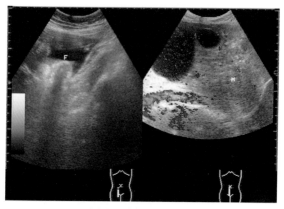

（a）右卵巢细胞膜癌合并腹盆腔积液

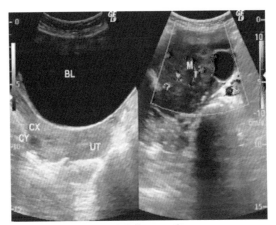

（b）右卵巢Brenner瘤

图13-32

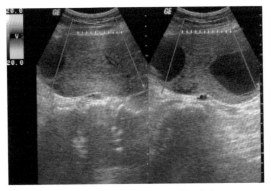

图13-33 双卵巢转移性印戒细胞癌

（二）鉴别诊断

（1）卵巢纤维瘤：单侧居多，为中等大小、边界清楚、包膜完整的实性肿物，后方回声衰减，伴有胸腔积液和腹水者为典型的麦格综合征表现，手术切除肿物后胸腔积液、腹水自行消失。

（2）卵巢肿瘤的良恶性鉴别：见表13-2。

表13-2　卵巢良恶性肿瘤鉴别

鉴别点	良性肿瘤	恶性肿瘤
形态	圆形、规则	形态不规则，多样性
囊实性	多数为囊性	混合性或实性多见
边缘	光滑整齐	厚薄不均匀，部分中断
内部回声	以无回声为主，壁薄光滑，可有分隔或小乳头状凸起	内部回声多样，有实性、囊性及混合性，壁厚毛糙
CDFI	血流不丰富	血流丰富

（三）临床价值

在很多病例中，超声检查提供了足够的诊断信息，在决定有临床症状的可疑卵巢癌患者的治疗方案中扮演重要角色，如果有手术必要时，超声评价可以帮助临床医生选择准确的时间和方法进行手术。

第四节 │ 盆腔炎性包块

一、盆腔脓肿

盆腔脓肿指输卵管积脓、卵巢积脓，输卵管、卵巢积脓以及急性盆腔腹膜炎与急性盆腔结缔组织炎所致的脓肿均属盆腔脓肿范畴。

（一）声像图表现

急性和慢性盆腔炎性包块，其部位不同，声像图特点亦有差异。现分别描述如下。

（1）急性子宫内膜炎：子宫增大，内膜增厚，回声低。宫腔内大量积脓时，可出现无回声区伴大量细小光点回声（见图13-34），急性宫体炎症时，肌壁间形成脓肿，回声不均匀，甚至形成无回声区，并有细小光点回声。

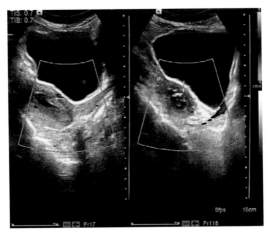

图13-34　子宫积脓

（2）急性输卵管炎、输卵管积脓、卵巢炎性积脓时，在盆腔一侧或双侧可见不规则条索状低回声区，边界模糊，是输卵管肿大、增粗的表现。输卵管积脓时，呈现条索状或节段性低回声区或无回声区。如有输卵管合并卵巢积脓时，可见不规则囊实混合性杂乱回声包块，边界不清。

（3）急性盆腔结缔组织炎或急性盆腔腹膜炎脓肿形成时，位置多半在子宫直肠窝内，边界不清，内有点、条状中高回声，伴盆腔大量游离液体，内有细小密集光点、片状回声漂动为盆腔脓性积液及含组织碎屑的表现。

（4）慢性盆腔炎常表现为输卵管积水，多为双侧，呈现条索状或腊肠形或曲颈瓶样，如输卵管合并卵巢慢性炎症，盆腔可见多房性无回声区并与周围组织粘连；边界不清，容易形成包裹性积液，内部呈杂乱混合性回声。

（5）结核性盆腔炎较严重时常形成包裹性积液，呈多个不规则液性腔隙，间隔增厚，有时可见点、块状强回声钙化灶。

（二）鉴别诊断

不典型病史和不典型声像图的盆腔炎性包裹容易与下列疾病混淆，必须加以鉴别。

（1）异位妊娠：特别如陈旧性宫外孕，宫外孕有停经史，突然下腹痛，伴阴道流血，尿、血中HCG阳性，无发热。声像图特点为盆腔某一侧可见到囊实性或实性包块，形态不规整，伴盆腔积液，及细小点状回声漂动，穿刺盆腔积液为暗红色不凝固血液。

（2）卵巢子宫内膜异位症：卵巢出血形成血性囊肿，伴有腹痛等症状，容易与炎性包块混淆。但子宫内膜异位症表现为月经周期规律性痛经；无感染炎病史。超声于盆腔的一侧或双侧可见圆形或椭圆形囊肿，边界清楚，壁较厚，后壁回声增强，内部回声充满均匀的细小点状回声并可移动。

二、输卵管积水

输卵管积水为输卵管内膜炎引起输卵管伞端纤维渗出粘连闭锁，管腔内渗出液积聚而成。有的则为急性输卵管炎、腔内积脓或治疗不彻底演变为慢性过程，日久脓液吸收，液化呈浆液状，演变成输卵管积水。

（一）声像图表现

（1）单侧或双侧附件区可见液性暗区，呈长椭圆形。

（2）形态规整，壁薄光滑。

（3）典型声像图为腊肠型或纺锤型或节段型，大量积水时呈曲颈瓶状（见图13-35）。

（4）横切时不同部位管径大小不等。

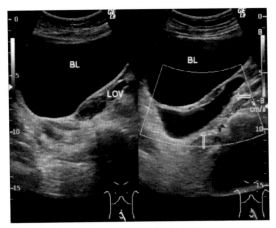

图13-35 左侧输卵管积水

（二）鉴别诊断

输卵管积水主要需与卵巢非赘生性囊肿进行鉴别，包括卵巢卵泡囊肿、黄素囊肿、黄体囊肿等。

（1）非赘生性囊肿的特点是一般没有盆腔炎病史，单侧或双侧，单发或多发，囊性肿物边界清楚，呈圆形或椭圆形，壁光滑，形态规整，囊内清晰，后壁回声增高，卵泡囊肿在短期内可消失。

（2）黄素囊肿多见于葡萄胎或绒癌患者，常为双侧性，呈多房囊肿，表面分叶状壁薄光滑，大小不等，大者直径可达 8～10cm，随葡萄胎或绒癌的治疗而自行消失。

（三）临床价值

超声检查可以观察包块在盆腔中的位置、范围、大小、与周围脏器的关系、治疗后的效果以及判断有否完全液化，为临床处理提供依据。尤其超声引导下经阴道后穹隆或腹壁穿刺更为准确，对病原菌、鉴别诊断和治疗用药均有重要意义。

三、盆腔静脉曲张

盆腔静脉曲张是指盆腔静脉扩张迂曲，血液淤滞。因盆腔内子宫、卵巢周围静脉较多形成静脉丛，这些静脉虽有瓣膜，但功能不全，静脉壁薄弱。此外，还受卵巢、子宫周期性变化影响。由于上述特点，在长期站立、子宫后倾后屈、早婚、早产、人流、多胎多产、输卵管结扎等情况下，易造成盆腔静脉高度扩张，静脉血液回流不畅而引起淤血扩张。

（一）声像图表现

1. 子宫轻度均匀性增大，不同程度的后倾后屈位。

2．盆腔内子宫一侧或两侧可扫及蜂窝状无回声区，变换切面，可显示管状无回声。

3．彩色多普勒可见无回声内有持续性静脉血流充填，当站立或做瓦氏动作后，蜂窝状无回声区增宽。

（二）鉴别诊断

需注意与其他引起盆腔淤血综合征的疾病鉴别，主要有髂总静脉受压狭窄或阻塞以及髂静脉内血栓形成等也可导致盆腔静脉广泛淤血、扩张、迂曲，其声像图及彩色多普勒图像均类似。

（三）临床价值

超声检查没有创伤性，可信度较高，简单易行，可以清晰显示静脉淤血的严重程度、波及范围，并可进行分级。因此，超声检查可以作为诊断盆腔静脉曲张的首选方法。

第十四章　产科

第一节 | 正常妊娠

一、妊娠的解剖生理

（一）妊娠分期

临床上将妊娠全过程共40周分为三个时期。

（1）早期妊娠：妊娠12周末前。

（2）中期妊娠：妊娠第13周至第27周末。

（3）晚期妊娠：妊娠28周及其以后的妊娠。

（二）生理变化

妊娠是一个复杂而变化极其协调的生理过程，在40周妊娠期间内由于胎儿生长发育的需要，在胎盘激素的参与下，母体、胎儿发生一系列生理变化。

（1）子宫体积、容积、重量均明显增大。宫体位置自妊娠12周后从盆腔上升到腹腔。子宫峡部非孕期长约1cm，扩展成子宫下段，临产时长达7～10cm。

（2）胎盘：由叶状绒毛和底蜕膜形成的圆盘状结构。妊娠6～7周开始形成胎盘，8～9周超声可显示。胎盘发育在妊娠4～5个月完成，绒毛数目增多，直径缩小与母体接触面积越来越大。中期妊娠时胎盘在子宫内面积较大，上缘达宫底，下缘至宫内口，随着子宫下段的发育，胎盘下缘相对上移，这是胎盘的正常位移。晚期妊娠胎盘呈半月形，胎儿面到母体面依次为羊膜、绒毛膜、胎盘实质、基底层（又称蜕膜板）。基底层向胎盘实质延伸，把胎盘分成约20个小叶，胎盘逐渐成熟。超声显像按绒毛膜、胎盘实质、基底层回声变化来判断成熟度，根据胎盘位置与宫颈内口关系诊断胎盘是否前置。

（3）羊水：羊水不同时期有所不同，早期妊娠时羊水主要是母体血清经胎膜进入羊膜腔的透析液，另一来源是通过未角化胎儿皮肤透出。中、晚期妊娠时主要是胎尿排入羊膜腔，通过吞咽羊水取得羊水量的平衡。

（4）脐带：胚胎发育中体蒂是脐带的始基。脐带一端连于胎儿腹壁脐轮，另一端附着于胎盘的胎儿面。脐带内有管腔较大、壁较薄的脐静脉，通过胎儿腹壁进入胎儿肝脏。另有两条管腔较小、管壁较厚的脐动脉。

（5）胚胎：受精卵着床后称胚胎，卵子受精后2周，滋养层内细胞团迅速分裂、分化形成两个囊腔，一个羊膜囊，一个卵黄囊，内均充满液体，两个囊相连处的细胞层为胚盘（二胚层），为胚胎的始基，受精后3周（妊娠5周）形成三胚层，以后逐渐分化形成胎体各器官。

卵黄囊逐渐萎缩，而羊膜囊逐渐扩大，其外的胚外体腔逐渐缩小。胚胎则悬于羊水中，孕8周时妊娠囊的大小约占子宫腔的一半多，妊娠10周时几乎占满子宫腔，妊娠12周时羊膜腔因羊膜囊的明显增大，使包蜕膜、真蜕膜贴近，子宫腔消失。

妊娠8周末胚胎初具人形，头大，占整个胎体的1/2，能辨出眼、耳、口、四肢。妊娠开始的8周为胚胎，是胎体主要器官分化发育的时期，此期易发生各种畸形。妊娠9周起称胎儿期，是各器官进一步发育、成熟时期。

9周起头颅可由超声显示，妊娠12周可清晰显示头颅光环，15周显示中线结构。此期胎儿畸形发生率减少，但胚胎期形成的畸形逐渐表现出来，所以一次超声检查排除畸形的可靠性差，需定期随访。

早期妊娠超声检查一般需膀胱充盈后行腹部检查为主，测子宫三径线，显示宫内胚囊最大平面测其三径线，取胚芽最大长轴测头臀长度，观察胎心、胎动及卵黄囊并测其直径。并观察有无子宫肌瘤及两侧卵巢、妊娠黄体、盆腹腔积液和有无肿块。

中、晚期妊娠主要行腹部检查，不需充盈膀胱，如需观察胎盘有否前置时需充盈膀胱。阴道超声可用于胎头入盆后观察胎头有否畸形及测量骨盆入口平面前后径及左右径。

检查胎儿要按一定顺序，以防遗漏，一般首先全面检查后确定胎位、胎盘位置及子宫附件有无子宫肌瘤或卵巢病变。按胎儿位置，从头部各平面检查后沿脊柱全面检查，然后于颈部、胸部、腹部、四肢做纵、横不同切面观察，并做各标准平面的测量及观察有否畸形。观察羊水性状，胎盘位置、成熟度及有否前置，并观察羊水池深度。最后观察胎心、胎动、胎儿呼吸样运动及胎儿吞咽、排尿等生理现象。可用彩色多普勒超声检测脐动脉、大脑中动脉等血流情况，并测其动脉S/D值、搏动指数及阻力指数等，以了解胎儿各动脉血供情况。

二、早期妊娠

（1）妊娠囊：一般经阴道超声31天、经腹部超声40天左右可以探测妊娠囊。随着超声机器分辨率的不断提高，妊娠囊的发现也越来越早。通过放大图像，妊娠囊2～3mm时就可以经腹部超声探测到,此时要注意膀胱适度充盈,膀胱过度充盈会影响小妊娠囊的发现。妊娠囊为无回声,周边为厚壁环状强回声,光环周边宽4～6mm,是妊娠囊绒毛的回声,一般呈偏心位于宫腔底部。最初妊娠囊一般表现为类圆形,随着妊娠囊的增大,可表现为椭圆形、蚕豆形、不规则形等。

(2) 卵黄囊:卵黄囊是宫内妊娠的标志(见图14-1),可排除假孕囊,是最早出现在妊娠囊内的小环状囊性结构,壁呈细线状强回声,有时见细长蒂,5～10周时可逐渐增大,一般5～6mm,最大不超过10mm。卵黄囊超过10mm或小于3mm均提示预后不良。孕7周时卵黄囊最大,平均5mm,孕10周后逐渐缩小。

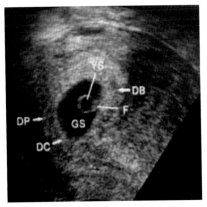

图14-1 宫腔内显示妊娠囊(GS)卵黄囊(YS)

(3) 胚芽及胎心搏动:胚芽2mm左右即可被检出,孕周为5～6周,妊囊平均内径5～12mm,一般认为胚芽5mm时应常规检测出原始心管搏动。妊娠囊大于20mm未检出胚芽、胚芽大于5mm未检测出原始心管搏动者预后不良。胚芽长度测量应显示其最大长轴，测量胚芽时应注意卵黄囊不能测量在内。

（4）胎动：早孕时就能见到胎芽的蠕动，中孕时胎动活跃。

（5）胎盘：当胚泡植入子宫内膜后，植入底部（底蜕膜处）的妊娠囊滋养层越来越增生，称为致密绒毛膜，以后形成胎盘，妊娠10～12周超声就能见到较明显的胎盘。

（6）妊娠黄体：子宫一侧见椭圆形的囊性无回声区，10周后其功能、由胎盘代替。

三、中晚期妊娠

（一）胎头

1. 典型平面

（1）第一平面：又称侧脑室平面，探头由颅顶部向下方移动，或先获得丘脑水平切面平行向颅顶方向移，可获得此切面。此切面是测量侧脑室的标准切面，颅骨光环呈椭圆形，较丘脑平面略小，大脑镰居中，呈连续的强回声带，其两侧各为一平行光带，为侧脑室体部外侧。

头端颅顶骨横切面为一较小圆形光环，有一条连续中线贯穿（大脑镰和大脑中央裂）。

（2）第二平面：又称丘脑平面，为胎头横切时最大切面，是测量双顶径及头围的切面。侧脑室平面往下。标准切面颅骨光环为椭圆形，左右对称，此平面中线不连续，由前向后依次是透明隔腔、丘脑（似心形）及丘脑间的第三脑室（见图14-2）。此平面是测双顶径的标准平面，垂直于中线，从颅骨外缘到颅骨内缘。透明隔腔约在脑中线前1/3处为长方形液性暗区,正常不超过10mm。两侧丘脑间的缝隙为第三脑室,正常不超过2mm。不同孕周胎儿颅内结构不同(见图14-3)。

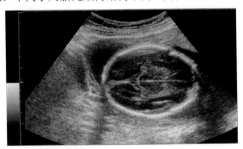

图14-2 双顶径切面

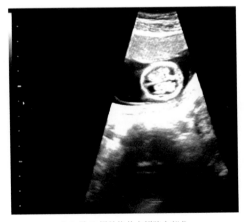

(a)孕12周脉络丛占颅脑大部分

图14-3

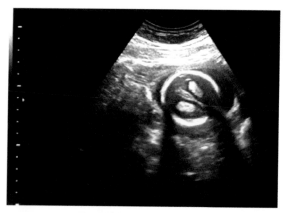

（b）孕19周脉络丛所占颅腔比例逐渐缩小

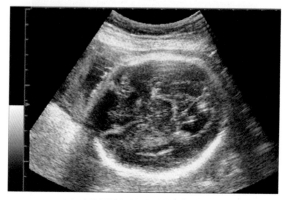

（c）晚孕期颅内脑组织结构发育逐步完善

图 14-3

胎头双顶径测量可重复性强，误差小，是最常用的指标，但当胎儿头型如长头形、短头形时测双顶径可有误差，所以头围相对更准确。头围可直接按头围描记测量，也可用测枕额径后进行计算。

（3）小脑切面：在获得丘脑平面后向尾侧旋转探头，标准切面要求清晰显示对称的小脑半球及小脑蚓部，且能显示前方的透明隔腔，蚓部前方为第四脑室，后方为颅后窝池。该平面可测量颅后窝池的宽度（正常不超过10mm）及小脑半球的横径。测量颅后窝池颅骨内缘至小脑后缘，小脑横径测量时取最大横径外缘。24周前小脑横径约等于孕周，随孕周稍增长，妊娠20～38周平均每周增长1～2mm，38周后增长缓慢，每周增长0.7mm。

2. 其他切面

（1）颅底横切面：在获得丘脑水平横切面后，声束向颅底方向平行移动即可显示，此切面可显示Willis环、大脑脚、第三脑室、侧脑室下角等结构。

（2）胎儿颅脑矢状切面：此切面可更清晰完整地显示胼胝体和透明隔腔。胼胝体呈月牙形低回声结构或呈两条平行的强回声光带，位于透明隔之上，由前向后依次为膝部、干部、压部。此切面也可显示第三脑室、第四脑室、小脑蚓部及后颅窝池。

胎头除观察上述结构外，还须观察两侧眼眶、鼻骨、下颌骨等骨性标志，还有鼻、唇、耳、眼球、头皮、头发等软组织。口唇在冠状切上显示清晰。鼻骨在正中矢状切面显示，某些染色体疾病鼻骨可缺失。超声测量下颌骨，探头置于下颌骨一侧，声束向内上，显示下颌骨正中矢状缝至颞下颌关节间的距离，正常下颌骨长度等于双顶径的一半，下颌骨过短可在染色体异常疾病综合征、骨骼系统发育不良疾病中出现。

头围的测量取双顶径平面沿颅骨外缘测量，头围与双顶径比更能反映出胎头的实际大小，尤其是圆头及长头形的测量。

（二）颈部

颈项透明层是指胎儿颈后部皮下组织内液体的聚集区。在妊娠 11～14 周时进行测量，取胎儿正中矢状面，放大图像，测量皮肤内缘至筋膜层的外缘，正常厚度＜2.5mm。注意当胎儿颈部皮肤紧贴羊膜时，勿将羊膜层与皮肤层混淆。颈项透明层增厚与特纳综合征及颈部水囊状淋巴管瘤等疾病有关。

17～24 周时取小脑横切面测量皮肤皮下软组织厚度，正常≤5mm，测量时从枕骨外缘测至皮肤外缘。

（三）胎儿脊柱

中孕时可显示胎儿脊柱，16 周左右可清晰显示（见图 14-4）。

1. 纵切面上胎儿脊柱为两条平行整齐排列串珠状平行光带，至尾椎略后翘合拢。侧动探头可见三条光条，中间为椎体回声。中期妊娠时可显示脊柱全貌及生理弧度，晚期妊娠时需分段观察脊柱各段。

2. 横切面则倒三角形的三个强光点，系两个椎弓一个椎体的骨化中心。三个强光点呈品字形，两个后骨化中心呈“V”排列。

3. 冠状切面近背侧冠状切面表现为两条平行光带，由椎弓骨化中心组成。近腹侧冠状切面表现为三条平行光带，中间一条来自椎体骨化中心，两侧来自椎弓骨化中心。冠状切面时颈腰椎处略膨大，尾椎渐合拢。

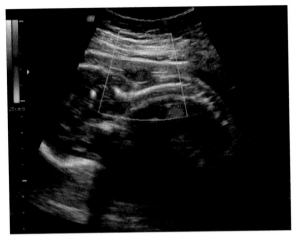

图14-4　胎儿矢状切面，胎儿脊柱

（四）胎儿胸部

最常用的扫查方法是横扫，观察胸廓是否对称、心脏的位置、心轴、心胸比例、肺脏的回声强度等。

（1）胎儿心脏：胎儿心胸比值在胎儿心脏四腔心切面上测量，此切面应显示有一根完整的肋骨，沿肋骨外缘测量，注意不要将软组织包括在内。正常情况下，胎儿心围/胸围约等于0.40，心脏面积/胸腔面积为0.25～0.33。心脏面积约为胸腔面积的1/3，晚孕超过1/3，足月时接近1/2。孕12周可见心脏轮廓和腔室。检查胎儿心脏最佳时期为24～28周，孕周过大因胎儿骨骼遮挡等原因会影响显示清晰度，胎儿心脏2/3位于左胸腔，横切胎体面四腔心切面可显示左心室、右心室、房间隔、室间隔、二尖瓣、三尖瓣。左、右心室大小基本相等，右心室呈圆锥形靠近胸壁，右心室内乳头及和腱索比较明显。左心室略长而窄，右心室略短而宽。沿心脏可追踪升主动脉、降主动脉。

（2）胎肺：胎肺组织位于心脏两侧，呈中等均质回声区，随妊娠发展，回声逐渐增强，足月妊娠时胎肺回声高于胎肝，可预测胎肺成熟度及胎肺有否异常。

（五）胎儿腹部

膈肌将胸腔和腹腔分开，纵扫时，膈肌显示清晰，为光滑的低回声带，拱面向上，胎儿腹部脏器的解剖位置和毗邻关系同成人相仿。

（1）胃：膈肌下方左侧见椭圆形或牛角形液性暗区为胃泡，妊娠12周起能见到，如始终未见胃泡要考虑食管闭锁，羊水不能通过食管进入胃泡。胃泡过大并持续存在无变化，同时有十二指肠扩张称"双球综合征"，为十二指肠部位梗阻的特征。胃的横径一般小于2.5cm。

（2）肝胆：肝脏是胎儿腹腔内最大的实质性脏器，为右上腹回声均匀的实质性脏器。肝门静脉及其分支较易显示，为肝内管状无回声区，胎儿营养与肝糖原储存有关，所以肝脏大小与胎儿体重有密切关系。胆囊24周可显示，呈梨形无回声，位于肝右叶下方，脐右侧，胆囊过大要警惕母子Rh血型不合。

（3）胎儿腹围：为胎儿腹部最大横切断面，呈圆形或椭圆形。标准切面可见胃泡，脊柱为横切面，肝内门静脉1/3显示，沿皮肤外缘测量。

（4）肠道：位于胃泡及肝脏下方。见回声稍高的小肠，内有少量液体回声。结肠包绕小肠，在妊娠晚期可见稍扩张的结肠，内含胎粪及气体。正常晚孕时结肠内径小于20mm，小肠内径不超过7mm。腹腔内弥漫性肠管扩张，可能存在肠道梗阻、肛门闭锁等。

（5）泌尿系统：胎肾位于脊柱两侧，呈椭圆形、蚕豆形，妊娠14周可见，妊娠18周显示清晰。双肾皮质回声低，中间集合系统回声稍高（见图14-5）。胎肾大小随胎龄增加而增大，呈直线相关增长。因受母体内孕激素的影响，输尿管平滑肌蠕动缓慢，可导致肾盂轻度扩张分离（尤其是膀胱高度充盈时），孕33周后肾盂扩张不应超过7mm。

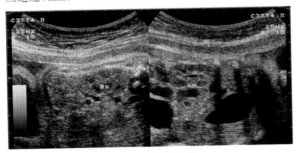

图 14-5　胎儿双肾

妊娠13周起见胎儿膀胱，位于盆腔，呈球形无回声区，其大小可有变化，正常时20～45min排空充盈一次。横切膀胱时，彩色多普勒可见两条脐动脉分别位于膀胱两侧环绕着膀胱，单脐动脉时只见膀胱一侧有脐动脉。

（六）四肢

在中期妊娠羊水相对较多时，妊娠13周左右四肢能较好显示。四肢骨的测量对发现肢体畸形有实用价值。

（1）股骨：是胎儿最长的长骨，分为股骨头、股骨颈、股骨干三部分。妊娠12周即可显示测量，测量时声束与股骨长径垂直，从股骨外侧扫查，完全显示股骨，且股骨两端呈平行的斜面，测量点在股骨两端的中点上，不包括股骨头，也不能把骨骺测在内。其生长曲线及可重复性与双顶径相似，妊娠晚期，胎头变形时股骨长度可靠性更高。

（2）肱骨、胫腓骨、尺桡骨、胎足、手掌、手指等均能观察。

（3）足长的测量：显示足底全貌，测量足跟到第2趾的距离，一般股骨长与足长相等，当股骨长/足长＜0.85时，胎儿染色体异常的可能性大。

（4）髂骨翼角度：正常髂骨翼角度小于90°，21-三体综合征可大于100°，横切胎儿盆腔，显示出以脊柱为中心的两侧髂骨进行测量。

（七）外生殖器

在适当羊水量及适当位置可见到胎儿阴囊、阴茎或大阴唇，注意不要将脐带、手指等误作阴囊、阴茎。

（八）胎盘

正常妊娠胎盘超声从妊娠8～9周时即可辨认，孕10～12周可清晰显示，可观察胎盘位置、大小、成熟度。

1. 胎盘厚度

超声检查一般测胎盘厚度，正常厚度为2～4cm，孕晚期一般不超过5cm。胎盘过大、过厚需注意是否存在母体贫血、糖尿病、缺氧性疾病、母儿血型不合，胎盘厚度增大还需警惕胎盘早剥时血肿形成。胎盘过小多为胎盘功能不良，常伴胎儿宫内发育迟缓。

2．胎盘位置

正常胎盘位于宫体部位，可在宫底部，也可在前、后壁或侧壁。中期妊娠时胎盘面积相对较大，下缘位置偏低时需考虑有胎盘正常位移，故不能轻易诊断前置胎盘，一般需28周后才做诊断，32周后诊断更为可靠。超声监测胎盘位置在羊膜腔穿刺时很必要，如做羊膜腔穿刺取羊水时尽量避开胎盘，如做脐血管穿刺时可经过胎盘穿刺。

3．胎盘成熟度

超声检查按绒毛膜、胎盘实质，基底层回声变化来判断胎盘成熟度，胎盘成熟度分为四级。

（1）绒毛膜：0度直而清晰，光滑平整；Ⅰ度出现轻微的波状起伏；Ⅱ度出现切迹并伸入胎盘实质内，未达到基底膜；Ⅲ度切迹深达基底膜。

（2）胎盘实质：0度实质分布均匀光点细微；Ⅰ度出现散在增强光点；Ⅱ度出现粗大光点，部分融合；Ⅲ度出现光环回声，不规则强光点和光团。

（3）基底膜：0度分辨不清；Ⅰ度似为无回声；Ⅱ度出现短线状强回声，长轴与胎盘长轴平行；Ⅲ度光点增大，融合相连。

4．胎盘内的正常现象

（1）胎盘后静脉窦：胎盘基底膜下的管状低回声结构，为静脉滞留所致，应与胎盘后血肿相区别。

（2）胎盘静脉池：胎盘实质内无绒毛区，是扩张的绒毛间隙，胎盘实质内的低回声腔，内可见光点流动，若范围大，可影响血液交换。

（九）羊水

羊水来自羊膜的透析液和胎儿的尿液，主要由胎儿吞咽和体表吸收，羊水有保护胎儿、防止外力直接作用于胎儿、缓冲外力、防止胎儿肢体粘连等作用。超声图像为无回声区，中期妊娠时羊水量相对较多、澄清。晚期妊娠时羊水内可见一些光点，为胎脂回声。羊水量多少能反映胎儿及胎盘的功能。

目前常用方法是一个估计量，早、中期妊娠时测羊水池垂直于水平面的最大前后径（深度），一般为4～6cm，小于3cm为羊水偏少，小于2cm为羊水过少，大于8cm为羊水偏多，大于10cm为羊水过多。

晚期妊娠以测羊水指数为佳。以母体脐孔为中心划成4个象限，分别测4个象限垂直于水平面羊水池的最大深度，不能包括脐带及胎儿肢体。4个象限总和一般在5～20cm之间，小于5cm为羊水过少，大于20cm为羊水过多。

羊水过多需警惕胎儿畸形、神经管畸形、消化道梗阻畸形常见，也要除外母体疾病（如母体糖尿病等）。羊水过少是胎儿、胎盘功能不全的表现，也要除外泌尿系统发育异常。

（十）脐带

羊水中见一条绳索状结构，长40～70cm，两条脐动脉围绕一条脐静脉呈螺旋状行走，横切面见三条血管横断面，大血管断面为脐静脉，两个小血管面为脐动脉。彩色血流可见红蓝相交的索状带。

第二节 │ 异常妊娠

一、流产

流产指妊娠在28周前终止，胎儿体重在1000g以下，可分为早期流产（妊娠小于12周）和晚期流产（妊娠12～20周）。

（一）超声表现

（1）先兆流产：妊娠囊回声规则，形态及位置正常，胎儿存活，妊娠囊外出现低或无回声区，提示绒毛膜下出血。

（2）难免流产：妊娠囊位置下移变形，边缘失去连续性，内部胚胎可存活或死亡。晚期流产可见宫颈内口开大，宫颈管缩短，胎儿或妊娠囊突入宫颈管内，正常宫颈管大于3cm。

（3）不全流产：宫腔内有不规则的杂乱团块回声及液性暗区，为妊娠组织及血块。彩色多普勒可见血流束与放射状动脉相连，频谱为高舒张期中低阻血流。

（4）完全流产：宫腔恢复为线状，或宫腔有少量积血呈裂隙状，妊娠组织已完全排除。

（5）稽留流产：胚胎死亡尚未自然排除，滞留在宫腔内2个月以上。

（6）枯萎卵：妊娠囊形态可正常或变形，轮廓异常，妊娠囊≥20mm未见胚芽，胚芽>5mm未见原始心管搏动。

（二）鉴别诊断

葡萄胎：难免流产胎盘退行性变时要与葡萄胎相鉴别，葡萄胎时子宫肌层及葡萄样物内血流丰富，β-HCG明显升高。

（三）临床价值

超声诊断流产是目前最准确、最方便、应用最广的手段。有时需结合血β-HCG协助诊断。

二、异位妊娠

异位妊娠指受精卵在宫腔以外的任何部位着床，按受精卵着床部位的不同可分为输卵管妊娠（间质部、峡部、壶腹部、漏斗部、伞端）；宫颈妊娠；宫角妊娠；残角子宫或双角子宫一角妊娠；阔韧带内妊娠；卵巢妊娠；腹腔妊娠；异位妊娠与宫内妊娠同时存在；双输卵管妊娠，约95%发生在输卵管。

（一）声像图

子宫增大，子宫内膜增厚，宫腔内无孕囊，有时可见假孕囊，要与真孕囊鉴别。真孕囊位于子宫内膜内，为偏心环状，周围有绒毛回声产生的光环，有双环征，而假孕囊位于宫腔内，周边的蜕膜回声稍高似胚囊称假胚囊，它不是偏心的，两者需仔细辨认。

宫腔外混合性包块，未破裂时，混合性包块内见完整的妊娠囊，有时甚至能见到卵黄囊、胚芽及胎心搏动。异位妊娠破裂时，混合性包块较大，不规则，为大量的血块与异位妊娠组织交织在一起。破裂时包块大小及回声与出血量多少及出血时间有关，出血量多，包块大，如出血时间短，形成血块不久，回声偏低，如出血时间长，血块机化，回声增高。腹盆腔内见到因出血产生的液性暗区。早期少量积液在子宫直肠陷凹见液性暗区。

（二）各种未破裂型异位妊娠表现

（1）输卵管异位妊娠声像图表现：输卵管妊娠可发生在输卵管的任何部位，壶腹部最常见，由于种植部位的差异及转归不同，声像图表现也是多种多样的，不同时期图像不同。子宫外一侧见到小环状回声，有学者描述为"甜面圈征"，为较厚的中强回声环绕着较小的无回声。如内见胚芽和胎心搏动，输卵管妊娠可以确诊。由于输卵管妊娠时胚囊发育不完善，可表现为边缘不规则，回声不高，张力低。输卵管间质部妊娠超声表现包块紧邻宫角部，明显向宫角外突出膨大，但子宫内膜线在角部呈闭合状，与包块无连续关系。此处肌肉较厚，破裂的时间较晚，一旦破裂出血，出血多又快，危险性更大。胚囊也可脱下流入子宫角而继续妊娠或流入宫腔以宫内流产而结束。

（2）宫角妊娠：包块位于子宫角部，早期宫角妊娠声像图上见一侧宫角部向外突出，内可见胚囊、胚芽或胎儿，该包块壁较厚，有子宫肌层回声，子宫内膜角部呈喇叭状，与子宫内膜相延续。孕卵种植在子宫角部，若胚胎向宫腔侧生长可维持到足月妊娠，分娩后胎盘不易排出。间质部妊娠见胚囊光环极度靠近宫角部。输卵管妊娠与宫角部妊娠在早期临床与超声均难鉴别，主要依赖病理诊断。

（3）卵巢妊娠：在未破裂时，声像图上见到妊娠一侧卵巢增大，内见孕囊样小光环，胚囊周围见卵巢组织。

（4）腹腔妊娠：腹腔妊娠分原发性和继发性，继发性是输卵管妊娠破裂或流产后，胚囊进入腹腔继续生长发育。仔细寻找子宫是诊断腹腔妊娠的关键，胎盘与宫内妊娠有区别，胎儿面与宫内妊娠相似，但母体面的基底层界线不清，轮廓不清，其后方找不到正常子宫肌壁层。

（5）宫颈妊娠：子宫颈增大，可大于子宫体，宫腔内未见胚囊而见增厚的蜕膜，于颈管内见到胚囊样结构。周围见因出血引起的回声紊乱区，当胚胎死亡，胚囊结构不清楚时，增大的宫颈以光点、光团混合性结构为主时，诊断会有些困难。宫颈妊娠时，宫颈管内探及孕囊样回声，宫体较宫颈小，呈葫芦样改变，宫腔内口关闭，宫腔内无出血，此为鉴别宫内妊娠流产物堵于宫颈管的要点。

（6）陈旧性宫外孕：子宫大小恢复正常，往往与包块分界不清，仔细辨认子宫形态、界线对诊断陈旧性宫外孕起很大作用，子宫往往位于包块上方或前方，从子宫颈追踪子宫及子宫内宫腔线可协助诊断。

（三）鉴别诊断

（1）黄体破裂出血：可有腹痛及附件区混合型包块、腹水等表现，但无闭经史，早孕反应及阴道出血，血β-HCG阴性。

（2）急性盆腔炎：可有下腹痛、发热、白细胞增高、无闭经史及早孕反应，白带增多或有脓性分泌物。声像图见子宫可能略大，子宫肌层呈不均质弱回声，附件区可有包块，有渗出液时子宫直肠陷窝可见液性暗区，但β-HCG阴性。

（四）临床价值

超声是诊断异位妊娠最方便、快捷、有效的方法，可判断异位妊娠的部位，对病情的预后及治疗提供有价值的信息，对判断有无出血、出血量及病情变化的监测有较高的价值。

三、葡萄胎

葡萄胎是妊娠滋养细胞疾病的一种，是滋养细胞增生，绒毛间质水肿，形成大小不等囊壁薄的水泡，分为完全性及部分性葡萄胎。前者整个宫腔内充满水泡状组织，无胎儿及附属物，后者合并胚胎（已死亡或存活）。

（一）葡萄胎的声像图表现（见图14-6）

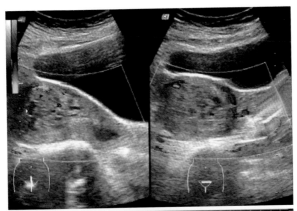

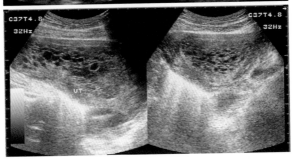

图14-6 完全性葡萄胎

（1）子宫增大超过妊娠月份。

（2）子宫腔内出现密集水泡暗区，似蜂窝状，合并宫腔出血时可见不规则液性区。

（3）完全性葡萄胎宫腔内无胎儿及胎盘影像；部分性葡萄胎内见胎体回声，已死亡或存活，探测不到完整胎盘及羊水暗区。

（4）由于血中高 β-HCG 的刺激，一侧或两侧附件区可出现黄素囊肿，为薄壁多房囊性肿物。

（5）彩色多普勒超声见蜂窝状结构内散在血流信号，整个肌壁内血流丰富，呈低阻性。

（二）鉴别诊断

（1）子宫内膜重度囊性增殖：结合病史、症状和体征、彩色频谱多普勒、血 β-HCG，不难做出鉴别。

（2）难免流产的胎盘水肿变性：为胎盘退行性变，绒毛间隙增大，间质水肿，但无滋养细胞增生，胎盘内囊性结构不如葡萄胎多而密，血 β-HCG 低于相应孕周的正常值。

（3）流产或引产后组织残留：宫腔内不规则团块回声，与子宫壁分界不清，有停经及不规则阴道流血，但血 β-HCG 不如葡萄胎高，病理可确诊。

（4）子宫肌瘤变性：当肌瘤变性子宫内膜显示不清时，与葡萄胎声像图不好区分，必要时可在超声引导下探针探查宫腔，辨别宫腔与肌瘤的关系。血 β-HCG 也有助于鉴别。

（三）临床价值

超声结合血 β-HCG 多数可确诊，部分患者可检出黄素囊肿，不典型性的葡萄胎有时要与其他疾病仔细鉴别，对刮宫后的病情监测等都有实用价值。

四、绒毛膜癌（绒癌）

绒癌的病理表现为滋养细胞大片侵及子宫肌层及血管，形成单个或多个宫壁肿瘤，绒癌无绒毛结构。

（一）绒癌的声像图表现

（1）子宫大于正常，宫体形态可不规则，表面凹凸不平，宫体回声极不均匀，其间可见散在或局限的不规则团块回声，常呈蜂窝状，有时较难看出宫腔回声，或内膜线中断。绒癌穿破宫体表面引起出血时，宫旁或腹腔内见游离液性暗区。

（2）合并黄素囊肿时，附件区可见到薄壁多房卵巢囊性肿物。

（二）临床价值

超声能判断绒癌累及宫体的程度及转移情况，可监测治疗前后病情的变化，可指导治疗和判断治疗效果。需要注意的是，极少数绒癌病例在子宫体可查不出原发灶，因此，超声检查不能否定绒癌的诊断。

五、前置胎盘

妊娠28周后胎盘附着于子宫下段，或覆盖在子宫颈内口，位置低于胎儿的先露部，称前置胎盘。无痛性阴道流血是前置胎盘的主要症状。

（一）声像图表现

（1）中央性前置胎盘：胎盘实质回声完全覆盖子宫颈内口（见图14-7）。

（2）部分性前置胎盘：宫颈口已开，胎盘实质回声覆盖部分宫颈口。但是大多数在进行超声检查时宫颈口尚未开，故此时不存在部分性前置胎盘的诊断。

（3）边缘性前置胎盘：胎盘下缘回声紧靠子宫颈内口，但未覆盖宫颈内口（见图14-8）。

（4）低置胎盘：胎盘下缘距宫颈内口2cm以内。

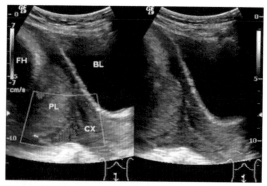

图14-7 中央性前置胎盘

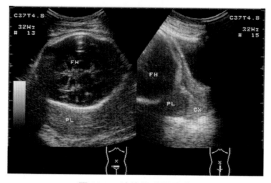

图14-8 边缘性前置胎盘

（二）注意事项

（1）超声检查膀胱要适度充盈，以便能显示胎盘下缘与宫颈内口的关系。避免过度充盈膀胱，膀胱过度充盈可使子宫下段受压，闭合的子宫下段易误认为是宫颈，造成前置胎盘的假象。

（2）胎盘附着后壁，因胎先露遮住胎盘回声，不能充分显示胎盘与宫颈内口的关系，容易漏诊前置胎盘。此时应将孕妇臀部垫高，腹部用手向上轻推胎先露，使后壁胎盘在羊水的衬托下显示清楚。如肥胖患者或腹部超声胎盘定位不清者，可在消毒下行阴道探头检查，能更清晰观察到胎盘与宫颈内口的关系。

（3）胎盘迁移，在妊娠中期发现胎盘位置低，不宜过早诊断为前置胎盘，随着妊娠的进展，子宫下段形成，宫体上升，胎盘随之上移。因此需定期复查，动态观察，一般孕龄28周后甚至32周后才做前置胎盘的诊断。

（三）鉴别诊断

（1）胎盘早剥及胎盘边缘血窦破裂：轻型胎盘早剥以显性出血为主者及胎盘边缘血窦破裂，临床上均以出血为主，超声检查胎盘位置可鉴别。

（2）子宫下段局限性收缩：子宫下段收缩时肌壁增厚或隆起，回声增高，类似胎盘回声，造成覆盖子宫颈内口的假象，可待子宫收缩缓解后复查。

（四）临床价值

超声检查是诊断前置胎盘的首选方法，有其独特的优越性、简便、安全、无创伤，并能显示胎盘位置，能早期诊断、早期处理。对降低围产期孕妇及胎儿的死亡率有重大价值。

六、胎盘早剥

在妊娠20周后或胎儿娩出前，正常位置的胎盘部分或全部从子宫壁剥离，称胎盘早剥。主要病理变化是底蜕膜出血，主要症状是妊娠晚期阴道流血与腹痛，根据血液外流情况分三种类型，即隐性胎盘早剥、显性胎盘早剥和混合性胎盘早剥。胎盘剥离1/2以上，胎儿可因缺氧死亡，严重胎盘早剥的孕妇还可发生子宫卒中及弥散性血管内凝血（DIC）等。

（一）超声声像图

随剥离部位、剥离面大小及检查时间不同而有多种表现。

（1）声像图上当胎盘后血肿与胎盘界限不清时，仅表现为胎盘增厚，很难看出胎盘后方血肿，有时连续观察可见胎盘逐渐增厚，产后检查胎盘母体面有大面积血凝块压迹。有时也可表现为胎盘与子宫壁间出现形态不规则、边缘粗糙的液性暗区，其内可见散在光点光斑回声，常见于隐性剥离。早期血肿表现为强回声，若出血不多，自行停止，随着时间的推移血肿内回声逐渐变低，甚至是无回声区，无回声区随着孕周增加，慢慢变小。血凝块也可机化而表现为胎盘与子宫壁间中等密度团块回声。

（2）胎盘边缘血窦破裂出血，表现为胎膜下血块附着，胎盘边缘长型索状肿物，或胎膜与宫壁间见肿物突向羊膜腔内，呈液性区（散在光点回声）或低回声区。

（3）胎盘后血肿较大时，胎儿可被挤压到一边，严重者要观察胎心有无搏动，以了解胎儿的存活情况。

（4）羊水区内可出现散在漂浮的小光点，由血性羊水所致。

（二）鉴别诊断

（1）胎盘血窦：血窦往往位于胎盘实质内，其声像图可在胎盘切面显示不规则形液性区，有时其内可见沸水征。需结合病史与胎盘早剥做鉴别。

（2）子宫肌瘤：胎盘附着处的子宫肌壁间肌瘤易与胎盘早剥混淆，但肌瘤边缘较清，形态较规则，多是梭形，常见向宫内或宫外突出，挤压子宫壁及胎盘。肌瘤较血肿固定，短时间内不会增大。彩色多普勒显示肌瘤有血流，血肿内无血流。

（3）子宫局部收缩：子宫收缩是暂时性的，如发生在胎盘附着处，声像图上可见一向胎盘突出的梭形弱回声区，收缩过后，图像恢复正常。

（三）临床价值

超声检查是胎盘早剥首选的检查方法，可判断胎盘剥离的部位、面积及对胎儿的影响等，可给临床医师提供可靠的治疗依据。需注意有时隐性剥离仅表现为胎盘增厚，此时要结合临床表现综合判断。

七、胎盘绒毛膜血管瘤

绒毛膜血管瘤是胎盘内常见的良性非滋养层肿瘤，主要由血管和结缔组织组成毛细血管瘤，可单发或多发，大小不一，多数较小，不易被发现。

（一）超声声像图

胎盘内圆形或椭圆形团块回声，有包膜或无包膜，其内回声与团块内含血管和结缔组织比例成分有关，有的呈低回声并有索条状网隔，或有很多小囊腔如蜂窝状，结缔组织成分多则回声强（见图14-9）。发生于胎盘表面，向羊膜腔突出。团块内血流较丰富，可测及比脐动脉阻力低的动脉频谱。如影响胎儿发育，胎儿可出现一些相应改变，如胎儿严重贫血，可出现脐静脉扩张及搏动、流速增加等表现，胎儿心力衰竭可出现心脏增大、三尖瓣反流、胸腔积液、腹水、胎儿水肿、羊水过多等表现。前壁胎盘检出率高，后壁胎盘易被胎儿躯体重叠，超声远场分辨较差，往往不易确诊。

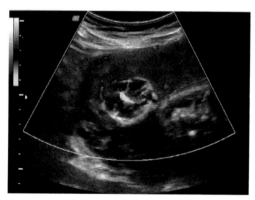

图14-9 胎盘绒毛膜血管瘤

（二）鉴别诊断

胎盘内血窦：在胎盘内显示不规则形液性区，内未见明显血流信号，而胎盘绒毛膜血管瘤团块内血流较丰富。

（三）临床价值

绒毛膜血管瘤较小时超声不易被发现，产后检查胎盘时才被发现，较大者可引起胎儿贫血、心力衰竭、水肿、胎儿宫内生长迟缓，甚至胎儿死亡。

第三节 | 胎儿畸形

胎儿先天畸形是遗传因素与环境因素相互作用的结果，先天畸形种类繁多，产妇在孕期并无异常表现。超声检查优于其他检查方法，成为产前诊断和优生筛查的首选方法。近年来阴道超声在妇产科范围得到广泛应用，因此能于近12周时在许多先天畸形开始发生之后即能发现。

一、无脑儿

无脑儿指颅盖骨缺如伴双侧大脑半球、小脑缺失、面骨、脑干、中脑及部分枕骨常存在，系前神经孔闭合失败所致。

（一）分型

（1）完全性无脑畸形：颅骨缺损达枕骨大孔。超声不能测及颅骨光环，仅可见发育不正常的颅底骨和颜面部。

（2）不完全性无脑畸形：颅骨缺损局限于枕骨大孔之上，脑干、中脑、部分脑组织和部分枕骨常存在。早孕期胎儿头面部结构杂乱，显示为强回声结节。

（3）颅脊柱裂：为完全性无脑伴开放性脊柱裂畸形。脊柱裂一般发生在颈胸段，裂损大，累及多节椎骨，脊髓暴露。声像图表现为颅骨光环及部分脑组织缺如、脊柱呈倒八字串珠样。

（二）超声声像图表现

（1）孕12周后，无脑儿见不到胎头颅骨强回声光环。头部纵切面在眼眶与后枕部以上胎头光环消失，也看不到颅内正常结构，仅可看到眼眶。无颅盖，无大脑，仅见颅底及颅底部分的脑组织，面部正中矢状切顶颌径明显缩短，颜面部各结构均可显示（见图14-10）。

（2）常合并羊水过多。

（3）无脑儿最常合并脊柱裂，其他并发畸形如唇腭裂、脐疝、马蹄内翻足。超声显示脊柱上端有中低回声团块（即所谓瘤节）。

（4）无脑儿特征性面容及其他畸形的超声表现，特征性面容有眼球突出、耳位低、下颌小而内收、张口吐舌等。无脑儿部分病例脊柱短直，常伴脊柱裂、畸形足及其他异常。

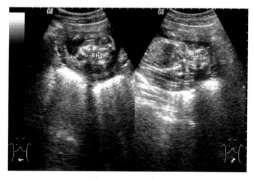

图14-10 无脑儿

（三）鉴别诊断

严重的小头畸形：应仔细辨认有无头盖骨和脑皮质组织存在，若有可排除无脑儿。

二、脑积水

脑积水是脑脊液过多的集聚于脑室系统内所致，导致脑室系统明显扩张，压力升高。脑脊液循环的任何环节受阻，均可导致脑积水。中脑水管狭窄是脑积水最常见的原因。

（一）超声声像图表现

1. 脑室系统扩张：呈无回声区，脉络丛似悬挂于扩张的脑室中，双侧侧脑室扩张程度可对称，也可不对称，脑中线可偏移。脑积水严重者大脑皮层受压变薄，头围增大。更甚者颅内正常结构消失，代之以广泛的或分隔的液性暗区。脑中线结构变细、不全或弯曲漂浮于积水中，脑中线有时偏移（见图14-11）。

侧脑室后角能更早期、更敏感的反映脑脑脊液潴留，任何孕周侧脑室后角宽度都不应超过10mm。侧脑室后角的测量取侧脑室平面，与侧脑室后角长轴垂直，测量侧脑室内外侧壁内缘间的距离。

注意，在孕中期大脑半球呈无回声区，不要误认为是脑积水。早期脑积水的诊断应当慎重。因早期胎儿脑组织是在充满脑脊液的颅腔内生长发育，孕12周时可在胎头横切面看到脉络丛充满整个脑室。有学者提出孕20周前可有暂时性失调现象，因此早期脑积水的诊断应当慎重。

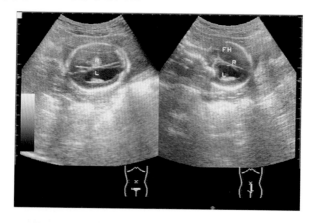

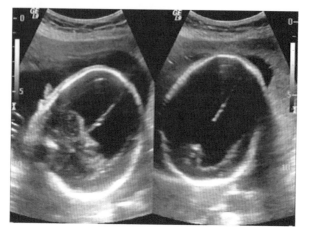

图 14-11 胎儿脑积水

侧脑室中突出的脉络丛相对缩小，是考虑早期脑积水的异常图像，因此若在胎头横切面能看到脉络丛充满侧脑室体，即可排除脑积水的可能。这种脉络丛的大小和侧脑室间的关系一直保持到20～24孕周，24孕周以后则不适用。

2．脑积水的表现

（1）中脑水管狭窄：是指连接第三、第四脑室的导水管狭窄，引起脑脊液无法通过中脑水管进入第四脑室，引起双侧侧脑室及第三脑室积水，第四脑室不扩张。

（2）Dandy-Walker综合征：小脑蚓部缺失，表现为颅后窝和第四脑室扩张。

（3）积水型无脑畸形：又称水脑，表现为颅腔内无任何脑组织结构，也无脑中线，颅腔内充满液体，可以见到不规则的脑干组织。

（4）胼胝体缺失：侧脑室表现为前宽后窄扩张，似泪滴状，第三脑室上升并扩张，透明隔腔消失。

除此以外，脑积水常合并其他畸形和羊水过多。

（二）临床价值

脑积水明显超声即可确诊。可疑病例，尤以早期病例，可定期复查，如为进行性者，应适时终止妊娠。产前保健中，超声检查已成为首选的筛查方法。轻中度脑室扩张（≤15mm）一般预后良好，但此类患者染色体发育异常高，常为21-三体综合征。

三、脑膜膨出、脑膨出

脑膜膨出和脑膨出为神经管嘴端闭合不全性畸形，颅骨缺损伴颅内结构膨出。脑膜膨出仅脑膜膨出，内含脑脊液，脑膨出除脑膜及脑脊液外，还含有脑组织。

75%发生在枕部。鼻根部缺损可致眼距增宽，眼眶变小，脑组织向眼眶后方膨出可致眼球突出。

（一）超声声像图表现

（1）胎头旁见囊性或囊实性包块与胎头关系密切，随胎头而动。包块壁清晰，肿物壁为头皮，故较厚，相应颅骨缺损处见颅骨强回声带连续性中断。单纯脑膜膨出，内含脑脊液，包块为无回声，内无光带分隔，伴脑膨出时内可见实性不规则结构。颅内结构也有相应改变，如脑积水、中线偏移、脑结构紊乱。当有大量脑内容物膨出时，可导致小头畸形。包块内无回声区与脑脊液相通，超声显示包块内实性组织通过颅骨缺损处与脑组织有血流相通，提示脑组织膨出（见图14-12）。额部脑膨出常有眼距过宽、面部畸形、胼胝体缺失等。

（2）应仔细检查有无脊柱裂、Meckel-Gruber综合征等其他畸形并存。Meckel-Gruber综合征包括枕部脑膨出、肾脏多囊样改变、多指（趾）和双肾异常导致羊水过少。

（二）鉴别诊断

（1）颈部水囊肿：多在枕后与颈部之间，为薄壁、多房性液性囊肿。

（2）颈部血管瘤：为薄壁多房的液性肿物，颅骨光环完整。

（3）畸胎瘤：可发生在枕后与颈部之间，但多数发生在鼻部周围，形状不规则，多为实质性。

（三）临床价值

超声能显示骨质，也能显示软组织。常规孕中期前后做超声检查能较早发现这类畸形。

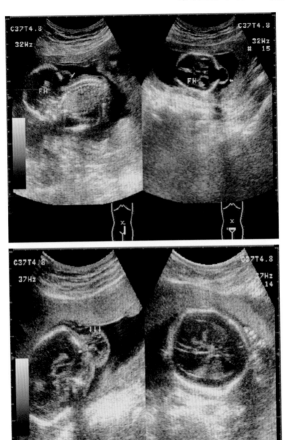

图14-12　脑膨出

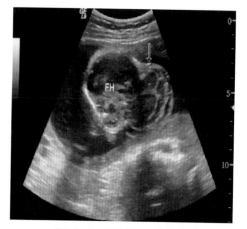

图14-12 脑膜膨出、脑膨出

四、脊柱裂

脊柱裂是由于后神经孔闭合失败所致，背侧两个椎弓未能融合在一起，脊膜和/或脊髓通过缺损突出，脊柱裂常见于腰骶部和颈部。

（一）超声表现

正常胎儿纵切面脊柱后方的骨化中心形成两条很接近的平行光带，排列整齐，中间暗区为椎管，骶尾部自然略后翘。在横切面三个骨化中心点紧密相连围绕着脊髓，呈"品"字排列，正常横切面脊柱后部骨化中心成角朝向对方。因此，超声探测时应各切面多角度扫查，仔细辨认则不难做出诊断。隐形脊柱裂因表面覆有正常的皮肤及软组织，故较难发现。脊柱裂超声像图表现如下。

（1）纵切面：脊柱某段平行光带变宽，不规则，模糊不清，突出或成角，脊柱失去正常生理弧度。

（2）横切面：是判断有无异常的关键切面。三个骨化中心失去正常的排列关系，横切面椎体后方骨化中心呈"V"或"U"形改变，合并脊膜脊髓膨出时，相应部位还见到囊性混合性包块（见图14-13）。

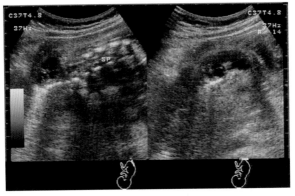

图14-13　骶尾部脊柱裂伴囊性包块膨出

3．冠状面：可显示后方的两个椎弓骨化中心距离增宽，排列紊乱。

4．脊柱裂胎儿的头部表现：小脑下陷呈"香蕉状"，紧贴颅后窝，后颅窝池消失，两侧颞部内陷，颅骨光环呈"柠檬征"，侧脑室扩大。

（二）鉴别诊断

（1）羊膜束带综合征：可引起脊柱的各种畸形，包括脊柱侧凸、前凸、后凸或明显的成角畸形，严重者还可发生脊柱截断，常伴有其他部位的多发畸形。

（2）半椎骨：因几个或某几个椎骨的一侧椎弓缺失或发育不良导致脊柱侧凸，患处皮肤覆盖完整。

五、腹壁裂

腹壁裂又称内脏外翻，脐旁腹壁全层缺损，伴腹腔内脏外翻。

（一）超声表现

超声诊断腹壁缺失通常位于脐右侧，位于脐左侧者少见。超声可见腹壁连续性中断，并能测量缺损直径，一般2～3cm，外翻物为肠管、胃等腹腔脏器，肠管最常见，呈杂乱结构团块漂浮在羊水中（见图14-14）。因机械性梗阻可见肠管局限性扩张，蠕动差，严重时坏死性肠穿孔，腹腔内容物少，腹腔空虚，羊水过多。腹壁裂很少合并染色体异常及其他畸形，预后多数较好。

（二）鉴别诊断

（1）脐膨出：脐膨出时脐带附着在膨出物之上，而腹壁裂脐带根部结构正常。脐膨出在正中线处脐带周围的肌肉、皮肤缺损，腹腔脏器通过脐根部突入脐带内，表面覆盖腹膜和羊膜，脐膨出与染色体异常关系密切。

（2）羊膜囊束带综合征：羊膜囊束带综合征所致的腹壁缺损部位不固定，同时常合并其他部位的畸形，有时声像图上可见条索状羊膜带回声。

（3）生理性中肠疝：妊娠8～12周可见生理性中肠疝，胚胎发育第6周，由于肠、肝、中肾的迅速发育增长，肠袢突入脐带近段的脐腔内，约10周时腹腔增大，肠退回肠腔，12周前要谨慎诊断脐膨出。生理性疝一般不超过7mm，如疝块过大，回声不均匀，边界不规则，则高度警惕病理性疝。

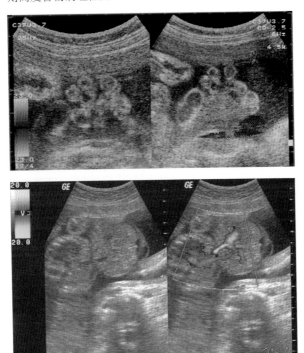

图14-14　腹壁裂

第十五章　小器官

第一节 | 眼

一、眼部的超声解剖

眼球呈球形，球壁（除角膜外）呈较厚高回声，前房房水显示为新月形暗区。两侧宽带强回声为虹膜及其后方的睫状肌。晶体一般显示为后界短弧线，玻璃体为无回声区（见图15-1）。正常人眼轴22～24mm，前房深度2～3mm，晶体厚3.5～4.5mm，玻璃体厚14～15mm，球壁厚1.5mm。视神经为眼眶后间隙正中前后走行的带状低回声，多呈S形，厚4～5mm，视神经眶内段长25～30mm。彩色多普勒显示眼球后15～20mm视神经一侧红色血流为眼动脉，10～15mm处为睫状后动脉，视神经与眼球交界处的红色血流为视网膜中央动脉（见图15-2）。

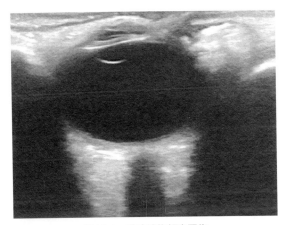

图 15-1 眼球结构超声图像

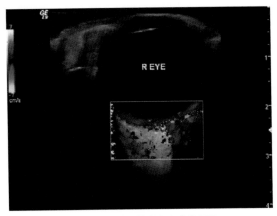

图 15-2 眼球血管彩色多普勒图像

二、视网膜疾病

(一)视网膜脱离

视网膜脱离为视网膜神经上皮层与色素上皮层之间脱离,而非视网膜与脉络膜之间脱离。临床上分为原发性和继发性两类。

1. 声像图表现

(1)完全性视网膜脱离:玻璃体内见一条强回声带,两端与眼球壁相连,呈"V"形,尖端是视神经,两端直至锯齿缘;凹面指向眼前方,眼球运动时该强回声带可见飘动。从赤道部扫查呈"同心圆征"(见图15-3)。

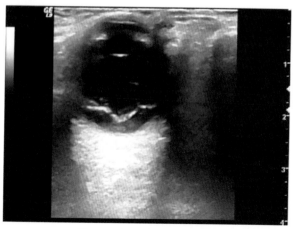

图15-3 视网膜脱离超声图像

(2)部分性视网膜脱离:在玻璃体暗区内见强回声

带，凹面指向眼前方，新鲜视网膜脱离眼球运动时强回声带活动度较大。

（3）继发性视网膜脱离：视网膜回声下方可见实质性肿瘤、玻璃体机化出血等回声，使视网膜牵拉或向前顶出呈帐篷状，凸面指向眼前方。

（4）陈旧性视网膜脱离：回声增强、增厚，活动度下降。

（5）彩色多普勒：光带上可见血流信号，并可见两条伴行的动静脉，与视网膜中央动静脉相连续（见图15-4）。

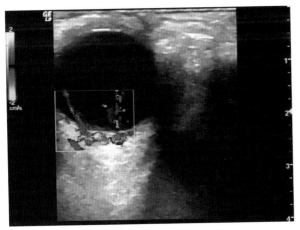

图 15-4　视网膜脱离彩色多普勒超声图像

2．鉴别诊断

与视网膜脱离形态相似的常见疾病有玻璃体内机化膜、玻璃体后脱离、脉络膜脱离等，主要鉴别点见表15-1。

表15-1　眼内膜状回声鉴别诊断

病变	形状	固着点	运动	后运动	血流
视网膜脱离	带状，规则，光滑，凹面向前	与视盘相连	轻	－	与视网膜中央动脉（CRA）延续
脉络膜脱离	带状，规则，光滑，多个凸面向玻璃体	眼赤道部之前轻	轻	－	有血流
玻璃体后脱离	带状，光滑，弧形	不定	显著	＋	无血流
玻璃体机化膜	不规则，分叉	无	显著	＋＋＋	无血流

3. 临床价值

对于视网膜脱离的患者，如果患者的屈光间质清晰，可以确定视网膜脱离的性质时一般不需要超声检查；如果患者的屈光间质欠清晰或不能确定继发性视网膜脱离的性质等特殊情况超声检查可为其诊断提供帮助。

（二）视网膜母细胞瘤（RB）

视网膜母细胞瘤（RB）是一种起源于胚胎视网膜细胞的恶性肿瘤，多发生于3岁以前，偶见于成年人。约3/4单眼发病，双眼发病者多有家族史。肿瘤内含有细胞团块、坏死及钙化斑。本病恶性程度高，发病后1～2年内死亡。

1. 声像图表现

（1）肿块型：玻璃体腔内半球形或球形肿块，起自眼底光带。

（2）不规则型：玻璃体腔内形状不规则肿块，边界不整齐。以上两种类型肿块的回声强弱不均匀，内可见囊性暗区，80%以上的患者还可见"钙斑"，且后方有声影（见图15-5）。

（3）弥漫浸润型：眼底光带均匀增厚，呈波浪状，常伴有视网膜脱离。

（4）彩色多普勒：瘤体内可见红蓝伴行的血流信号，与视网膜中央动静脉相连续。

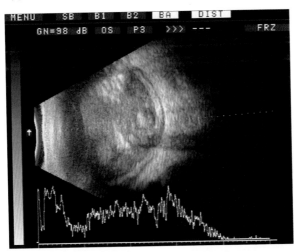

图15-5　玻璃体内巨大肿物，内可见多处钙斑

2. 鉴别诊断

（1）糖尿病视网膜病变：有糖尿病史。

（2）新生儿视网膜病变：如早产儿、低体重儿及吸氧。

（3）Coats病（渗出性视网膜炎）：视网膜内和视网膜下渗出，无明显玻璃体视网膜牵拉，多为单眼，少数伴钙化。声像图显示玻璃体内高回声光带，与眼球壁之间有许多弱光点。彩色多普勒显示血管在病变表面的视网膜内。

（三）视网膜血管瘤

视网膜血管瘤为少见疾病，多在20岁以后发病，可单独存在亦可合并颅内血管瘤。

视网膜血管瘤的声像图表现如下。

（1）玻璃体内呈椭圆形、圆形病变，回声均匀为中强回声，边界光滑、清晰。多数病例合并视网膜脱离（见图15-6）。

（2）彩色多普勒显示病变内可探及红蓝相间的血流信号，自视网膜一直向病变内延伸，频谱形态与视网膜中央动脉、静脉完全相同（见图15-7）。

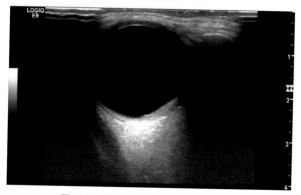

图15-6　视网膜局部增厚，为中强回声

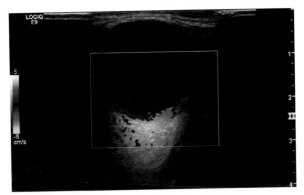

图 15-7　血管瘤内血流自视网膜延续

三、脉络膜疾病

（一）脉络膜脱离

脉络膜脱离是脉络膜与巩膜之间分离，多因外伤或手术后引起眼内压降低而产生。一般患者视力下降不显著。

1. 声像图表现

（1）轴位切面可探及至少两个条带状回声，一般在眼球周边部位。带状回声的凸面相对，下方为无回声区。类冠状切面可探及多个弧形光带回声，有多个点与眼球壁回声相连。横切面脱离的脉络膜呈双带状回声，可能不与眼球壁回声相连（见图15-8）。

（2）彩色多普勒显示脱离的脉络膜上有较丰富的血流信号，血流信号不与视网膜中央动脉的血流信号相连续，血流频谱为低速动脉型血流频谱。

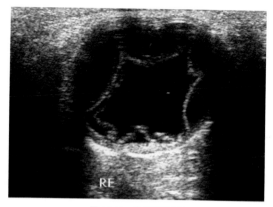

图15-8 脉络膜脱离

2. 鉴别诊断

脉络膜脱离应与视网膜脱离、玻璃体机化膜等相鉴别，见前述。

3. 临床价值

脉络膜脱离一般继发于眼外伤或眼内手术之后，患者一般没有显著的视力障碍，诊断上存在困难，超声检查结合特殊的形态改变和血流特点可以准确诊断，对疾病的诊断及治疗有很大帮助。

（二）脉络膜黑色素瘤

脉络膜黑色素瘤是由恶性黑色素瘤细胞组成的肿瘤，成人常见的眼内恶性肿瘤，多发生在中老年，恶性程度高，发展较快，好发于后部脉络膜。

1. 声像图表现

（1）形状：半圆形或蘑菇形多见。

（2）边界：在肿瘤表面有完整的视网膜时，声像图上前缘回声强，接近后壁时消失。

（3）回声：边缘血管呈窦样扩张，故声像图上前缘回声光点多而强，后方回声逐渐减少，接近球后壁时形成低回声或无回声区，即"挖空"现象（见图15-9）。

（4）脉络膜凹：局部脉络膜被瘤体占据，与挖空区相连续，形成局部凹陷。

（5）声影：因声衰显著，肿瘤后眼球壁及球后脂肪回声较低或缺乏，形成声影。

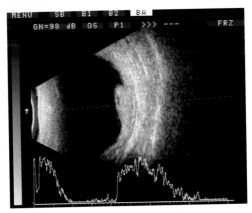

图15-9　脉络膜黑色素瘤

2．鉴别诊断

（1）脉络膜血管瘤：多发于成年人眼后极部，超声显示为较小的扁平状隆起物，内回声分布大体均匀，缺乏脉络膜凹陷及声影。

（2）脉络膜转移癌：声像图所见为形状不规则的回

声光团，基底较宽，内部回声多少不等，强弱不一，缺乏脉络膜凹陷及声影。

（3）脉络膜骨瘤：多发于青年女性，超声显示为扁平隆起的带状强回声，其后为声影。

3. 临床价值

超声检查可以及时了解病变的性质、内部回声变化及准确测量病变的大小等，为保存视力治疗提供帮助。

（三）脉络膜血管瘤

脉络膜血管瘤比较少见，为良性、血管性、错构性改变，大多为海绵状血管瘤。任何年龄均可发病。肿瘤小者多不影响视力。

1. 声像图表现

（1）孤立型超声表现为眼球后极实性病变，以半球形为主，病变边界清晰，内回声均匀。病变与周围组织之间界限清楚，没有明显的声衰减。

（2）弥漫型病变表现为眼球壁回声普遍增厚。

（3）彩色多普勒显示病变基底部和病变内部均可探及丰富的血流信号，基底部最为丰富。频谱为低速动脉型血流频谱。

2. 鉴别诊断

脉络膜血管瘤应与脉络膜黑色素瘤、脉络膜转移癌、脉络膜骨瘤等相鉴别，见前述。

3. 临床价值

应用超声检查可以定量测定病变的大小，彩色多普勒可以定量测定肿瘤内的血流情况。

（四）脉络膜转移癌

脉络膜转移癌多见于肺癌、乳腺癌，在周身转移的同时，癌栓沿着颈内动脉分支，如眼动脉进入眼内，由于脉络膜血管丰富，所以形成肿瘤转移。

1. 声像图表现

（1）眼球后极部见扁平实性病变，内部回声均匀，回声强度较脉络膜血管瘤低。边界清晰但不光滑，表面呈波浪状或表面有切迹。

（2）彩色多普勒显示病变内可见较丰富的血流信号，频谱为低速动脉血流频谱。

2. 鉴别诊断

脉络膜转移癌应与脉络膜黑色素瘤、脉络膜血管瘤、脉络膜骨瘤等相鉴别，见前述。

3. 临床价值

脉络膜转移癌有特殊的超声表现，虽然多数病例有原发肿瘤病史，但是其中有一些病例是眼科首先表现为转移癌，后来检查到原发病灶的，熟练掌握临床特点和超声表现为诊断提供极大帮助。

四、玻璃体疾病

（一）玻璃体积血

玻璃体积血为眼外伤或视网膜血管性疾病所致的常见并发症。

1. 声像图表现

（1）少量玻璃体积血表现为玻璃体内局部弱点状回声，大量的玻璃体积血可以充满整个玻璃体。点状回声不与眼球壁回声相连。运动试验和后运动实验阳性（见图15-10）。

（2）玻璃体下积血：玻璃体积血位于玻璃体后界膜之下，表现为玻璃体内均匀、致密点状回声，不与眼球壁相连，运动和后运动实验十分显著。

（3）玻璃体后积血：由于玻璃体积血时间长，沉积在下方的陈旧玻璃体积血与正常玻璃体之间形成显著的声学界面，称为玻璃体后出血。超声检查积血与重力因素有关。

（4）彩色多普勒显示玻璃体内的积血有轻微的流动性，其流动速度不会引起多普勒效应，多无异常血流信号发现。

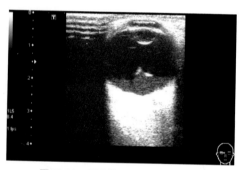

图 15-10　图中箭头示玻璃体内出血

2. 鉴别诊断

玻璃体积血应与玻璃体积脓、玻璃体变形等同样表现为玻璃体内点状回声的疾病相鉴别，单纯从形态上看，积血与积脓很难鉴别，尤其部分病例积血合并积脓，单纯依靠形态改变将两者完全鉴别比较困难，需密切结合病史及临床表现。

（二）玻璃体后脱离

玻璃体后脱离为玻璃体与视网膜内界膜之间脱离。

原因可为玻璃体内机化条牵拉，视网膜脉络膜出血渗出压迫所致。玻璃体脱离以玻璃体基底部为界分为前脱离和后脱离，临床上以后脱离常见。其声像图表现如下。

（1）部分性玻璃体后脱离可见与视网膜相连的条状光带，为中强回声，光带连续，动度大，后运动试验明显。

（2）完全性后脱离表现为连续光带，不与眼底光带相连，动度和后运动明显（见图15-11）。

（3）彩色多普勒显示光带无血流信号。

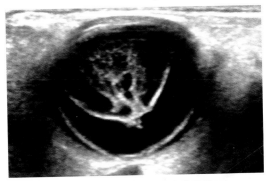

图15-11 玻璃体后脱离合并网脱

（三）玻璃体星状变性

良性玻璃体变性，中老年好发，单眼发病多见，无性别差异。

1. 声像图表现

（1）玻璃体扫查可见点状回声，病变前界不规则，后界呈圆弧形，与眼球壁回声之间有显著界限。病变与正常眼球壁回声之间通常可扫查到带状正常玻璃体回声区。点状回声的运动特点为原位中心的轻度抖动，后运动实验一般不显著。

（2）彩色多普勒超声：无明显血流信号发现。

2. 鉴别诊断

玻璃体积血与玻璃体星状变性同样表现为玻璃体内点状回声，但是积血表现为均匀细弱的点，变性表现为粗大、回声强的点。玻璃体积血运动试验和后运动实验均阳性，玻璃体星状变性为原位的抖动。

五、眼外伤

（一）异物

异物损伤占眼外伤的2% ～ 6%，异物中最多见为金属异物。

1. 声像图表现

（1）眼球内异物：超声表现为眼球内强回声，异物的形态不规则，内回声根据异物性质不同而不同，一般比较均匀，异物后方可见声影（见图15-12）。

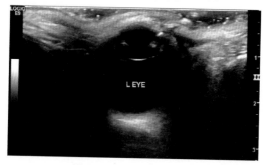

图15-12 箭头所示为异物

（2）眼眶内异物：球后脂肪为强回声，较小的异物较难显示。检查较小的异物常需降低增益，以显示异物。较大异物超声表现为斑块状强回声（见图15-13）。

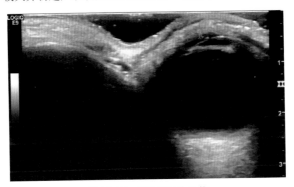

图15-13　箭头所示为异物

2. 临床价值

应用超声诊断眼内异物，对确定异物在眼内的位置有很大帮助。

（二）晶状体脱位

因眼外伤所致的晶状体悬韧带部分或全部离断将导致晶状体位置异常，分为不完全脱位和完全脱位。

1. 声像图表现

（1）不完全脱位：晶状体部分脱离正常的解剖位置，仍有部分与正常附着点相附着。

（2）完全脱位：玻璃体内探及类椭圆形环状病变，环为中强回声，内为无回声（见图15-14）。

（3）彩色多普勒显示脱位晶状体上无异常血流信号。

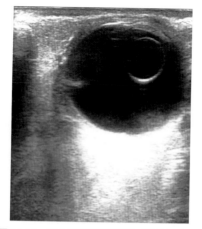

图15-14　图中圆弧形强回声为脱位的晶状体

2. 临床价值

超声检查可精确测出前房深浅不一的程度与范围，并能显示出房角情况，为推测预后提供依据，避免繁琐散瞳，又能判断晶体脱位，能准确测出晶体脱位的范围。

六、眼眶疾病

（一）海绵状血管瘤

海绵状血管瘤是成年时期最常见的眼眶原发性良性肿瘤，主要见于成年人，主要表现为轴位眼球突出，无自发性疼痛。

1. 声像图表现

（1）海绵状血管瘤主要位于肌椎内，呈圆形或椭圆形，边界清晰、光滑，一般不与眶内正常结构相连。肿瘤包膜完整，表现为清晰的占位病变，内部回声较多，分布均匀。肿瘤有一定弹性。

（2）彩色多普勒：血流信号不丰富，部分病例肿瘤内可探及点状血流信号。

2. 鉴别诊断

神经鞘瘤：低、弱回声多见，低反射性肿瘤，主要发生于眼眶外方的泪腺内超声声像图表现为后界向后突出。

（二）神经鞘瘤

神经鞘瘤是神经鞘膜细胞增生形成的一种缓慢生长的良性肿瘤，成年人多见，临床表现隐匿，很少有特征性症状出现。

神经鞘瘤的声像图表现如下。

（1）圆形、椭圆形或不规则形实性占位性病变，边缘光滑可见肿瘤晕，肿瘤内回声低，部分病例可见液性暗区，内有带状回声分隔。肿瘤有轻度的压缩性。

（2）彩色多普勒：病变内血流信号不丰富，病变边缘可见点状血流信号。

（三）泪腺混合瘤

泪腺混合瘤多见于成年女性，表现为眼球突出和内下方移位。受病变的影响可导致眼球变形。

1. 声像图表现

（1）病变呈圆形和椭圆形，边界清楚，内部回声较多，分布均匀，声衰减中等，肿瘤多可压迫局部骨质，病变后界明显向后突出，骨壁回声光滑。偶尔可见肿瘤内有液化腔。

（2）彩色多普勒：病变内可见较丰富的血流信号，病变周边可探及点状、条带状血流信号。频谱为动脉型血流频谱。

2. 鉴别诊断

在超声表现上，泪腺混合瘤与海绵状血管瘤表现相似，但后者很少发生于泪腺区。

（四）炎性假瘤

炎性假瘤可累及框内所有结构，可局限性增生，也可弥漫性不规则生长。

1. 声像图表现

（1）泪腺炎型假瘤：呈扁圆形，边界清楚，内部回声少，声衰减不明显。

（2）肿块型炎性假瘤：病变不规则，边界不清楚，内部回声可多可少，常发现眼球筋膜囊水肿。

（3）眼外肌型炎性假瘤：眼外肌增厚，内部回声较少，并累及肌肉附着点。

（4）彩色多普勒：病变内有数量不等的动、静脉血流。

2. 鉴别诊断

超声鉴别淋巴瘤和炎性假瘤存在困难，需要结合临床其他症状及相关检查。

第二节 | 乳腺

一、乳腺的超声解剖

正常乳腺的声像图由浅至深，依次为皮肤（为均匀的强回声亮线，2～3mm厚，边界整齐，光滑）、皮下脂肪层（呈片状弱回声，分布均匀，境界不甚清，有时见穿行于内呈三角形的条状强回声，称库柏韧带）、腺体层（包括乳腺腺叶及导管，腺叶呈斑点状回声，强度中等略强，分布均匀，导管呈圆形或椭圆形暗区，排列不整但大小相似）。乳腺组织的深层是胸大肌，为均匀实质暗区；最深部为肋骨及肋间肌，肋骨在横切时呈椭圆形衰减区，有声影。

二、乳腺增生

乳腺增生又称乳腺结构不良，多见于 30 ～ 40 岁女性，由于卵巢功能紊乱，黄体素分泌减少，雌激素相对增多，而引起乳腺主质（腺叶及导管）和间质（脂肪及结缔组织）不同程度地增生与复旧不全所致的乳腺结构在数量和形态上的异常。

（一）声像图表现

（1）两侧乳腺对称性增厚，边界光滑完整。

（2）腺体层结构紊乱，回声弥漫性增强，分布不均，呈条样或斑片样改变。

（3）当形成囊性扩张时，乳腺内部可见大小不等的结节状低回声或囊肿（见图15-15、图15-16）。

（4）乳腺增生的另一特点是可触诊到结节，但声像图上相应部位见不到结节。

（5）彩色多普勒：无特征性，偶可见血流信号增多、散在分布、无规律性。

（二）鉴别诊断

（1）乳腺癌：乳腺癌局部肿块浸润性增大，形状不规整，边缘不光滑，无包膜，周边凹凸不平，有角状突起或蟹足样延伸，内部回声不均匀，与月经无关。

（2）乳腺囊肿：有囊肿形成及哺乳和导管阻塞病史，并无疼痛症状。

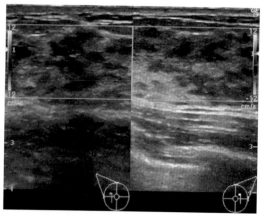

图 15-15 增生乳腺结构较乱，内见斑片状低回声区

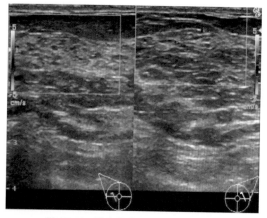

图 15-16 增生乳腺内可见扩张的导管

三、乳腺纤维腺瘤

乳腺纤维腺瘤常见于青年女性，在乳腺良性肿瘤中占首位，好发于 20～25 岁的青年女性，多单发，多发生于在小叶密集的乳腺边缘，一般无症状，多在无意中或普查时发现。

（一）声像图表现

（1）肿瘤呈圆形或椭圆形，一般较小，偶见较大超过 5cm，瘤体较大时呈分叶状。

（2）边界光滑完整，大部分有包膜，部分肿瘤周边缺乏清晰的界面（见图15-17）。

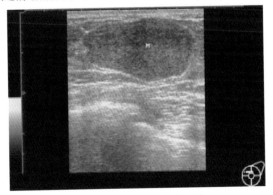

图 15-17 腺瘤可见清晰包膜

（3）内部呈低回声，多数较均匀，肿瘤生长大时，内部可呈囊性变，可出现无回声暗区。

（4）肿瘤后方多数回声增强，有侧方声影，如有钙化点，钙化点后方可伴声影。

（5）彩色多普勒显示多数无血流或少血流（见图15-18）。

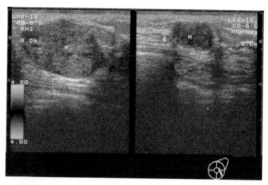

图15-18　腺瘤内未见明显血流

（二）鉴别诊断

（1）乳腺癌：乳腺癌形状不规整，边缘不光滑，无包膜，周边凹凸不平，有角状突起或蟹足样延伸，内部回声不均匀。有的肿块内显示较强的粗斑点状回声。用探头对病灶适当加压后，乳腺癌基本不变形。

（2）乳腺囊肿：乳腺囊肿边界清楚、光滑，呈圆形、椭圆形无回声暗区，后壁回声增强。

四、乳腺囊肿

乳腺囊肿是由于乳腺导管阻塞，继之扩大，呈囊性改变，如哺乳期可由乳汁淤积引起。

（一）声像图表现

（1）囊肿边界清楚，壁光滑、整齐，呈圆形或椭圆形，单发多见（见图15-19、图15-20）。

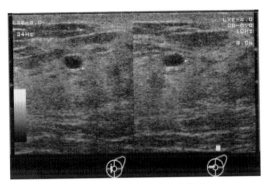

图 15-19 箭头所示为乳腺囊肿

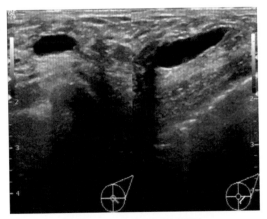

图 15-20 乳腺囊肿呈椭圆形

（2）内部为均质的无回声区。

（3）囊肿后壁回声增强，两侧有侧方声影征。

（二）鉴别诊断

（1）乳腺脓肿：边界不整、增厚，内为不均质暗区。

（2）乳腺囊性增生病：常呈多发，不呈圆形，双侧乳腺增大，与月经周期有关。

五、乳腺癌

乳腺癌是发生在乳腺导管上皮及末梢导管上皮的恶性肿瘤。女性多见，在女性恶性肿瘤中占第二位。男性也可患乳腺癌，占全部乳腺癌的1.29%～1.46%，左侧多于右侧，最多见于外上象限。

（一）声像图表现

（1）肿瘤边界不整，凹凸不平，无包膜，边界呈锯齿状或蟹足状，界限往往不清（见图15-21、图15-22）。

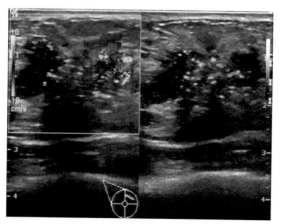

图15-21　乳腺癌内散在点簇状钙化，内部及周边血流丰富

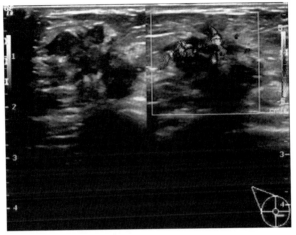

图 15-22　乳腺癌形态不规则，周边蟹足样浸润

（2）内部多呈低回声、实性衰减暗区，分布不均，少数呈等回声或强回声。

（3）用探头对病灶适当加压后，乳腺癌基本不变形，表明其弹性差。

（4）肿瘤后壁回声减低或消失。

（5）肿瘤后方回声亦呈衰减暗区。

（6）肿瘤向组织或皮肤呈蟹足样浸润。

（7）肿瘤中心有液化坏死时，可见低回声或无回声暗区。

（8）彩色多普勒显示肿瘤内血流信号增多，并有新生血管及动静脉瘘形成，PSV > 20cm/s，RI > 0.70（见图15-23）。

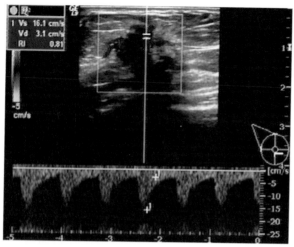

图 15-23　乳腺癌内部多为高阻频谱

（二）鉴别诊断

乳腺癌为恶性肿瘤，主要应与乳腺良性病变进行区分，主要区别点见表 15-2。

表 15-2　乳腺良、恶性病变鉴别点

鉴别点	良性病变	恶性病变
边缘及轮廓	整齐、光滑，多有侧方声影	不整、粗糙，侧方声影罕见
包膜	有	无
内部回声	无回声或均质低回声	分布不均，呈实性衰减

续表

鉴别点	良性病变	恶性病变
后壁回声	整齐、增强、清晰	不整齐、减弱、不清晰
肿物后回声	正常或增强	多有衰减
皮肤（组织）浸润	无	有
纵横比	<1	>1

第三节 | 甲状腺和甲状旁腺

一、甲状腺和甲状旁腺的超声解剖

甲状腺位于颈前中部，气管前方，分左、右两侧叶，两侧叶的连接处称峡部，形似盾牌。甲状腺由两层被膜包裹，内层浅薄为甲状腺固有膜，外层较厚，由结缔组织及弹性纤维组成，两层之间有动脉或静脉网。甲状腺后外为颈总动脉及颈内静脉；两侧叶包绕气管及食管。甲状腺大小：侧叶，长3～5cm，宽2～3cm，厚1～2cm；峡部，长2cm，宽2cm。甲状腺背侧有喉返神经、甲状旁腺等结构。甲状旁腺由于体积较小，正常情况下，超声不易显示，增大或形成肿瘤时，才易被探测。

二、甲状腺肿大

各种原因引起甲状腺增生或肿大者，如甲状腺功能亢进、单纯性甲状腺肿及结节性甲状腺肿等。

（一）甲状腺功能亢进（毒性甲状腺肿）

本病引起甲状腺弥漫性肿大，分泌甲状腺素增多，引起甲状腺功能亢进。

1. 声像图表现

（1）甲状腺多呈弥漫性、对称性、均匀性中度增大，可增大2～3倍，有时峡部增大明显，增大的甲状腺边缘光滑、整齐，增大较明显时，可压迫气管，或将颈总动脉及颈内动脉挤压向外侧方移位（见图15-24）。

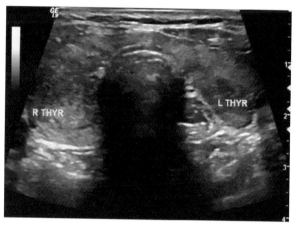

图15-24　甲状腺弥漫性增大，回声减低不均匀

（2）腺体回声呈低-中等回声密集细小光点，分布均匀或不均匀，有时内呈网状低回声区，为小血管扩张所致。

（3）CDFI：血流信号丰富，内径增宽，并有搏动，甲状腺内血流呈五彩缤纷，称为"火海征"（见图15-25）。

（4）PW：为高速低阻血流，甲状腺上动脉 V_{max} > 70cm/s（见图15-26）。

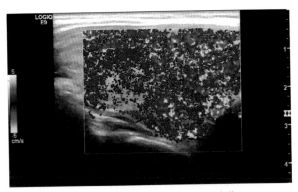

图 15-25　甲状腺内血流呈"火海征"

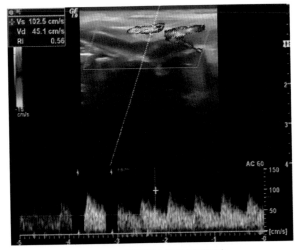

图 15-26　甲状腺上动脉流速增高

2. 鉴别诊断

（1）单纯性甲状腺肿：早期有甲状腺增大但腺体回声均匀，后期显示肿大的甲状腺内呈典型的多个无回声区。甲状腺功能正常或稍低。彩色多普勒显示血流正常。

（2）结节性甲状腺肿：超声显示腺体两侧叶增大不对称，表面不光滑，内有多个结节为其特征。彩色多普勒显示血流信号正常或缺乏，只有当分泌甲状腺素增多时，部分血流可增加。

（3）甲状腺腺瘤：本病部分可合并甲状腺功能亢进，有时候往往只关注甲状腺功能亢进，而忽略了腺瘤的存在。超声示腺瘤为腺体内一局限性肿物，边界光滑整齐，有包膜，内部回声较均匀。

3. 临床价值

利用超声可以观察甲状腺功能亢进患者治疗前后甲状腺体积的变化，以判断疗效。

（二）单纯性甲状腺肿

单纯性甲状腺肿主要以地方性甲状腺肿为代表，由于缺碘引起甲状腺激素合成障碍，导致促甲状腺激素分泌过多，引起腺体代偿性增生。本病一般无症状。

1. 声像图表现

（1）甲状腺不同程度的弥漫性、对称性肿大，尤其是厚径增大明显。

（2）表面光滑，轮廓清晰，内部回声光点增粗或呈囊性变。

（3）组织常发生液化、血块机化及钙化。

（4）彩色多普勒显示较正常血流信号无明显增多，甲状腺上动脉不扩张。

（5）PW：频谱参数与正常接近。

2．鉴别诊断

（1）结节性甲状腺肿：超声显示腺体两侧叶增大不对称，内有多个结节为其特征，但结节内多无胶状物存留。

（2）颈部肿瘤：多为局部肿物，单侧、单发多见，可以见到正常甲状腺组织。

3．临床价值

超声扫查对颈部肿大的患者，不仅可以鉴别颈部肿大原因是否来源于甲状腺肿瘤，还可以对甲状腺形态、结构及内部回声等协助诊断。对于进行治疗的患者，超声可以进行随访。

（三）结节性甲状腺肿

结节性甲状腺肿由缺碘引起，引起甲状腺呈结节样增生及肿大。女性较多见，呈散发性，年龄较大。

1．声像图表现

（1）甲状腺不同程度非对称性增大，轮廓清晰，表面不光滑，呈结节性。

（2）实质光点增粗，分布不均，可见多个大小不等、回声不一的结节，结节周围无正常甲状腺组织，为纤维组织增生所形成的散在性点线状回声（见图15-27～图15-29）。

（3）结节无包膜，可出现囊性变、钙化、出血。

（4）彩色多普勒：无明显特异性改变，可见粗大迂曲的分枝状血管在大小不等的结节间穿行、绕行。

2．鉴别诊断

（1）单纯性甲状腺肿：如前所述。

（2）甲状腺腺瘤：腺瘤边界光滑、完整，有包膜，单侧、单发多见，可以见到正常甲状腺组织。

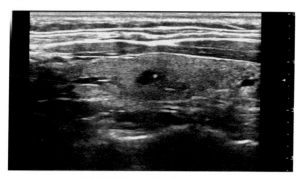

图15-27 较小结节呈无回声，内可见数个点状强回声

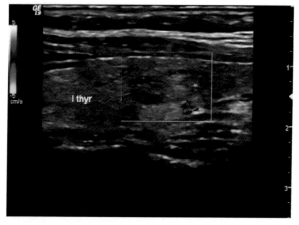

图15-28 结甲结节内部回声多样

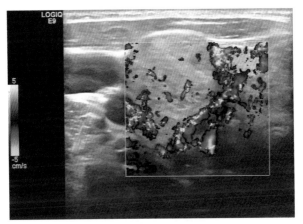

图 15-29 较大结节表现复杂多样

（3）甲状腺癌：结节性甲状腺肿有发生恶变的可能，需注意鉴别。若发现结节迅速增大，颈部见肿大淋巴结，结节边界不规整，回声不均匀，呈锯齿状改变时，应想到结节恶变的可能。

3. 临床价值

超声检查的价值是确定甲状腺内有无结节及结节的部位、大小、数目和形态，有无钙化等，提示结节的良恶性。

三、甲状腺炎

（一）亚急性甲状腺炎

由病毒感染引起，女性多见，常发生于 20～60 岁。早期有甲状腺功能亢进症状，中后期可伴有甲状腺功能减退或恢复期症状。

1. 声像图表现

（1）甲状腺对称性普遍性中度肿大，轮廓正常，包膜增厚。

（2）病变早期为弱光点，均匀分布，后期不均匀，甲状腺内单个或多个片状低回声区，其形态不规则，边界欠清，无包膜回声（见图15-30）。

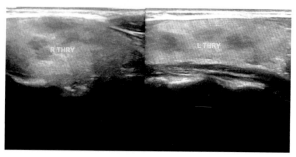

图15-30　病变区呈片状回声减低区，边界不清

（3）颈前肌与甲状腺之间的间隙消失，在病变区出现无回声带，即假性囊肿。

（4）检查时患侧甲状腺局部压痛明显，治疗过程中，观察病变图像有明显变化，逐步减轻，恢复正常。

（5）彩色多普勒：异常回声区周边有较丰富血流信号，内部血流信号少或无血流信号（见图15-31）。

2. 鉴别诊断

（1）急性化脓性甲状腺炎：本病患者存在发热、白细胞高、血沉快。声像图显示炎症边界比较模糊、增厚，有脓肿形成时，可见不规则无回声区。

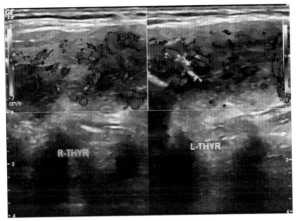

图15-31 病变区内血流信号少

（2）甲状腺腺瘤：腺瘤边界光滑、完整，有包膜，单侧、单发多见。当炎症呈局限性改变时注意鉴别。

（3）慢性甲状腺炎：声像图上鉴别存在困难，主要结合临床及相关实验室检查。

（二）慢性淋巴性甲状腺炎

慢性淋巴性甲状腺炎（桥本病）是甲状腺炎中最多见的一种，属于一种自身免疫性疾病。本病以女性多见，好发年龄为30～50岁。

1. 声像图表现

（1）甲状腺弥漫性轻度肿大，边缘光滑整齐，峡部明显增厚。

（2）实质光点增粗，分布不均，可见网格样改变（见图15-32）。

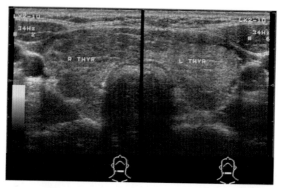

图 15-32　病变甲状腺内见条索状高回声

（3）部分可伴有单个或多个小结节，直径 0.5 ～ 1.0cm，无包膜。

（4）彩色多普勒：早期时血流信号丰富，可呈"火海征"表现，晚期血流可稀疏（见图 15-33）。甲状腺上动脉流速多增高，但一般不及甲状腺功能亢进流速高（见图 15-34）。

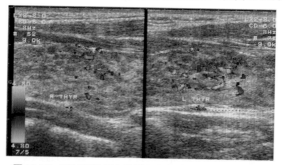

图 15-33　甲状腺功能亢进期血流多丰富，后期血流稀疏

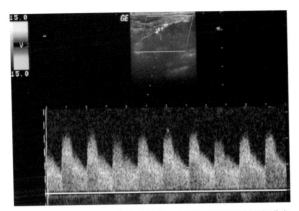

图15-34 甲状腺上动脉流速偏高，但不及甲状腺功能亢进高

2．鉴别诊断

（1）亚急性甲状腺炎：见前述。

（2）甲状腺癌：肿瘤单发，呈局限性肿大，边界不整齐，呈锯齿状改变，常向周围组织浸润，颈部淋巴结亦转移。

3．临床价值

对局限性桥本病的超声检查常显示血流呈"火海征"，一般可以排除占位性病变而免于手术切除，如出现不典型改变，可行超声引导下穿刺活检。

（三）急性化脓性甲状腺炎

急性化脓性甲状腺炎比较少见，多由于颈部或上呼吸道感染侵及甲状腺所致。本病的声像图表现如下。

颈前部甲状腺增大，压痛明显，呈低回声或无回声区，偶见散在光点，脓肿形成时则为无回声，边界比较模糊、欠清晰。

四、甲状腺腺瘤

甲状腺腺瘤是甲状腺良性肿瘤中最常见的一种，女性多见。较常见的为滤泡状腺瘤，少见的为乳头状腺瘤。一般生长比较缓慢。

（一）声像图表现

1. 患侧甲状腺局部肿大，腺体内可见圆形、椭圆形实质性肿块，边界清楚、光滑、有完整包膜（见图15-35）。

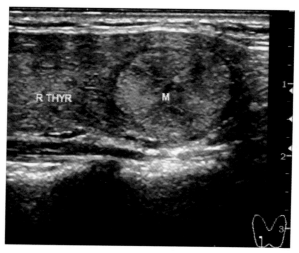

图15-35　腺瘤边界清晰

2. 内部呈均匀、密集的光点，较正常甲状腺组织稍高，亦可呈均质低回声光点。

3. 腺瘤囊性变时，显示为无回声区，呈囊实性改变。

4. 腺瘤周围可见正常甲状腺组织，可见"暗环征"。

5. 彩色多普勒：周边可见较丰富血流信号，呈"花环征"（见图15-36）。

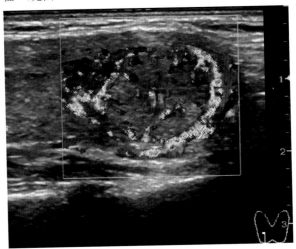

图15-36　腺瘤周边血流丰富，呈"花环征"

6. 弹性成像示瘤体内弹性系数与周围甲状腺组织相似（见图15-37）。

（二）鉴别诊断

1. 结节性甲状腺肿：如前结节性甲状腺肿所述。

2. 甲状腺癌：甲状腺癌边界不规整，呈锯齿状改变，内部回声多衰减，大多向周围组织浸润，可有簇状钙化，一般有肿大的颈部淋巴结。

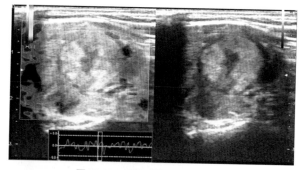

图15-37 弹性成像显示中等硬度

（三）临床价值

根据典型超声图像可做出诊断，对诊断较困难者可行超声引导下穿刺活检。

五、甲状腺癌

在甲状腺疾病中所占的比例较小，但是危害性极大，女性患者多见，癌瘤较小时与良性肿瘤较难区分。

（一）声像图表现

1. 癌瘤边界不整，界限不清，呈锯齿状改变，边缘不光滑，癌瘤较小时，边界可光滑、整齐。

2. 内部呈低回声，往往不均质，后方可出现衰减暗区。

3. 癌瘤内可出现点状、簇状、微粒状的强回声钙化点（见图15-38）。

4. 癌瘤较大时可出现坏死或囊性变，局部呈无回声区，液化不完全时，呈囊实性改变。

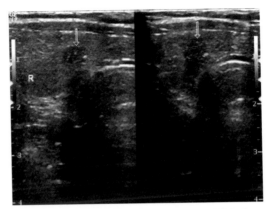

图15-38　甲状腺癌后方衰减，内可见点簇状钙化

5. 彩色多普勒：癌瘤内部血流丰富，可见动脉血流或新生血管，可以测出高速动脉血流频谱（见图15-39）。

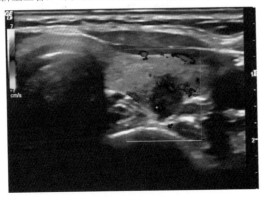

图15-39　甲状腺癌内血流稀疏

6. 癌瘤侵犯周围小血管时可出现癌栓。

7. 注意同侧颈部淋巴结有无肿大（见图15-40）。

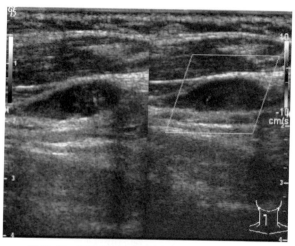

图15-40 颈部淋巴结内回声与甲状腺癌内回声相似

8. 癌瘤侵犯喉返神经时，有声音嘶哑及声带麻痹表现。

9. 转移到甲状腺的转移癌，如肺癌、乳腺癌，内部呈低回声暗区。

10. 弹性成像显示肿瘤较周围正常组织硬（见图15-41）。

11. 超声引导下甲状腺穿刺活检见图15-42。

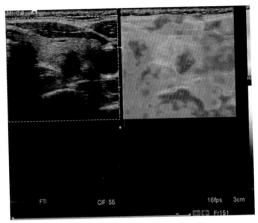

图15-41 弹性成像示甲状腺癌较硬

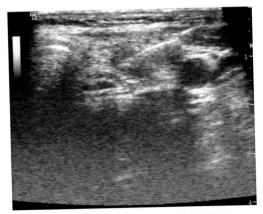

图15-42 超声引导下甲状腺肿物穿刺活检

（二）鉴别诊断

1. 甲状腺腺瘤（见表15-3）

表15-3　甲状腺腺瘤与甲状腺癌

鉴别点	甲状腺腺瘤	甲状腺癌
边界	完整、光滑	边界不整，呈锯齿状改变
内部回声	均质、稍低，部分有囊性变	不均质，多数呈衰减
向周围组织浸润	无	有
挤压甲状腺血管	有	无
颈部有无肿大淋巴结	无	有

2. 结节性甲状腺肿：双侧、多发、大小不等，结节比较光滑，颈部无肿大淋巴结等加以区分。

3.（单纯）亚急性甲状腺炎：有病毒感染病史。超声图像示肿大的甲状腺，质地、回声均匀，无浸润现象，应用药物治疗后症状好转快等可以鉴别。

（三）临床价值

根据典型的声像图可以诊断，对诊断困难的患者可行超声引导下穿刺活检。

六、甲状旁腺增生

甲状旁腺增生多发生甲状旁腺增大，过多分泌甲状旁腺激素，引起骨质脱钙，同时血磷减少。甲状旁腺增生常由于肾衰竭及尿毒症引起。

（一）声像图表现

1. 双侧甲状旁腺不同程度增大，呈梭形、椭圆形或分叶状，没有明显包膜（见图15-43）。

2．内部呈均质低回声区，也可呈等回声或稍强回声。

3．彩色多普勒：增生甲状旁腺为可见血流信号（见图15-44）。

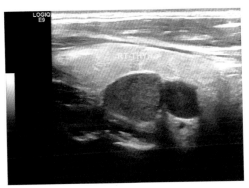

图15-43　箭头所指为增生的甲状旁腺

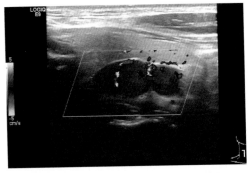

图15-44　甲状旁腺内部及周边见血流信号

（二）临床价值

超声很难由甲状旁腺增生中区分腺瘤，如超声发现不止一处甲状腺增大，应考虑甲状旁腺增生。

七、甲状旁腺腺瘤

常单发，肿瘤生长较大时才被发现。

（一）声像图表现

1. 甲状腺背侧上下极处发现增大的结节，呈圆形、椭圆形，亦可呈长方形、杆状、泪珠形，边界光滑、整齐，常有包膜。

2. 内部呈均质低回声，如有出血或囊性变，可以显示无回声区。

3. 单发多见，多发或双侧发生少见。

4. 彩色多普勒：血流丰富，呈环绕状或进入腺瘤内，并可探及高速血流信号。

（二）鉴别诊断

甲状旁腺增生：双侧、多发，结节较小，有肾衰竭或尿毒症病史可以鉴别。

第四节 | 腮腺

一、腮腺的超声解剖

腮腺位于外耳道前下方，形似楔形，腺体中有导管，长5～7cm，内径约0.3cm，开口于颊黏膜，大小为6cm×4cm×1cm。正常腮腺声像图，腮腺耳前纵切面呈扁三角形；腮腺表面规则清晰，后方见骨板强回声；腮腺内为均质细密的中低回声；腺内可见平行强光带（主导管）；正常测值，前后径约1cm。

二、腮腺炎

（一）急性腮腺炎

急性腮腺炎可为全身性严重疾病的并发症。多发生于一侧，初期为浆液性炎，继之发展为化脓性炎。本病的声像图表现如下。

1. 早期表现为边界清楚、内部回声均匀，腮腺增大，腺体整体回声可不低，内可见多个增粗的血管样回声（见图15-45）。

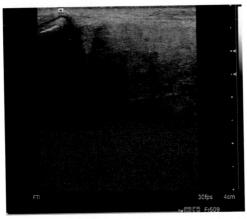

图15-45　病变腮腺增大，回声不均，内可见增粗血管

2. 病情继续发展，腺体内可出现边界尚清的无回声区，无回声区或多或少有一些点状回声或絮状强回声团，

且边界不规则为脓肿形成的表现。

　　3. 探头加压时可有压痛。

　　4. **彩色多普勒**：病变腮腺内血流丰富（见图15-46）。

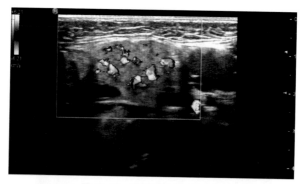

图15-46　病变腮腺内血流丰富

（二）慢性腮腺炎

　　慢性化脓性腮腺炎是腮腺常见的炎症，可由急性腮腺炎发展而来，也可因结石、异物阻塞导管，继发感染而发病，多为一侧发生，病程较长。本病的声像图表现如下。

　　1. 腮腺腺体均匀性增大，回声稍减低但均质，其内有时可见密集分布的条索状强回声和囊状扩张的腺管。

　　2. 腮腺边缘回声可稍模糊，后壁回声增强不明显。

　　3. 有时腺体内可见反应性小淋巴结。

　　4. 慢性炎症有包裹性小炎性病灶或小脓肿形成时，腺体内可见边界清楚的圆形或不规则形低回声区，其内回声均匀或不均匀。

三、腮腺结石

腮腺结石为涎石病的一种，主要见于中年人，男性较女性多见。一般伴有腺体的慢性炎症。本病的声像图表现如下。

1. 腺体内有增强的光点、光团或光条，后方伴声影。腮腺结石若位置较深，由于下颌骨遮挡可能漏诊，一般情况下均能显示（见图15-47）。

2. 结石不在腺管内时，多见一扩张的管状低回声或无回声区位于其一侧。

3. 腺体可均匀性增大，内呈慢性炎症的声像图表现。

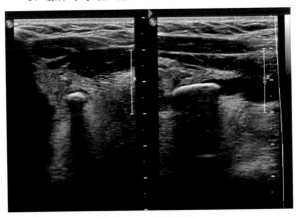

图15-47　强回声为结石

四、腮腺混合瘤

腮腺混合瘤又名腮腺多型性腺瘤，为常见的良性肿瘤，90%发生在浅叶。可发生在任何年龄，40岁以前多见，男女发病率无明显差异。

（一）声像图表现

1. 腮腺腺体呈局限性增大。

2. 腺体内见一椭圆形或圆形低回声，边界光滑，较周围正常腺体回声低（见图15-48）。

3. 病变低回声区回声均匀，当肿块＞3cm时其内部回声不均匀，可出现强回声、无回声或分隔等（见图15-49）。

4. 病灶与周围组织分界清楚。

5. 后方回声部分可增强。

6. 当病灶边界不整齐、不规则时，内部回声不均匀，提示肿瘤穿破包膜，特别是肿瘤生长速度加速时，注意警惕恶变的可能。

7. 彩色多普勒：可见提篮样血流，为细小血管网包绕血流，并分支进入瘤内供养肿瘤的表现（见图15-50）。

8. 恶变时病灶内回声杂乱不均匀（见图15-51）。

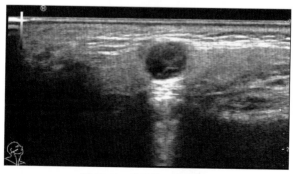

图15-48 瘤体较腮腺回声低

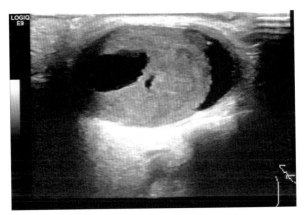

图 15-49 瘤体较大时内部出血无回声

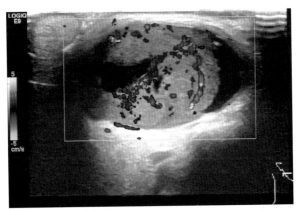

图 15-50 瘤体内血流较丰富

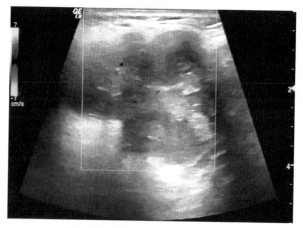

图 15-51 恶变时内部回声杂乱不均匀

（二）鉴别诊断

1. **慢性腮腺炎**：少数慢性腮腺炎可表现为腺体无痛性、局限性肿块，根据反复感染等病症，声像图上无明确界限、回声不均匀等，大都可以与肿瘤鉴别。

2. **慢性淋巴结炎**：慢性淋巴结炎可以表现为腺体区无痛性肿块，此时除了反复淋巴结炎的感染病史外，声像图上常见不止一个低回声病变区域，且回声很低，后壁回声增强较混合瘤明显；抗感染治疗有效。

五、黏液表皮样癌

黏液表皮样癌是常见的腮腺恶性肿瘤，根据细胞分化程度及生物学行为分为高分化和低分化两型，高分化型多见。

（一）声像图表现

1. 高分化型：病灶多较小，呈均匀的低回声区，后方回声可有增强，边界尚规则，与周围组织分界尚清。

2. 低分化型：肿瘤呈浸润性生长，边界不整齐，与周围组织分界不清，内部回声不均匀，有不规则无回声或絮状中强回声，可呈囊实性。

3. 彩色多普勒：多血管性表现，血流较丰富，流速可较高。

（二）鉴别诊断

腮腺混合瘤：较小的高分化黏液表皮样癌应与其鉴别，彩色多普勒超声有一定帮助，但应注意结合临床及其他相关检查。

（三）临床价值

对鉴别困难的疾病可行超声引导下穿刺活检。

第十六章　血管

第一节 | 颈部血管

一、颈部血管的超声解剖

(一)颈动脉解剖概述

颈部动脉发自主动脉弓，右侧从主动脉弓发出一条头臂干即无名动脉，向头端走行，约在胸锁关节后方，分为右锁骨下和右颈总动脉。左锁骨下动脉及左颈总动脉自主动脉弓分出后各自单独走行。颈总动脉在甲状软骨上缘处分为颈内动脉及颈外动脉，该分叉处管径稍扩大称壶腹部。正常情况下，颈内动脉压力大于颈外动脉终末分支。

(二)颈动脉正常声像图

正常颈动脉二维图像为横断面管腔呈圆形，随心动周期而搏动；纵断扫查时，动脉管壁呈两条平行光带，管壁由内膜、中膜和外膜三层所组成（见图16-1）。内膜回声较低，纤细光滑，连续性好，呈线状光带，中层为暗区带，外膜为血管壁最外层，呈明亮光带，管壁厚约1mm。

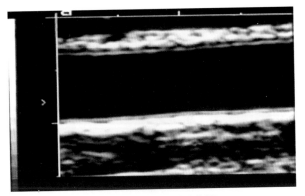

图16-1　颈动脉正常声像图

正常颈总动脉及颈内动脉的内膜-中膜厚度（IMT）< 1mm。颈总动脉分叉部IMT < 1.2mm。颈内动脉多数位于颈外动脉后方，颈外动脉有血管分支，而颈内动脉颅外段无分支。颈总动脉、颈外动脉、颈内动脉三者内径比较，其大小依次为颈总动脉、颈内动脉、颈外动脉。

（三）颈动脉正常多普勒血流频谱曲线

1. 颈总动脉频谱：正常颈总动脉血流频谱曲线形态呈三峰，收缩期有两个峰，第一峰大于次峰，双峰间有切迹，舒张早期增速形成第三峰（见图16-2）。

2. 颈内动脉频谱：颈内动脉供应大脑血流，循环阻力小，显示低阻型血流频谱曲线，双峰间切迹不明显，呈三峰递减型或二峰型（见图16-3）。

3. 颈外动脉频谱：颈外动脉供应头面部血流，循环阻力大，显示高阻力型血流频谱曲线（见图16-4）。

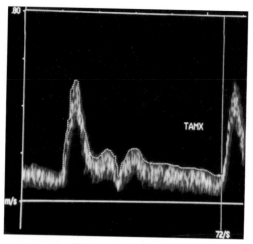

图 16-2　颈总动脉频谱

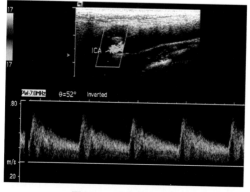

图 16-3　颈内动脉频谱

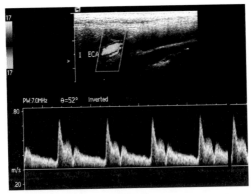

图 16-4 颈外动脉频谱

4. 颈内动脉及颈外动脉的鉴别（见表 16-1）

表 16-1 颈内动脉及颈外动脉的超声鉴别要点

鉴别点	颈内动脉	颈外动脉
管径大小	大	小
分支	无	有
位置/方向	后外	前内
频谱多普勒	低阻型	高阻型

（四）椎动脉解剖概述

椎动脉是锁骨下动脉第一个分支，于前斜角肌内侧上行，大多穿行于 $C_{6\sim7}$ 横突孔，（亦有于 $C_{4\sim5}$ 才进入横突孔者），经枕骨大孔进入颅内，两侧椎动脉在脑桥下缘合成基底动脉。椎动脉浅面为椎静脉。

声像图特征：纵切面为两条平行的细线状回声，管壁整齐，腔内为无回声暗区，有轻微搏动。椎动脉椎间段，因穿越横突孔仅在横突间隙分节段显示，在其前方有椎静脉伴行。椎动脉内径测值左、右侧管径可不相同，一般多见左侧＞右侧。椎动脉血流频谱与颈内动脉相似，不同点是流速偏低（见图16-5、图16-6）。

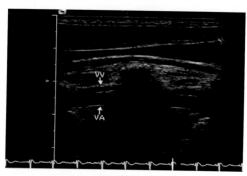

图16-5　椎动脉二维超声图像

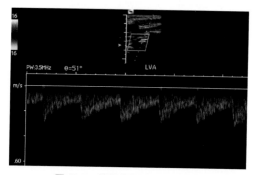

图16-6　椎动脉频谱多普勒表现

二、颈动脉闭塞性硬化症

颈动脉内膜类脂质沉积，进一步发展为斑块形成，导致内腔狭窄。血管内膜破坏，血小板聚集，继而血栓形成、血栓脱落，栓子可进入颅内血管引起脑栓塞。内膜斑块内可有出血、溃疡形成。严重者管腔完全阻塞。

（一）声像图表现

动脉粥样硬化时，动脉管壁正常三层结构消失，内膜不平，不规则增厚，可见形态不一、大小不等的粥样斑块，管腔不同程度狭窄，根据粥样斑块的不同成分可有以下几种表现。

（1）动脉内膜面粗糙：少量类脂质沉积内膜，形成条带，呈线状弱回声，贴附在内膜上形成内膜局限性增厚（见图16-7）。病变处动脉血管内膜回声增强，连续性差，有中断现象。

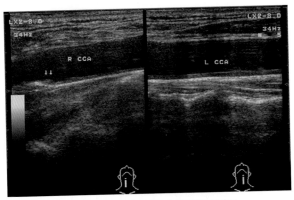

图16-7　右侧颈总动脉内膜局限性增厚

（2）粥样硬化斑块形成：易发于颈动脉分叉部，其次为颈内动脉起始段及颈总动脉（见图16-8），颈外动脉起始段较少见。斑块形态多不规则，突出于管腔，内部结构呈弱或等回声者为软斑。斑块纤维化、钙化，内部回声增强，后方伴声影者为硬斑，兼有两者表现的称为混合斑。

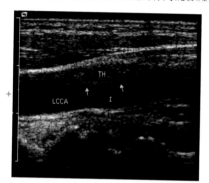

图16-8　左侧颈总动脉硬化斑块形成

（二）鉴别诊断

1. 多发性大动脉炎累及颈总动脉：多发性大动脉炎以中青年女性多见，声像图表现为局限性或普遍性增厚、狭窄、搏动减弱、僵硬，但无斑块形成，常有多条血管受累，可做出鉴别。

2. 颈内动脉先天性畸形扭曲：也可形成狭窄，但声像图可明确显示血管走行扭曲做出鉴别。

（三）临床价值

超声检查对颅外段颈动脉有无形态学改变（如斑块

形成、狭窄、阻塞等）以及血流状态异常、判断血管狭窄程度的诊断、确定治疗方案、预防脑卒中以及评估预后均有重要意义。

三、椎动脉闭塞性硬化症

由于颈椎骨质增生、横突孔变窄、椎间隙狭窄、颈椎曲度变直等情况，导致椎动脉椎骨段受压发生扭曲、骨赘刺激血管痉挛，压迫产生狭窄，导致椎动脉供血减少或阻断。其次，动脉硬化斑块形成或大动脉炎管腔狭窄，也可形成管腔闭塞。

（一）二维超声表现

1. 病变主要在椎间段，显示血管迂曲及局部受压狭窄。

2. 伴有动脉粥样硬化者，可见血管内膜粗糙、管壁增厚、回声增强、有小斑块形成及管腔狭窄，以上表现多见于锁骨下动脉发出椎动脉起始部。

3. 血管闭塞者血管显示不清晰或呈弱回声。

（二）彩色及脉冲多普勒表现

椎动脉彩色血流束受压处变细窄，血流束明显变细窄伴五彩明亮镶嵌血流，频谱曲线显示峰速度增高、窗口变小者提示为中或重度狭窄（见图16-9）。血管完全闭塞者，局部彩色血流中断，频谱多普勒检测无血流信号（见图16-10）。椎动脉血流频谱曲线异常可显示以下四种情况。

（1）收缩期峰尖PSV＜35cm/s，舒张期低流速或舒张早期反向血流，舒张晚期无血流，RI＞0.75。此类型多见于脑血管硬化，颅内血管床阻力增大，椎基底动脉颅内段狭窄，血流受阻。

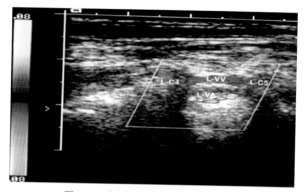

图16-9 左侧椎动脉狭窄彩色血流图像

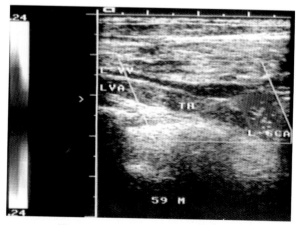

图16-10 左侧椎动脉完全闭塞血流图像

（2）收缩期波峰圆钝，PSV＜25cm/s，上升及下降速度减慢，舒张期基线无血流。这种类型见于狭窄部远端，椎动脉血流灌注减少。

（3）收缩期峰流速高、窗口变小。这种类型见于狭窄局部，狭窄程度超过50%。

（4）收缩期出现向颈根方向倒流，舒张期转为进颅方向血流，同侧上臂以血压计袖带充氧加压后放氧减压时，舒张期也出现倒流。这种类型见于锁骨下动脉窃血综合征。

四、锁骨下动脉窃血综合征

锁骨下动脉窃血综合征是锁骨下动脉起始端或无名动脉近心端发生狭窄或闭塞，引起同侧椎动脉血流逆行流入锁骨下动脉远端，从而导致椎-基底动脉供血不足所产生的症候群。锁骨下动脉窃血综合征的病因是动脉粥样硬化、动脉炎、动脉畸形（锁骨下动脉发育不全）及动脉受压等，产生锁骨下动脉近心端狭窄或闭塞，而造成锁骨下动脉窃血，椎动脉与锁骨下动脉之间的压力梯度发生颠倒，使同侧椎动脉血流反向流回锁骨下动脉远端。

（一）二维超声表现

于锁骨上窝探测无名动脉或锁骨下动脉，观察是否有管腔狭窄、闭塞或有无血栓、斑块回声等表现（见图16-11）。

（二）彩色及脉冲多普勒表现

血管局部狭窄处五彩镶嵌血流，同侧椎动脉显示收缩期自头侧逆向颈根方向倒流，舒张期转为进颅方向血流。束臂试验放气减压时，上肢动脉阻力减低，舒张期出现倒流。狭窄的无名动脉或锁骨下动脉内检出高速湍流频谱曲线（见图16-12～图16-15）。

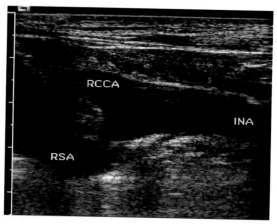

图16-11 右锁骨下动脉起始部斑块

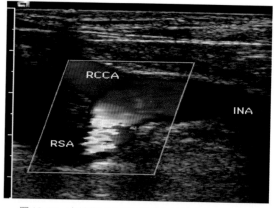

图16-12 右锁骨下动脉起始部斑块致狭窄高速血流

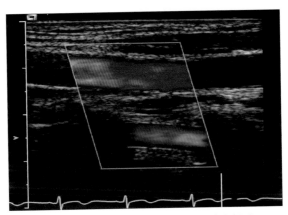

图 16-13　患侧椎动脉与颈总动脉血流方向相反

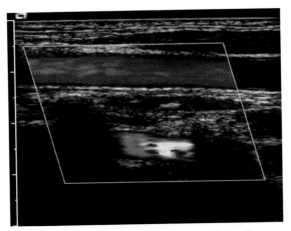

图 16-14　健侧椎动脉与颈总动脉血流方向一致

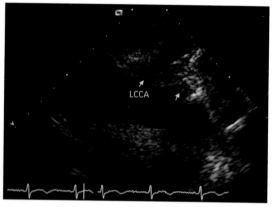

图16-15　左锁骨下动脉起始部斑块

五、多发性大动脉炎

多发性大动脉炎为主动脉及其分支的慢性进行性非特异性炎症，又称无脉症。其发病原因尚未完全明了，目前大多数学者认为是一种大动脉自身免疫性疾病。可能因链球菌、立克次体、结核杆菌等感染，激发了主动脉及其分支动脉壁内的抗原性，并产生自身抗体，从而引起动脉壁的炎症反应。实验研究发现，长期应用雌激素后，大动脉壁的病理改变与本病相似，这一点与多发性大动脉炎多见于青年女性相符。根据其受累动脉分四型：①头臂干型；②胸腹主动脉型；③肾动脉型；④混合型。

（一）声像图表现

1. 二维超声表现：病变处管壁正常结构消失，呈不规则增厚，回声不均匀，管腔不同程度狭窄，管壁呈向心性增厚，轮廓一般较规整。病变时间长者，可表现为血管壁明显增厚，血管内径变细（见图16-16、图16-17）。

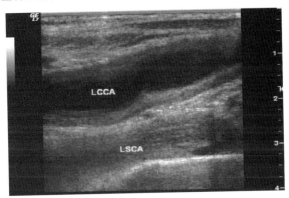

图16-16　颈总动脉大动脉炎，动脉壁全层增厚，又称"被褥征"

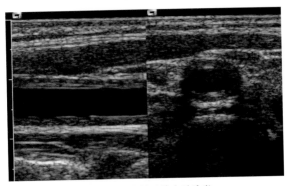

图16-17　颈总动脉大动脉炎

2. 彩色及脉冲多普勒表现：病变处血流分布异常，出现紊乱血流，通过狭窄区的血流速度加快，呈五彩镶嵌色或色彩倒错的血流，彩色血流明显变细，或出现彩色血流中断。

（二）鉴别诊断

应与动脉硬化性闭塞做鉴别。后者多见于40岁以上男性，常伴高血压、高脂血症、糖尿病，声像图表现为管壁局限性斑块、狭窄或闭塞、血管走行迂曲。

（三）临床价值

超声可显示病变部位、范围及程度，提供形态学和血流动力学信息，对协助临床诊断、确定治疗方案及治疗后随访观察具有重要价值。

第二节 │ 主动脉

一、主动脉的超声解剖

主动脉从解剖上分为三个主要部分：升主动脉、主动脉弓、降主动脉。降主动脉又可由膈肌分为胸降主动脉和腹主动脉。升主动脉起自主动脉瓣，从胸骨左缘第3肋软骨之下开始向前、上、右行至第2软骨上缘与主动脉弓相连。主动脉弓分出三条大动脉分支：无名动脉、左颈总动脉及左锁骨下动脉。胸降主动脉在脊柱左侧向下延伸穿过膈肌，并逐渐移向中线，到第四腰椎前面分为两条髂动脉。

二、主动脉窦瘤破裂

（一）病理

主动脉窦壁系先天性发育薄弱，缺乏肌层和弹性纤维，在主动脉血流长期冲击下，形成囊状瘤体向外膨出称为主动脉窦瘤。在某种外因下导致窦瘤壁穿孔即为主动脉窦瘤破裂：窦瘤多发生在右冠状动脉窦（67.2%），其次为无冠状动脉窦（25%），左冠状动脉窦少见（7%）。主动脉窦瘤破裂后，主动脉血流向破入的腔室分流，除少数破入左心室者外，都呈收缩期与舒张期双期分流。当破入右心系统时，由于肺循环血流量增多，导致右心扩大，肺动脉高压以致右心衰竭。当破入左侧心腔时，导致左心容量负荷过重，可发生左心衰竭。破入心包者，可因心包填塞而猝死。

（二）声像图表现

1. 二维超声表现（见图16-18～图16-20）

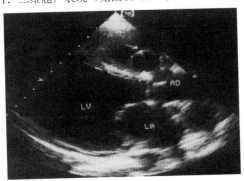

图16-18　右冠窦窦瘤破入右心室（左心长轴观）

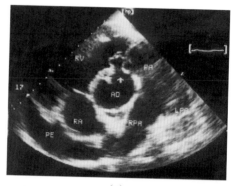

(a)

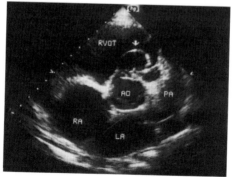

(b)

图16-19 大动脉短轴断面

[(a) 主动脉右冠窦向右心室流出道膨出，并与右冠窦相通，
右心室增大，右心室流出道、主肺动脉及右肺动脉增宽，
患者同时有心包积液；(b) 右心室流出道增宽，右冠窦
向右心室流出道囊袋样膨出（箭头所示）]

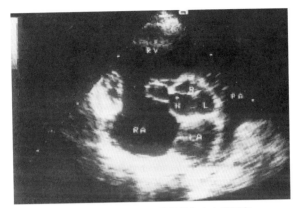

图 16-20 无冠窦瘤像奶葡萄样向右心房膨突，
并可见无冠窦与窦囊之间的交通

2. 彩色及脉冲多普勒表现：在窦瘤破口处可见多色
彩镶嵌的分流湍流束，除破入左心室者仅呈现于舒张期
外，其余部位均显示双期连续镶嵌分流信号。窦瘤破入
右心室、右心房或左心房时，在破口处出现连续性湍流
频谱曲线，持续整个心动周期，呈正向或双相形（见图
16-21、图 16-22），当窦瘤破入左心室时，分流信号只出
现在舒张期。分流量小者湍流仅限于破口附近，大量者
则充满流向的整个心腔。

（三）临床价值

主动脉窦瘤及其破裂时，二维超声心动图检查有特
征性改变，诊断正确率达 90% 以上，结合多普勒检测，
正确率可达 100%。超声显示特征性改变者，可避免创伤
性检查，立即手术。

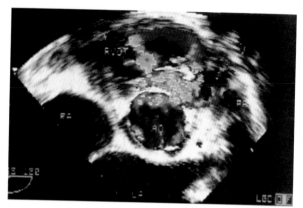

图16-21 右冠窦瘤破入右心室流出道

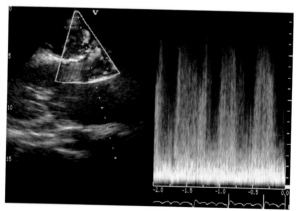

图16-22 右冠窦瘤破入右心室流出道

三、主动脉夹层动脉瘤

（一）病理

主动脉壁由内膜、中层和外膜三层构成，中层含有弹性纤维和血管平滑肌，主动脉壁长期受高血压的应力作用，导致主动脉中层的胶原和弹性纤维变性与坏死，并伴囊性变。在上述中层病变条件下，内膜出现裂口，血流经裂口流进中层并将内膜与中层剥离，或者中层先有出血，形成血肿然后破入主动脉腔内，形成主动脉夹层动脉瘤，并向远端延伸扩展。

（二）声像图表现

1. 二维超声表现

（1）升主动脉瘤：于左心室长轴和主动脉根部短轴观均可显示主动脉壁因病变增厚并呈双层，瘤体内突使主动脉腔变窄，外径增大。

（2）主动脉弓及降主动脉动脉瘤：于胸骨上窝及胸骨左缘分别取长轴和短轴观，可显示夹层动脉瘤的部位和范围。病变部位动脉壁增厚并呈双层，局部内腔变窄（见图16-23）。

2. 彩色及脉冲多普勒表现：取样容积置于夹层瘤的主动脉腔内，可测及收缩期流速明显增高，于夹层中出现明显的正负双向湍流频谱。彩色多普勒血流显示于主动脉腔内有明亮的红色，在夹层中则显示暗淡的蓝色（见图16-24）。

（三）临床价值

超声检查可显示主动脉夹层动脉瘤的特征性解剖学改变，但可出现假阳性，应结合多普勒超声检查，提高诊断正确率。

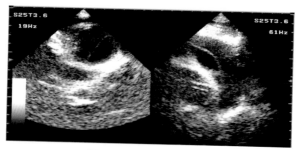

图16-23 Ⅰ型夹层动脉瘤

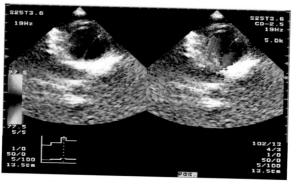

图16-24 彩色多普勒显示真腔和假腔血流

四、马方综合征

马方综合征是一种常染色体显性遗传疾病，累及全身结缔组织进而导致骨骼畸形、眼病变及心血管病变。心血管病变主要是升主动脉根部中层囊性坏死，弹性纤维明显减少、变性和断裂，平滑肌破坏和胶原纤维增生，主动脉中层变薄并降低主动脉壁的强度。在主动脉高压血流的冲击下，主动脉根部扩张并随年龄增长而更加明显，主动脉壁变薄而形成主动脉瘤。主动脉中层强度降低，内膜发生断裂，血液流入管壁夹层，形成夹层动脉瘤。

（一）临床表现

发病年龄较轻，发病率无明显性别差异。眼、骨骼系统和心血管异常是本病的特征。眼异常表现有晶状体脱位；骨骼系统表现有肢体过长、脊柱后侧弯、鸡胸或漏斗胸等；心血管异常主要表现为主动脉瓣关闭不全的症状和体征，部分患者尚有二尖瓣脱垂的症状。

（二）声像图表现

1. 二维超声表现

（1）升主动脉瘤（见图16-25）

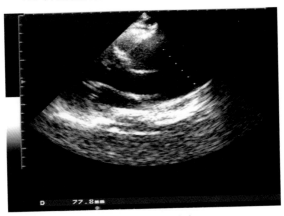

图16-25　升主动脉瘤

（2）升主动脉夹层动脉瘤：心腔大小因主动脉瓣反流导致左心室明显增大，若有二尖瓣反流则左心房亦扩大。

2. 彩色及脉冲多普勒表现

取样容积置于升主动脉管腔中央可出现峰值流速异常升高，而在管壁附近则出现收缩晚期逆向血流信号。夹层动脉瘤时，在夹层内出现正负双向湍流频谱曲线。彩色多普勒血流显示于主动脉腔内出现红蓝相间的涡流信号，合并夹层动脉瘤时，夹层内出现与主动脉腔中血流色彩相反的血流。

（三）临床价值

切面超声心动图可以确切显示升主动脉瘤及夹层动脉瘤的异常解剖结构，但需密切结合家族遗传史、眼和骨骼系统的改变等，综合做出本病的诊断。

第三节 | 腹部大血管

一、腹部大血管的超声解剖

（一）腹主动脉

腹主动脉位于脊柱左前方，上方经主动脉裂孔与降主动脉连续，向下至第4腰椎水平分为左、右髂总动脉。腹主动脉的主要分支：①腹腔动脉，肝动脉、脾动脉、胃左动脉；②肠系膜上动脉；③肾动脉；④肠系膜下动脉。

正常成人腹主动脉近段（近膈肌处）内径为2.0～3.0cm，中段（胰腺水平）为1.6～2.2cm，远段（近分叉处）为1.3～1.7cm。

（二）下腔静脉

下腔静脉位于脊柱右前方，在第4、第5腰椎水平由左、右髂总静脉汇合而成。沿腹主动脉右侧上行，通过肝脏后方的腔静脉窝，穿过膈肌的腔静脉孔注入右心房。正常下腔静脉内径近心段为2.0cm，中段为1.9～2.1cm，远心段为1.7～1.9cm。下腔静脉有以下主要属支：①肝静脉，右肝静脉内径1.05±0.24cm，中肝静脉内径0.96±0.20cm，左肝静脉内径0.80±0.12cm；②肾静脉。

（三）门静脉及其分支

门静脉由肠系膜上静脉和脾静脉在胰颈后方汇合而成门脉主干。

1. 门静脉：正常主干内径为8～12mm。

2. 脾静脉：正常内径为0.3～0.8cm。

3. 肠系膜上静脉：正常内径为0.5～1.2cm。

二、腹主动脉瘤

常见病因是动脉硬化，其次为创伤、感染、中层囊性坏死、梅毒及先天性异常等引起。腹主动脉瘤的基本病理改变是动脉壁中层弹力纤维损坏、变性、断裂、形成疤痕组织，动脉壁失去弹性，在血流冲击下逐渐膨大，形成动脉瘤。根据动脉瘤的结构，可分为三类：

1. 真性动脉瘤：动脉瘤壁与主动脉壁延续，多发生在肾动脉水平以下，髂动脉分叉上方部分。

2. 假性动脉瘤：动脉瘤壁由纤维组织、血块机化物、动脉壁等共同组成。多由外伤及感染等原因，血液从破损动脉壁口外流，在动脉周围形成血肿。此后，血肿内表面被内皮覆盖，形成瘤壁，内腔仍无血管相通。

3. 夹层动脉瘤：由于血流从撕裂的内膜口流向疏松的中层，使中层撕开，形成一个假血管腔，假腔的另一端又再破入血管腔内，形成一个血流通道。

（一）声像图表现

1. 二维超声表现

（1）真性动脉瘤：腹主动脉呈局限性扩张，纵切面瘤体多呈梭形或囊状向主动脉一侧膨出，横切面呈圆形或椭圆形。病变处内径＞4cm，并发附壁血栓时，则在一侧或两侧管壁上，有一片低实质回声块，自内壁向管腔突出。当瘤体较大时，可显示缓慢血流形成的"云雾状"回声（见图16-26）。

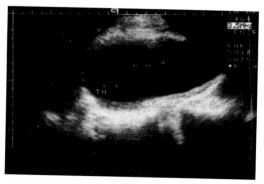

图16-26 真性腹主动脉瘤

（2）假性动脉瘤：主动脉旁显示厚壁无回声区，其壁回声由外向内，回声强度逐渐减弱，与主动脉壁不连续，搏动不明显。

（3）夹层动脉瘤：动脉壁内膜分离，管腔内可见细线样回声，随血管搏动而飘动，断端呈飘带样运动。纵切面显示双层管壁，外层为高回声，内层为细弱撕裂内膜回声，中间为剥离形成的假腔。

2. 彩色及频谱多普勒超声表现

（1）真性动脉瘤：瘤腔内收缩期呈现流速缓慢暗红色或暗蓝色，瘤体较大时，显示瘤体内有红蓝相间的涡流。动脉瘤内呈低速涡流，狭窄处高速射流。

（2）假性动脉瘤：显示收缩期高速射流呈镶嵌彩色经破口进入瘤体，舒张期再由破口流向主动脉，瘤体内可形成红蓝相间的涡流。取样容积置于腹主动脉破口处，可获得全收缩期高速血流和全舒张期反向中速血流信号。

（3）夹层动脉瘤：血流从真腔经破口流入假腔内，收缩期真腔颜色鲜艳明亮，反之，则为假腔。收缩期真腔内血流速高，而假腔内流速缓慢。

（二）临床价值

超声检查可为临床医师提供动脉瘤的形态学和血流动力学资料，对瘤体波及范围和瘤内有无血栓诊断以及动态随访观察均有重要价值。

三、门静脉栓塞

门静脉栓塞可由血栓和癌栓引起。门静脉栓塞可形成肝外型或肝前型门静脉高压，肝癌由于输出静脉——肝静脉阻塞，癌栓沿门静脉分支逆行至较大分支，甚至到达门静脉主干，形成瘤栓。

（一）声像图表现

1. 二维超声表现：管腔内出现低回声的实质性团

块，呈圆形或椭圆形，有时可完全阻塞整个管腔。门静脉血栓阻塞时管壁回声可变得模糊不清，并在其周围形成侧支循环，呈海绵状改变（筛网状）。

2. 彩色及脉冲多普勒表现：可见门静脉管腔内血流局部受阻变窄，癌栓者可见点状血流进入团块。完全阻塞者则显示血流中断，部分阻塞管腔狭窄处血流速度增高。

（二）临床价值

超声检查可提供门静脉栓塞的形态和部位，判定血流阻塞程度，并通过彩色多普勒检测有助于栓子的良恶性鉴别。

四、下腔静脉阻塞综合征

肝段下腔静脉阻塞的病因可分为先天性下腔静脉内纤维隔膜和肝静脉炎性闭塞。目前，把下腔静脉、肝静脉以及两者均有狭窄、阻塞者，称为巴德-基里亚综合征。下腔静脉中下段阻塞病因主要是血栓形成，病因可为下腔静脉本身炎症或其周围炎症、肿瘤的浸润或压迫，造成狭窄或闭塞。根据肝静脉、肾静脉汇入下腔静脉的部位，将下腔静脉分为三段。

1. 上段：即肝段，为肝静脉汇入处以上部分。
2. 中段：肝静脉与肾静脉汇入处之间部分。
3. 下段：肾静脉汇入处以下部分。

（一）声像图表现

1. 二维超声表现

（1）肝段下腔静脉梗阻：显示下腔静脉汇入右心房处下方管腔狭窄或闭塞，管腔内可见向上凸出或斜行的膜状分隔，也可见为团块状回声（见图16-27）。肝静脉管腔纤细或闭塞，也可见阻塞远侧下腔静脉扩张。

（2）下腔静脉血栓形成：腔内可见低或中等回声团块，表面不光滑，外形不规则，附着于血管壁一侧或呈环形附着，导致管腔狭窄或闭塞，管壁回声增高，病变远段静脉属支扩张增粗，抬高下肢后扩张更明显，内径随呼吸运动变化消失，瓦氏动作时股静脉内径不增宽。此外，尚可显示肝、脾肿大及巴德-基里亚综合征表现，肝肿大以尾叶肿大为显著，内部回声减低。

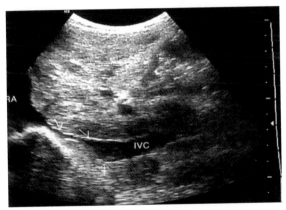

图16-27　肝段下腔静脉梗阻

2. 彩色及脉冲多普勒表现：显示增粗的下腔静脉内血流呈淡蓝色缓慢流束或无彩色血流通过。下腔静脉或肝静脉完全梗阻时，梗阻远端血管内无血流信号或仅见极低的断续频谱曲线，也可显示为逆流曲线，不受呼吸影响。不全梗阻时，在狭窄处出现持续单相高速湍流，不受呼吸和心动周期影响（见图16-28、图16-29）。

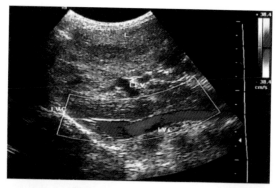

图 16-28　肝段下腔静脉梗阻

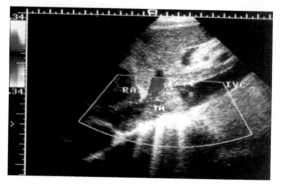

图 16-29　肝段下腔静脉梗阻

（二）临床价值

超声检查可确定下腔静脉和肝静脉病变位置、形态、范围和程度。

第四节 | 四肢血管

一、四肢血管的超声解剖

（一）解剖概要

1. 动脉

（1）上肢锁骨下动脉左侧起自主动脉弓，右侧起于头臂干，故左侧较长。主要分支：①锁骨下动脉；②腋动脉；③肱动脉；④桡动脉和尺动脉。

（2）下肢股动脉起自腹股沟韧带深面，与髂外动脉相延续，主要分支：①股动脉（见图16-30）；②股深动脉；③腘动脉；④胫前和胫后动脉；⑤足背动脉。

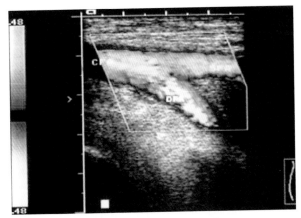

图16-30　正常股动脉纵切图

2. 静脉：下肢静脉分为深静脉与浅静脉。浅静脉位于皮下组织中，有交通支穿过深筋膜与深静脉相交通。

（1）深静脉：①胫后静脉；②腘静脉；③股静脉。

（2）浅静脉：①大隐静脉；②小隐静脉。

（二）超声探测方法

仪器应具备实时二维、频谱及彩色多普勒血流显像等双项或多项功能的超声仪。探头选用线阵式高频探头［（5～10）MHz］。检查时受检者取仰卧位或坐位。先用二维超声扫查，然后以彩色血流显像，最后用频谱多普勒检测血流速度及有关血流参数。

肢体血管检测的注意事项如下。

（1）血管检测应双侧对比，沿血管走行方向、体表投影，由近心段向远心端进行扫查。

（2）检查时探头放置压力适当，以免管腔受压，特别是静脉血管，以免影响检查结果。

（3）一般经横切面测量管腔内径，纵切面显示血管长轴彩色血流图，并进行频谱多普勒测量血流参数，声束与血流夹角（θ）≤60°。

（4）检测静脉时，还应采取深呼吸、瓦氏动作、抬高肢体、探头加压血管、挤压远端肢体等方法，判断静脉腔有无血栓及血流通畅情况。亦有取头高30°卧位或坐位使下肢静脉预充血液，利于彩色显示成像。

二、动脉硬化性闭塞症

（一）病理

动脉硬化性闭塞征的主要病理变化为动脉粥样硬化，管腔狭窄，继而血栓形成，以致管腔慢性闭塞。

（二）临床表现

年龄多在50岁以上，有高血压、高脂血症或糖尿病史。一般好发于腹主动脉下端、髂动脉和股动脉，上肢动脉少见。糖尿病患者病变多在膝关节以下中小型动脉，如胫前动脉、胫后动脉、足背动脉。

（三）声像图表现

1. 二维超声表现

（1）管壁增厚，回声增高，血管呈不规则扭曲。

（2）血管内膜粗糙、增厚，有硬化斑块形成。

（3）管腔呈不规则狭窄和局部扩张，可有血栓形成。

2. 彩色及脉冲多普勒表现

（1）动脉狭窄的下段，收缩期峰值流速及平均流速减慢，舒张期反向血流常消失而呈单一向上波形。

（2）动脉狭窄局部峰值流速增快，舒张期反向血流消失，窗口变小或消失。彩色血流显示狭窄部出现多彩镶嵌血流。

（3）动脉完全阻塞，若无侧支循环形成则阻塞部及其下段无血流信号，已有侧支循环形成者，则可检测到微弱的血流信号，彩色血流显示可见阻塞部血流中断。

（四）鉴别诊断

与血栓性脉管炎鉴别，后者多见于青中年男性，为慢性节段性动脉内膜炎及腔内血栓形成，声像图显示为管腔节段性细窄，并有伴行静脉病变。

（五）临床价值

超声探测对动脉粥样硬化的早期诊断及狭窄、闭塞部位的判定和治疗方案的制订有重要临床价值。

三、血栓性脉管炎

（一）病理

病变主要发生在中、小型动脉及与其伴行的静脉，早期病变为血管内膜增厚，继而血栓形成，以致血管完全闭塞。病变呈节段性，节段之间有未闭塞、内膜正常的部分存在，病变节段与正常部分界线分明。

（二）临床表现

患者多为男性，年龄以25～45岁居多，患肢发凉，足部、小腿疼痛，常出现间歇性跛行，有40%患者出现肢体浅组小静脉及伴行静脉炎，病情进一步发展为夜间卧床静息痛，患肢慢性缺血，营养障碍，皮肤干燥，肌肉萎缩，趾甲增厚、脆裂，严重者形成溃疡、坏死。

（三）声像图表现

1. 二维超声表现

（1）管腔内膜增厚，呈节段性细窄，正常部分与病变部分界线分明（见图16-31、图16-32）。

（2）伴行静脉内膜炎症变化。

2. 彩色及脉冲多普勒表现：收缩期峰值流速减慢，舒张期反向血流消失，动脉完全阻塞则在阻塞部及其下段无血流信号，彩色多普勒血流显示阻塞部血流中断。

（四）鉴别诊断

应与动脉硬化性闭塞症鉴别。

（五）临床价值

超声对于血管闭塞性脉管炎的诊断、病变部位的判定、治疗后疗效观察均有临床意义。

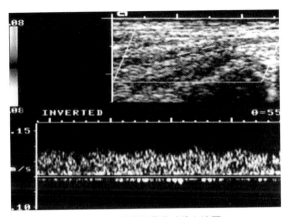

图16-31　脉管炎足背动脉血流图

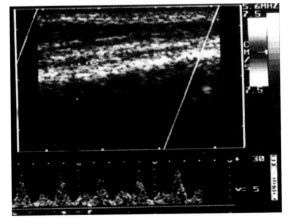

图16-32　胫前动脉彩色血流变细

四、动脉瘤

（一）病理

动脉瘤分真性及假性两种，真性动脉瘤病因多为动脉硬化，主要由于动脉壁中层发生退行性变，肌组织和弹力组织变薄，同时由于血流的不断冲击，动脉壁薄弱部分逐渐扩大而形成动脉瘤。假性动脉瘤因外伤引起，动脉壁受伤破裂，在软组织内形成局限性血肿，此血肿借动脉壁上裂口与动脉腔相通，血肿仅由纤维组织所包绕。

（二）临床表现

动脉瘤多呈球形或卵圆形膨胀性搏动肿物，位于髂窝、腋窝、肘窝或腘窝的巨大动脉瘤可引起肢体屈曲受限。股动脉瘤多见于股三角区，腘动脉瘤位于腘窝部，有时可听及收缩期杂音。当肢体远侧因附壁血栓脱落，发生栓塞导致缺血时，出现皮肤苍白、突发肢体疼痛等症状。动脉瘤远侧动脉搏动常减弱或消失，体积较大的动脉瘤可压迫邻近神经干引起远侧肢体疼痛、感觉异常。

（三）声像图表现

1. 二维超声表现

（1）真性动脉瘤显示血管呈梭形或囊球形局限性扩张或膨大，管腔内膜粗糙，管壁连续性尚好。瘤体内可见片状或团块状血栓回声附于管壁（见图16-33～图16-35）。

（2）假性动脉瘤显示搏动性肿块中心为液性暗区并与动脉之间有通道。

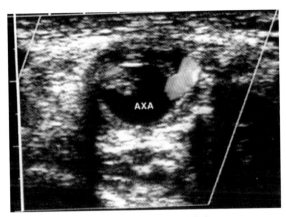

图16-33 腋动脉真性动脉瘤

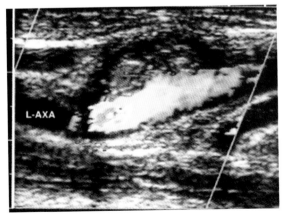

图16-34 腋动脉真性动脉瘤

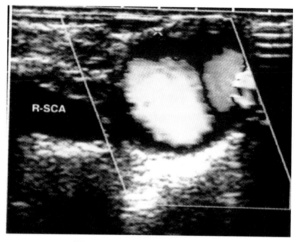

图 16-35 锁骨下动脉真性动脉瘤

2. 彩色及频谱多普勒检测：彩色多普勒血流显示真性动脉瘤在膨大部有红蓝相间的涡流，频谱曲线显示为杂乱无章的低速血流。假性动脉瘤可清晰显示动脉血流进入瘤体的狭小通道，并在瘤体内形成涡流，在破裂口处，检测到收缩期高流速，舒张期为反向中等流速的"往返血流"曲线（见图16-36）。

（四）临床价值

超声对真性及假性动脉瘤的诊断、制订手术治疗方案具有重要的临床意义。

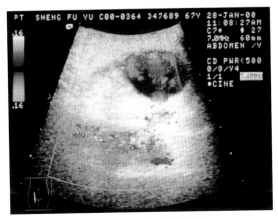

图 16-36　股动脉假性动脉瘤

五、静脉血栓

（一）病理

产后、手术后长期卧床以及肢体挤压伤等易形成静脉血栓。静脉血栓形成可分两种类型：①静脉血栓形成主要由于血流缓慢和血液凝固性增高，而静脉壁无特殊变化。②在血栓性静脉炎时，静脉壁损害起主要作用，所形成的血栓由血小板、白细胞和纤维蛋白所组成。

（二）临床表现

下肢静脉血栓一般多见于左侧，主要由于髂总动脉交叉在左侧髂总静脉之上，引起该侧静脉血流缓慢所致。临床表现随发病部位有所不同。

1. 小腿肌内静脉血栓形成，小腿肌肉疼痛，局部压痛明显，足背和踝部常有水肿。

2. 髂股静脉血栓形成，起病常急骤，整个下肢严重水肿，皮肤发白或略发绀，浅表静脉多扩张，血栓部位常有显著压痛。

3. 腘静脉血栓形成，肢体肿胀位于足、踝和小腿下部。

4. 上肢深静脉如腋静脉、锁骨下静脉血栓形成，患侧上肢肿胀、疼痛、发绀、静脉曲张。

（三）声像图表现

1. 二维超声表现

（1）阻塞远侧端静脉扩大，随呼吸管径大小及血流速度改变不明显或消失。

（2）阻塞部位可见血栓回声，急性期血栓呈均匀低回声（见图16-37），慢性期呈不均质增强回声，表面不规则。血栓所在部位探头加压管腔不能压闭。

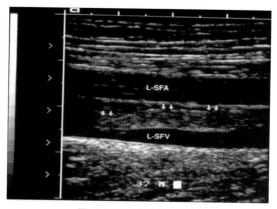

图16-37 股静脉急性血栓

2．彩色及频谱多普勒表现

（1）频谱多普勒血流显示远端血流流速减慢，深呼吸、乏氏试验、挤压肢体血流信号改变不明显或消失，完全梗阻时近心端无回流血流信号。

（2）彩色多普勒血流显示部分阻塞者彩色血流绕过血栓向心走行。完全阻塞者则显示血流中断（见图16-38），慢性者可见侧支循环形成。

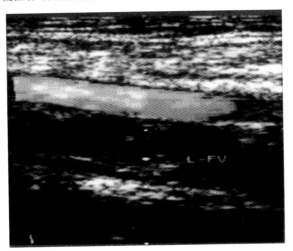

图16-38 股静脉急性血栓彩色多普勒表现

（四）临床价值

超声对深部静脉血栓形成的诊断、血栓部位的判定、侧支循环的有无形成和治疗方案的制订均具有临床应用价值。

六、动静脉瘘

（一）病理

由于先天性或后天性（如外伤、医源性血管损伤、细菌感染）等原因所引起。先天性动静脉瘘常累及无数细小动、静脉分支血管，呈干状和瘤样多发性动静脉交通。后天性动静脉瘘常见于中等大小的动、静脉，瘘口一般为单发，也有多发者。

（二）临床表现

动静脉瘘的临床表现随瘘口大小、部位和存在时间的不同而不同。发生在肢体较大的动静脉瘘，能产生不同程度的静脉压升高和血液回流障碍，出现肢体肿胀、动脉缺血、静脉功能不全。如发生在主动脉、下腔静脉与锁骨下动、静脉等部位则可产生心功能不全等表现。

（三）声像图表现

1. 二维超声表现：显示伴行动、静脉之间有异常瘘口，瘘口近端处静脉扩大。

2. 彩色及脉冲多普勒表现：频谱多普勒检测显示收缩期大于舒张期全心动周期连续性血流频谱曲线。彩色多普勒血流显像可见收缩期有一股高速、色彩明亮或镶嵌血流从动脉通过瘘口进入静脉（见图16-39、图16-40）。

（四）临床价值

超声可发现动静脉瘘的部位、大小及血流动力学改变。

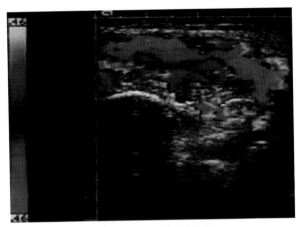

图 16-39 先天性动静脉瘘

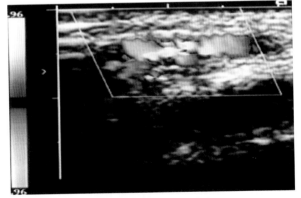

图 16-40 创伤性动静脉瘘

第十七章　颅脑疾病

第一节│新生儿颅脑超声检查方法

一、探头选择

进行新生儿颅脑超声检查，一般选择高频率凸阵小型扇形扫查探头，频率范围在（5～7.5）MHz之间，更高频率的探头对显示近场颅脑边缘及脑外间隙效果更佳。

（一）足月儿或婴幼儿

足月儿或婴幼儿常有明显的头皮和头发，为了有更好的穿透力，可采用频率稍低的扇形探头，如5MHz探头。

（二）早产儿

由于早产儿头皮较薄，最好采用7.5MHz以上的小型高频扇形探头，通过小的囟门声窗可以获得宽范围的视野。10Hz以上的探头有利于对表浅结构的检测，如上矢状窦或蛛网膜下腔。

二、检查部位与方法

（一）经前囟检查

前囟是常规颅脑超声的首选检查部位。探头置于前囟，要求做不同角度的缓慢偏转扫查，如冠状扫查从前到后，矢状扫查从一侧至另一侧的连续动态扫查，可获得系列冠状切面和矢状切面。做冠状扫查可获得颅内从额叶到枕叶各冠状切面影像；做矢状扫查可获脑中线结构至双侧颞叶间各矢状切面影像。

（二）经后囟检查

后囟是左右顶骨与枕骨形成的三角形骨间隙，位于人字缝和矢状缝交界处，多于出生后 2～3 个月闭合。探头置于后囟，可对颅脑进行矢状扫查和近于横切面扫查。

进行矢状扫查时，探头略偏正中线，探头前部分略向内侧，主要观察侧脑室三角区和后角，对判断后角内出血非常有帮助；进行横切面扫查时，自上向下偏转探头，可显示近似颅脑横切面，对比观察两侧后角大小和内部回声非常有用。但因后囟较小，闭合也早，实际可扫查到的范围有限，故不常应用。

（三）经侧囟检查

侧囟包括乳突囟（后外侧囟）和蝶囟（前外侧囟）。乳突囟位于鳞状缝、人字缝和枕骨缝之间。超声探头置于耳轮后方 1cm 和耳屏上方 1cm 处的乳突囟，主要对颅脑进行横切面扫查，尤其对经前囟扫查不十分满意的脑干、颅后窝结构等进行观察非常有帮助，但也因乳突囟关闭较早，可扫查范围有限，限制临床对脑结构检查的应用。蝶囟位于额缝、鳞状缝之间，蝶囟较小且闭合较早，但由于颞骨较薄，临床上常将较薄的颞骨作为脑血管血流动力学超声检查的探测声窗。

第二节 │ 颅脑断层解剖和新生儿的正常颅脑超声声像图

一、新生儿颅脑断层解剖与正常超声切面图

（一）经前囟冠状切面扫查

（1）冠状切面A：最前面的第一冠状切面，超声声束通过侧脑室前角前方，可显示颅前窝及其内的结构，包括左、右大脑额叶皮质与大脑纵裂、大脑镰、深面的颅骨及眼眶等。

（2）冠状切面B：探头声束从第一冠状切面稍向后偏转，恰好经过侧脑室前角水平。

（3）冠状切面C：从冠状切面B进一步向后偏转探头，声束平面通过侧脑室体部和第三脑室即可获得此切面。

（4）冠状切面D：从冠状切面C稍向后或向枕部方向偏转探头，声束平面通过侧脑室体部和小脑即可获得此切面。

（5）冠状切面E：从冠状切面D继续向枕部方向偏转探头，声束平面经过侧脑室三角区和枕角即可获得此切面。

（6）冠状切面F：从冠状切面E继续向枕部方向偏转探头，即可获得最后一个冠状切面。冠状切面F主要显示的结构有大脑枕叶皮质和侧脑室枕角周围的脑白质。

（二）经前囟矢状切面扫查

探头纵向放置于前囟，对颅脑进行矢状扫查，首先行正中矢状切面扫查，然后由中线分别向两侧偏转探头

进行连续扫查，每一侧从正中矢状切面开始连续动态扫查至大脑外侧裂水平，可获得一系列矢状切面。主要矢状切面有正中矢状切面、旁矢状切面和大脑半球矢状切面。

（三）经后囟超声扫查

探头置于后囟，超声声束平面与正中矢状切面稍呈角度，可获得经后囟的矢状切面图像，探头旋转90°可获得经后囟的近似横切面图像。矢状切面主要显示的结构有侧脑室三角区和枕角，侧脑室三角区内脉络丛伸向侧脑室体部和下角，枕角内没有脉络丛而呈无回声，侧动探头可显示侧脑室颞角，这些切面对发现孤立的扁平血凝块和附着在脉络丛上的血凝块非常有用。探头旋转90°获得的近似横切面图像对比较左右枕角的大小及回声强度很有价值。经后囟超声检查对评估侧脑室后角，尤其对诊断脑室后角内出血非常有价值。

（四）经乳突囟超声扫查

经乳突囟超声扫查主要用于评估脑干和颅后窝，这些结构通过前囟超声检查往往显示不佳。经乳突囟超声扫查主要获得颅脑横切面图像，在获得颅后窝横切面图像时，将探头前部分轻轻向头侧偏斜，即可清楚显示第四脑室、小脑蚓部后部、小脑半球和颅后窝池。一系列横切面可显示从颅顶到颅底的颅内结构，轻微旋转探头显示标准横切面，有利于对解剖结构的识别。小脑表面有很多呈放射状排列的浅沟，超声显示为强回声线，这些浅沟将小脑分割成许多突起的小叶，小叶表层为小脑皮质。小脑蚓部呈强回声，位于第四脑室后方，横切面较正中矢状切面显示的回声稍低。稍偏尾侧的横切面可显示比第四脑更低的小脑部分，此时在小脑半球中间为无回声细小间隙,这是正常表现。扫查角度进一步加大向尾侧偏移,显示的细小无回声带为等四脑室正中孔,第四脑室和颅后窝池通过此孔相通。在高频超声和横切面的偏转切面上显示无回声的间隙,通常是正常变异的各种不同表现,注意识别Dandy-Walker变异型。应用彩色多普勒超声对评价囊性结构内血流情况非常有价值,有利于区别血管性病变和非血管性病变。

探头从标准横切面向外耳侧稍偏转即可获得稍高一点的颅脑切面,即经乳突囟扫查的颅后窝-中脑横切面,在此切面上可显示丘脑、中脑、第三脑室、中脑导水管、四叠体。丘脑中间细窄裂隙样无回声为第三脑室,中脑导水管通常显示为线状强回声,但是偶尔在脑中部可显示为细窄无回声暗带,四叠体池显示为围绕中脑的强回声结构。

二、检查途径和注意事项

1. 检查途径

前囟、后囟和前外侧囟这三种扫查途径已经被广泛应用。经前囟检查简便也应用最广。

经前囟矢状切面可常规显示基底动脉、颈内动脉、大脑前动脉以及脑内静脉,如Galen静脉、上矢状窦和直窦。

经前囟冠状切面扫查,在略偏前的冠状切面上可显示颈内动脉床突上段、大脑中动脉M1段、丘脑纹状体动脉、大脑前动脉A1段和海绵窦。在略偏后的冠状切面上大多可见成对脑内静脉及其分支、丘脑纹状体动脉、基底动脉、直窦和横窦。经前囟冠状切面扫查的一个主要缺点是大脑中动脉和超声声束垂直,此时多普勒血流信号接近零。

经蝶囟（前外侧囟）扫查是显示大脑中动脉最好的超声检查途径，此时探头与大脑中动脉接近平行。在大部分的足月儿，以薄颞骨作为声窗，可显示Willis动脉环及其主要分支；在大部分早产儿中，从一侧扫查即可显示双侧大脑中动脉。

经后囟扫查对于需要显示横窦和窦汇的患者是一种很好的方法。

2. 注意事项

为了更好地显示颅内血管，应采用局部放大功能，在感兴趣区域内应用彩色多普勒以加强彩色多普勒血流信号敏感度和帧频。彩色增益以组织运动伪像最小、血流信号显示最大为宜，低速血流信号敏感同时旁瓣效应最小时有利于评价静脉系统。检查位于浅表的上矢状窦时推荐应用（7～14）MHz扇形探头，可显示大脑前动脉、大脑中动脉的分支。当只需显示血流信号时，不需要血流方向信息时，建议应用能量多普勒。

在做脉冲多普勒超声检查时，由于脉冲多普勒超声能量较大，尽管经颅多普勒超声是安全的，但应限制多普勒暴露时间，建议通过增加增益而不是能量输出来获得更大的信号强度。

阻力指数（RI）收缩期最大血流速度（MAX）舒张末期血流速度（MIN）时间平均血流速度（MEAN）是检查颅脑血流动力学的常用指标。最简单和可重复性好的指标是RI，它不受血管角度的影响，而且与急性颅内压变化有关。但是，脑血管阻力以外的许多因素可影响脑血管RI。

一、脑损伤性病变

（一）脑穿通畸形

脑穿通畸形也称孔洞脑，分为先天性和获得性两种。先天性脑穿通畸形为胚胎6周前发生畸形，造成脑组织的局部缺失，局部脑损伤会以发育不良的脑灰质来修复。获得性脑穿通畸形主要是因为出生后，继发于脑实质内出血、感染或创伤。CT和超声可以确诊。

脑穿通畸形超声图像特征为脑实质内大的囊腔，可单侧或双侧，囊壁光滑，不规则或规则，囊腔内一般无分隔，与脑室或蛛网膜下腔相通，不延伸至脑皮质表面，同侧脑室扩张。进展性囊腔需行分流术，预后不良。少数患儿仅遗留轻微的神经体征，智力可正常。

（二）水脑畸形

水脑畸形即为积水性无脑畸形，两侧大脑半球全部或大部分为充盈液体的囊腔。过去认为水脑畸形是由胎儿发育阶段颈内动脉双侧闭塞引起的，但现在认为它可能由任何一种颅内病变引起（如颈内动脉梗死或感染）。这种畸形可以看作脑积水最严重的类型，也就是说这是大脑皮质的完全损害。这些胎儿在出生时令人惊奇的正常，但在早期就会出现发育迟缓，一般在出生1年内死亡。

水脑畸形的超声图像特征为双侧侧脑室极度扩张，双侧大脑皮质严重破坏，脉络丛悬挂在侧脑室内，颅内为脑脊液充盈，造成巨头畸形。而接受大脑后动脉和椎动脉血液供应的结构，包括丘脑、小脑、脑干、后脉络丛仍可存在，但显示不清晰或缺失。颈内动脉的多普勒血流信号消失。颅内可发现不完整或完整的大脑镰。大脑镰可鉴别本病和无叶型前脑无裂畸形，后者无大脑镰；另外，水脑畸形患儿颜面部结构正常，而前脑无裂畸形患儿常合并颜面部中线结构畸形。水脑畸形和严重的脑积水很难鉴别，但脑积水超声可以见到皮层的边缘。

（三）囊性脑软化症

脑软化症是局部脑损伤的结果，病理上是星形胶质细胞再生和神经胶质的分隔。在弥漫的脑损伤中，可出现大面积的囊性脑软化症。在新生儿，感染或缺氧能导致广泛的损伤，而血栓可导致局部损伤。损伤的位置由损伤类型决定。超声图像显示为脑实质内无回声的囊腔。

二、脑积水

脑积水是活产儿中最常见的先天异常，在活产儿中脑积水总的发生率是1∶1000。当脑脊液产生和蛛网膜微粒引流两者不平衡时即出现脑积水。脑积水的发生主要有三个原因：脑脊液引流梗阻、吸收减少和产生过多。

新生儿侧脑室测量方法报道不一，目前常用的侧脑室测量方法一般采用Levee推荐的以旁矢状切面测量侧脑室体部的测量法，即在旁矢状切面由顶到底测量侧脑室体部的纵径，若＞6mm为脑室扩张，6～10mm为脑室轻度室扩张，11～15mm为脑室中度扩张，＞15mm为脑室重度扩张。

（1）侧脑室扩张：正常情况下脑室壁环抱脉络丛，脉络丛周围没有或仅有少量脑脊液；在明显脑室扩大时，脉络丛一侧脑脊液明显增多，脉络丛向下悬挂在侧脑室内，不接触侧脑室壁。

（2）前角或后角扩张可能是脑积水的早期征象。因为新生儿长处于仰卧位，液体易沉积在侧脑室三角区及后角，故侧脑室三角区和后角较体部先扩大，在旁矢状切面易显示此特征，侧脑室后角＞14mm为脑室扩张。仅出现第三脑室和侧脑室扩张，第四脑室大小正常，提示中脑导水管狭窄或闭塞。

（3）冠状切面可以对左右侧脑室扩张情况进行比较，也可观察颞角尖端、第三脑室、第四脑室的扩张情况。

（4）正中矢状切面可以对第三脑室和第四脑室的扩张情况进行评估。第三脑室＞2mm为扩张。

（5）严重脑积水时脑血管舒张期前向血流降低，阻力指数和搏动指数（PI）增高

（6）超声监视可引导神经外科医生行脑室分流装置的放置，也可对分流效果进行评价。

三、脑血管畸形

新生儿时期最常见的颅内血管畸形是Galen静脉畸形。Galen静脉畸形（VGM）是一种罕见的先天发育异常，本质上是一种特殊类型的颅内动静脉瘘。有这种畸形的胎儿通常发生充血性心力衰竭。在儿童后期，症状包括抽搐、颅侧杂音、脑积水和心脏肥大。人群中发病率低于4/100000，约占颅内血管畸形的1%，具有很高的病死率。

Galen静脉畸形的超声表现：在中线处可见无回声囊性包块，位于室间孔后方，第三脑室上方。这种囊性包块很容易和其他囊肿鉴别开，因为其有大血管进入，且为脉搏性包块，彩色多普勒血流成像可以证实诊断。可伴或不伴有脑积水，有血栓形成时可出现钙化。频谱多

普勒可显示典型静脉血流动脉化、低阻血流频谱及血流速度增加。

第四节 ｜ 新生儿脑损伤

一、新生儿颅内出血

新生儿颅内出血（ICH）是严重的新生儿临床问题，可导致神经系统后遗症，甚至死亡。

颅内出血超声图像特征随出血时间而变化：出血早期，血凝块边缘回声强度低于中部；2～7天，血凝块稳定表现为边缘清晰的强回声团块；7～10天，出血开始吸收，回声强度逐渐减弱，如强回声团消失则提示出血被完全吸收，如出血不能被完全吸收，则形成大小不等的囊腔。出血常位于侧脑室前附近。脑室内出血，常可见局限性脑室壁回声增强，脑室内可见到强回声团块和隔带状回声。脑实质出血中范围较大者可形成孔洞脑。室管膜下出血和脑室内出血的并发症包括脑室梗阻性脑积水（通常在室间孔或中脑水管）和脑室外梗阻性脑积水（通常在蛛网膜颗粒）。脑实质内出血的并发症是永久性的脑损害，即脑坏死继而形成脑穿通囊肿和脑积水。不同部位颅内出血的超声诊断详述如下。

（一）生发基质-脑室内出血

生发基质-脑室内出血也称脑室周围-脑室内出血（PIVH），是新生儿颅内出血最常见的类型，多见于早产儿。颅脑超声是新生儿颅内出血的首选检查方法，可在床边进行，是新生儿期诊断出血及随访的最有效手段。大部分出血（90%）发生在出生的前7天内，1/3发生在第1天内。

早产儿颅脑超声筛查的最佳时间是在出生后1～2周，可以发现明显的颅内出血和脑积水。如果超过最佳筛查时间，Ⅰ级较小的室管膜下出血可能已被吸收而被漏诊，这在临床上很重要。因为临床上第一次大脑扫查不能预测后期脑积水的发生或室周囊性改变，所以应在1个月左右行后期超声扫查。假如后期没有筛查，可能漏掉严重的神经损害（脑室病变和脑室扩大）的预测指标。当然，也可随患者病情需要，提早做这项检查，但不能取代后期超声扫查。

彩色多普勒超声检查可显示随着生发基质出血范围增大而引起终末血管的位移、逐渐包埋和阻塞。研究显示终末静脉的位移或闭塞可见于50%的生发基质出血和92%的脑室周围白质出血。这个发现也许对新生儿颅内出血恶化趋势的早期预测有用。

1. 生发基质出血（GMH）

生发基质出血常发生在双侧室管膜下的生发基质，尤其是尾状核头部区域，因此，生发基质出血又称脑室周围出血或室管膜下出血（SEH），主要发生在妊娠32周以前生产的早产儿，发生率高达55%。早产儿和足月儿颅内出血的部位和发生率不同。

生发基质出血急性期超声声像图特征是均质的强回声团块，常位于丘脑尾状沟，随着出血过程进展，血肿回声逐渐降低，中部逐渐变成无回声，之后出血开始收缩、吸收，不能被完全吸收则出现坏死（室管膜下囊肿形成，或显示为近室管膜的线状回声）。可用超声监测数周或数月以了解出血团块大小及回声变化（见图17-1）。

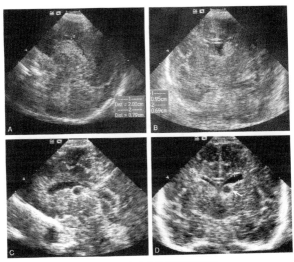

图17-1　早产儿生发基质出血

胎龄31周，出生体重1480g，轻度窒息，Apgar 4-7-10分/3-6-10min。A、B为出生第3天头颅超声检查，左侧旁矢状切面及侧脑室前角冠状切面显示左侧丘脑尾状核沟处有一强回声区（"++"），部分突入脑室内；C、D为第14天复查，左侧旁矢状切面及侧脑室前角冠状切面显示左侧丘脑尾状核沟处呈一无回声小囊肿（箭头所示）

（1）出血区域呈片状或团状强回声，可向侧脑室前角内突起，冠状切面显示出血主要位于侧脑室前角和体部下方，矢状切面显示出血主要位于丘脑尾状核沟。

（2）可单侧也可为双侧，较大的出血可压迫侧脑室前角和体部。

（3）随着出血吸收，强回声血肿中央回声逐渐减低，形成无回声的囊腔。出血病灶可存在6～8周，持续时间的长短与出血量的多少有关。

（4）室管膜下出血常在几天或几周内消失，有些中间出现液化，最后形成室管膜下囊肿，囊肿可持续存在达1年之久。这些囊肿无临床意义，但是有时很难吸收，需与感染后形成的囊肿或其他囊肿鉴别。

（5）注意与侧脑室内脉络丛出血相鉴别，脉络丛出血主要表现为脉络丛回声增厚增强，外形不规则，或在局部可见突出的强回声。两者虽均为强回声，但是后者出血位置固定，一般不会在侧脑室前角内显示。如果冠状切面怀疑出血，需做矢状扫查，因为冠状切面可出现假阳性，可将不对称的脉络丛强回声误认为出血。

2. 脑室内出血（IVH）

室管膜下出血量较大时，可由原发部位破入同侧侧脑室内，发展为脑室内出血，侧脑室随出血量增多而扩大，可单侧或双侧，左侧多于右侧，原因尚不清楚。可分为脑室内出血不伴脑积水（Ⅱ级出血）和脑室内出血伴脑积水（Ⅲ级出血）。脑室内出血的超声图像特征如下。

（1）侧脑室内可见团块状强回声，占据侧脑室的一部分或充满整个侧脑室，强回声团可粘贴在脑室壁上或漂浮在脑室内。急性IVH发生短时间内为无回声，超声不能显示，稍后由于纤维蛋白沉积，显示为均匀的强回声团。

（2）少量血凝块可能位于侧脑室下垂部位，即侧脑室枕角，在矢状切面仅见枕角及三角区轻度扩张或变形，大量出血时，整个侧脑室均扩张。如果团块充填整个脑室，脑室无回声不显示，代之为脑室形态一致的强回声区。正常脑室内的脉络丛厚度可不对称，所以有时出血与正常不对称脉络丛难以区分。

（3）当血凝块成熟后，其中央呈无回声，此时易被发现，易和脉络丛强回声相鉴别。

（4）当脑室内的血凝块破裂后可以检查脑室内低回声漂浮物。

（5）经后囟或乳突囟可以更好地显示脑室枕角和颞角，可以发现位于这些部位或漂浮脑脊液中的小血凝块。经后囟扫查也容易发现第三脑室和第四脑室内的出血。

（6）如果出血延伸至颅后窝池，增加出血后脑积水的风险。颅后窝池内血凝块是预测出血后脑积水的较好指标。室管膜下出血发生6h内出现早期脑室内出血不常见，如果发生则有可能导致认知障碍和运动障碍，包括脑瘫。

（7）脑室内出血合并脑积水时，侧脑室明显扩张，后角扩张最常见，前角圆钝呈球形；第三脑室增宽＞3mm。

3．脑实质出血（IPH）

脑实质出血比较少见，但它是新生儿颅内出血最严重的类型，最常发生的部位是额叶和顶叶，其次是枕叶，有时累及丘脑。脑实质出血常表现为不对称或单侧，即便是双侧出血，两侧范围也不相同。脑实质出血患儿一般均有轻偏瘫，不会发展为脑瘫

脑实质出血的超声图像特征如下。

（1）**急性期**：脑实质内局灶性均质强回声团块，形态规则或不规则，边界清晰，较大的单侧出血可导致脑中线向健侧偏移（见图17-2）。

（2）**出血吸收期**：出血吸收早期血凝块回声减低，

病灶中央液化呈无回声；出血吸收晚期血凝块萎缩，范围逐渐减小，回声更低，大部分液化呈无回声，为强回声边界包绕。

（3）出血后期：2～3个月后出血几乎完全被吸收，出血区则形成边界清晰的无回声囊肿，最终发展为孔洞脑，可与脑室相通或不相通。

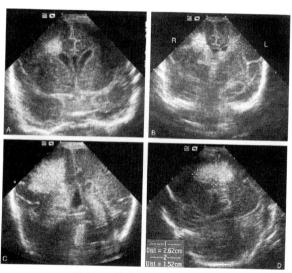

图17-2　脑实质出血（急性期）

胎龄29周，出生时体重为1180g，Apgar 3-4-6分/1-5-10min，频发性呼吸暂停，机械通气。出生后第1天超声检查，在不同水平的冠状切面（图A、B、C）及大脑半球矢状切面（图D）显示右侧顶叶脑实质有大片状强回声区，占位效应明显，脑中线稍向左侧移位。

（二）蛛网膜下腔出血

新生儿蛛网膜下腔出血（SAH）发生的原因主要与窒息、创伤等有关，也可发生在没有生发基质出血危险的足月儿。

蛛网膜下腔出血超声声像图特征为经前囟冠状切面显示大脑纵裂或大脑外侧裂间隙增宽，呈无回声暗带，内有散在点状强回声。

因蛛网膜下腔出血大部分残留在脑的周边部位，由于颅骨和脑表面超声声像的影响，超声诊断不如CT和MRI，如果发现蛛网膜下腔出血，建议CT和MRI检查。

（三）小脑出血

新生儿尸体解剖发现小脑出血（CH）的发生率为5%～10%，早产儿较足月儿多见。经乳突囟扫查可作为常规来检查小脑，以便发现小脑出血及评价颅后窝池。小脑出血的超声图像特征是出血部位回声增强。小脑蚓部正常时显示为强回声，超声检查时仔细观察两侧小脑半球回声强度是否对称，有助于诊断小脑出血，应结合临床病史考虑，并进一步进行CT检查。颅后窝硬膜下出血与小脑本身出血很难通过超声鉴别。

（四）硬膜下出血（SDH）

硬膜下出血主要因损伤使大脑镰或小脑幕撕裂引起，多见于足月儿，常由巨大儿、胎位异常、难产、产钳助产所致。出血部位可发生在上矢状窦、下矢状窦、直窦和横窦。当大脑镰、小脑幕撕裂引起直窦、横窦出血时，可很快压迫脑干，短时间内危及生命。早期诊断对治疗有重要意义，可挽救生命。应用高频探头［（10～12）

MHz）效果更好，但是超声诊断不如CT、MRI。

硬膜下出血超声图像特征如下。

（1）上矢状窦出血可逐渐形成硬膜下积液，靠近大脑实质周围部位，超声显示为大脑实质周围无回声区，多呈带状，可双侧或单侧发生。由于颅骨声影的影响，少量出血超声不易显示。

（2）下矢状窦出血超声显示为跨越大脑中线的强回声团块，并常向两侧大脑半球扩展。

（3）当直窦、横窦出血时，局部脑组织水肿，中线偏移。

二、新生儿缺氧缺血性脑损伤

新生儿缺氧缺血性脑损伤（HIBI）也称新生儿缺氧缺血性脑病（HIE），是围产期缺氧所致的颅脑损伤，是新生儿死亡和儿童伤残的主要原因。

（一）脑水肿

脑水肿的超声图像特征如下。

（1）脑实质回声增强：弥漫性或局限性，以脉络丛的回声强度作为参照，当回声强度低于脉络丛，水肿的可恢复性较强，当回声强度等于或强于脉络丛时，脑水肿完全恢复的可能性较小。脑实质回声强度越强，提示神经元损伤越严重。

（2）脑整体结构模糊：大脑整体结构模糊，甚至脑的正常结构消失，伴有大脑纵裂或大脑沟回弥漫性轮廓界限不清晰，甚至脑沟消失。

（3）脑室变化：脑水肿引起脑容积增加时，脑室因受挤压而变窄，冠状切面和矢状切面上侧脑室前角呈裂隙状或消失，第三脑室模糊；侧脑室内脉络丛周围无回声带消失，脑室旁异常增强，脑室边界模糊不清。矢状切面显示侧脑室窄如缝隙，有压迫感。

（4）脑水肿：是缺氧缺血性脑损伤的最初表现，脑损伤越严重，脑水肿越广泛，持续时间越长。当脑水肿恶化时，脑血管阻力增加，舒张期血流速度减低。脉冲多普勒频谱显示的典型波形为 RI 逐步增高和颅内动脉舒张期血流逐渐减低，甚至反向。

（二）脑室周围白质软化

早产儿脑损伤包括脑室周围白质软化（PVL）、脑室内出血和出血后脑积水等。近年来，脑室内出血发生率呈逐渐下降趋势，因此 PVL 已上升为早产儿损伤的主要类型，正确认识及治疗 PVL 对降低中枢神经系统功能障碍，降低脑瘫、认知及行为后遗症的发生有重要意义。

PVL 是早产儿特发性脑损伤的重要形式，受累的脑白质通常在视辐射水平的畸分水岭区，距脑室 3～10mm，主要涉及脑室周围白质的半卵圆中心（侧脑室前角和体部）视区（侧脑室三角区和后角）和听区（侧脑室下角）。

PVL 超声图像特征：PVL 不同时期，超声图像表现不同。

1. PVL 早期

脑白质回声逐渐增强，多为局限性，可多个部位同时发生，有对称发生倾向，强回声范围随损伤范围增大而扩大，可直至皮质下。这些强回声通常是由梗死引起的组织水肿或出血所致。以前囟冠状切面表现最明显，常见部位在侧脑室前角、后角、三角区附近及侧脑室外侧。根据脑室周围白质回声增强的程度不同，

Hashimotok 等将其分为三度。

PVL Ⅰ度：脑室周围实质回声增强，但回声强度低于脉络丛。

PVL Ⅱ度：脑室周同实质回声增强，回声强度与脉络丛相同。

PVL Ⅲ度：脑室周围实质回声增强，回声强度高于脉络丛或与其相同，但范围超过侧脑室三角区。

早期诊断时注意与早产儿未成熟脑白质相鉴别，损伤后的 PVL 回声不均、粗糙，边界欠清晰，范围更大。

2. PVL 囊肿形成期

损伤 2～4 周后异常的脑实质回声强度逐渐减弱，出现囊性改变，囊肿可为一个或多个，规则或不规则，囊肿大小可从数毫米到 1～2cm 不等，通常是双侧和对称的，也可为单侧。如果严重，在以后的一段时间内囊肿会逐渐增加，侧脑室也会相应增大，预示患儿预后不良。

3. PVL 后期（囊肿增大或消失）

此时期可显示囊肿吸收或增大，较大的、多发的白质软化灶难被胶质细胞完全充填，导致囊肿长期存在。无论超声或 CT，诊断 PVL 的最佳时间是脑损伤后 3～4 周，太早、太晚都会漏诊。MRI 比 CT 和超声更敏感，可用于长时间随访皮质病变。

（三）脑梗死

1. 大脑梗死

大脑梗死的超声图像特征（见图 17-3）如下。

（1）脑梗死早期，病变区域处于水肿状态，脑实质回声增强，局灶性者呈新月形或三角形，也可为广泛性回声增强。与缺氧缺血性脑病、早产儿脑室旁白质损伤早期相似，轻者脑水肿可逆，1周左右超声图像基本恢复正常，重者病变区呈典型的"楔形"图像特征，窄的一端指向脑中心部位。

（2）由于出血梗死产生占位压迫效应，侧脑室变窄，尤其是病变侧侧脑室明显变窄，两侧脑实质回声不对称。实时超声可显示病变侧血管搏动减弱。

（3）梗死灶吸收期：①在原梗死灶强回声部位出现无回声囊腔，与PVL所形成的囊腔不同，前者囊腔通常为单个、较大，后者通常较小、多发且常双侧对称；②脑室扩大及脑萎缩；③脑动脉主要分支搏动逐渐恢复。

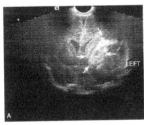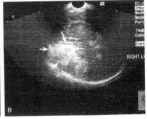

图17-3　脑梗死

A. 经前囟冠状切面；B. 经乳突囟横切面。胎龄36周，体重3000g，轻度窒息，Apgar4-7-10分/1-5-10min，出生后第11天出现呼吸暂停，双侧瞳孔不等大，前囟张力高。超声检查显示左侧基底节部位大片状强回声区（箭头所示），脑中线向右侧移位，双侧侧脑室前角不对称。

（4）彩色多普勒在病变区不能检测出彩色血流信号，脉冲多普勒不能检出动脉血流频谱。

2. 小脑梗死：小脑梗死超声图像特征如下。

（1）小脑梗死初期，小脑皮质回声增强、缺少动脉搏动，多普勒血流信号消失，小脑沟回减少。

（2）2周后，异常病变区回声减低，开始显示囊性改变及脑萎缩带来的同侧脑室增大，同时逐渐恢复血液供应，主要从邻近的动脉周围区开始恢复动脉波动。

（四）缺氧缺血性脑病（HIE）脑血流改变

HIE脑血流动力学的超声多普勒异常表现：①脑血流速度减慢，以舒张期血流速度减慢显著，当血流速度低于正常值的2个标准差时，常发展为HIE。②舒张期无血流灌注，即舒张末期血流速度下降至零，血流频谱呈单峰型，为脑血流速度减慢的严重型，见于重度HIE。③脑血流过度灌注，脑血流速度增快，如果高于正常值的2～2.5个标准差时，提示存在脑血流过度灌注。④舒张期逆灌注，此异常血流信号常为脑死亡的征兆。⑤RI增大或减低，RI大于0.72～0.75或RI≤0.55提示存在HIE。低RI较高RI预后差，RT≤0.5时血流速度也明显减低，提示低灌注。RI＜0.5而且血流速度显著增高，提示高灌注，RI越低预后越差。但当RI＞0.9时，提示脑血管严重痉挛，脑血流灌注显著减少，可能预后不良，见于重度HIE。⑥如果收缩期峰值流速（PSV）舒张末期血流速度（EDV）和平均流速（TMV）成比例一致减慢，RI也可能不增大甚至降低（RI≤0.55），轻、中度患儿可见此类频谱表现。

第五节 │ 新生儿其他颅脑病变

一、新生儿中枢神经系统感染

颅内感染包括脑膜炎、脑炎、脑室炎或者三者合并存在，先天性感染会给胎儿成长带来很严重后果，可导致死胎、先天畸形、智力障碍或发育迟缓、癫痫。颅脑超声在鉴别和随访出生后情况以及新生儿感染后并发症中有重要作用。颅内感染的超声图像特征如下。

（1）颅内钙化：包括脑室周围钙化和脑实质钙化。钙化是感染后神经元死亡的最终结局。钙化灶大小不等，以小点状多见，偶有稍大斑块状强回声，形态不规则，边界清晰，可伴有或不伴有声影。脑实质钙化常呈现无规律性。巨细胞病毒感染钙化典型者呈脑室周围钙化，弓形虫感染会引起脑内分散钙化，好发于基底神经节，然而这两种形态钙化在这两种病中都会出现。严重者可显示弥漫的脑实质感染，必须注意的是，明显的宫内或出生后细菌、病毒、真菌感染，合并有严重的后遗症，但可能没有任何超声表现。有报道先天性弓形虫感染治疗后颅内钙化和预后相关。

（2）脑室增大：脑室增大是因为脑容量减少。所有的颅内感染，不管是产前宫内感染、出生时感染还是出生后感染，都可能引起脑室扩张，并有脑室内强回声点或强回声带、脑室周围腔隙、室管膜表面不规则、脑实质内囊腔或脓肿。

（3）严重的化脓性脑膜炎超声表现为脑沟回声增强、粗糙（见图17-4），这是由于脓性分泌物沉积于脑沟的缘故。另外，脑室内有脓性分泌物时，脑室透声性差，回声不均，脑室内有强回声带和碎片状强回声，随头部运动而移动。

（4）近年来报道较多的与感染有关的超声声像表现为丘脑内单个或多个线状或点状强回声，无特异性，与宫内感染如巨细胞病毒、风疹、梅毒等感染以及细菌性脑膜炎、宫内可卡因和其他药物的应用有关。

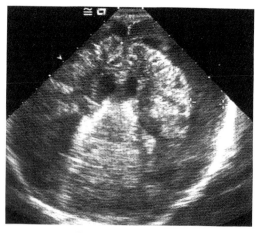

图17-4 化脓性脑膜炎

　　1岁婴儿，发热39℃入院，体格检查前囟饱满，张力明显增高，腰椎穿刺引流出混浊的脑脊液。经前囟冠状切面显示颅内回声紊乱，蛛网膜下腔明显增宽，内有密集点状回声，脑沟回声增强

二、新生儿颅脑肿瘤

　　只有11%的脑肿瘤发生在2岁前，通常都是先天性的。脑肿瘤在新生儿期很难诊断，常因肿瘤导致脑水肿，出现颅内压增加的症状和体征，如头围增大、呕吐、行为改变才被诊断。肿瘤所在位置不同，症状和体征也不同。

　　对于有临床症状和体征者，MRI和CT一般作为首选影像学诊断方法。但是对于没有典型临床症状和体征者，可以优先选择超声检查，超声可以观察肿瘤所在的位置、大小、囊性或实性。

（一）颅脑实质性肿瘤

颅脑肿瘤的超声图像特征最初常表现为颅内出血声像。实际上，新生儿颅内出血比肿瘤更常见。鉴别单纯血肿还是肿瘤出血非常困难，因为两者在超声图像上均表现为相似强回声，因此任何发生在不常见部位的出血都应该用增强CT或增强对比MRI检查，以发现潜在肿瘤的存在。

1岁内的儿童最常见的脑肿瘤主要有畸胎瘤、蝶鞍上星形细胞瘤、杆状或棒状细胞瘤、室管膜瘤、脉络丛肿瘤。

（二）囊性病变

颅内囊性病变很常见，超声是首选方法。颅内囊性病变被Harwood Nash和Fits定义为"邻近大脑或在大脑内的充满液体的腔，有实质性肿物的占位效应"。脑室囊性病变包括脉络丛囊肿、室管膜下囊肿、脑穿通囊肿等。蛛网膜囊肿是脑内最常见的真性囊肿，但它只占儿童所有占位性病变的1%。它是发生在两层蛛网膜之间间隙包含脑脊液的囊肿。原发性和继发性蛛网膜囊肿有不同的发病机制，原发性囊肿是蛛网膜的异常分裂及两层间的脑脊液聚集引起；继发性囊肿是脑脊液积聚在蛛网膜的粘连处。蛛网膜囊肿，尤其那些在中线的囊肿，增大后会导致脑室系统梗阻。蛛网膜囊肿常见于胎儿脑积水病例。

蛛网膜囊肿超声显示为有独立包膜的无回声区域，边界清晰，形态规则。蛛网膜囊肿的部位（以好发部位排序）：颅中窝前部、蝶鞍区、颅后窝、四蝶体区、大脑镰、大脑纵裂。

第十八章　胃肠

胃肠道超声诊断因受肠管内气体的影响，除特殊病例外，从体表探测常得不到满意的声像图。近年来在国外较多地应用超声内镜诊断胃肠道疾病，它既可进行肉眼观察病变形态，钳取病变组织进行病理检查和组织学诊断，又能进行超声探测。不仅可诊断胃肠道疾病，又可判明肿瘤的浸润深度和肿瘤能否被切除，有助于制订手术方案并可判断疾病预后。

第一节 | 胃肠的超声解剖

一、胃肠道超声解剖特征

胃肠道超声解剖的特征：①胃肠道的超声解剖与肝、胆、胰腺、肾、脾等脏器最明显的不同是其在腹腔内处于游离状态，因而脏器的定位诊断有很大困难。②食管下段、十二指肠（包括球部、降部和上升段）、升结肠、降结肠和直肠等部位是固定的，超声波探测进行脏器诊断没有困难。沿着固定的肠管进行追踪扫查，对腹腔内游离的部分肠管，在一定程度上也可以判定其部位。③胃肠道的部位，可根据其周围邻近脏器的位置进行判断。

二、正常胃肠管壁超声层状构造

超声扫查正常胃壁和肠管壁，在声像图上可描出5层构造。从胃壁或肠管壁内腔侧向外第1层为中等回声，第2层呈线状弱回声，第3层为稍宽的高回声，第4层的厚度与第3层相同，但呈弱回声，其外侧为高回声的第5层。目前多数学者认为，第1层和第2层为黏膜层，第3层为黏膜下层，第4层为固有肌层，第5层为浆膜下层和浆膜层。

第二节　胃肠道的超声扫描和正常声像图

一、胃肠道超声扫查

1. 检查前注意事项

（1）检查前日晚餐不宜过饱，忌食产气食品，夜间嘱患者服缓泻剂。

（2）检查当天禁食，早晨空腹检查，检查中让患者饮温开水500 ～ 600ml，必要时可饮1000ml，最好能充满胃腔，尽量排除胃内气体，造成透声窗。

（3）胃内有大量储留物时，可先进行洗胃。

（4）如患者已做胃肠钡餐造影时，须待钡剂完全排出后再进行超声检查。

（5）超声探测肠道前应常规清洁洗肠。

2. 探测方法

（1）胃显像剂：可分三种。①均质无回声类，常用去气水（冷开水）；②均质等回声类，如胃窗-85超声显像剂；③混合回声类，如海镖峭混悬液、汽水、过氧化氢等。

（2）体位：一般常采用仰卧位做上腹部超声扫查，对腹部各脏器可有全面了解。贲门和胃底部超声扫查受胸部左侧肋骨和气体的干扰，观察有困难时，可采取右侧卧位。有时为使胃内气体不致影响胃部疾病的观测，可采用坐位或半坐位。经直肠探测时，需用直肠探头经肛门插入，患者宜取侧卧位，或坐在特制的超声探测椅上。

（3）**胃的扫查方法**：①横向扫查，将探头放在剑突下，以肝左叶为透声窗，向下顺序连续进行平行断层横向扫查，可观察胃角部、胃体、胃大弯的超声图像。②与胃长轴垂直扫查法，探头沿胃的走行，与其长轴垂直，从贲门部向幽门部移动扫查，可得到胃横断图像，此种扫查法易于观察胃壁病变的存在和沿胃大弯、胃小弯的淋巴结转移。③贲门、幽门及十二指肠球部扫查法，探头沿左侧肋缘探测，可观察到食管下端、贲门和胃底部病变；探头由右肋缘与右侧乳头线相交叉处斜向下内侧（脐右侧）扫查，可得到胃窦部和十二指肠球部的声像图。④扫查时应注意观察胃腔整体和各断面形态、位置、胃壁厚度、蠕动方向和强度、胃内容物排空情况。发现可疑病灶时应以其为中心向各个方向探测。可用扇形断面法详细了解病灶的浸润范围、深度、胃壁僵直度及周围情况。疑似胃癌时应检查肿瘤与邻近脏器关系、肝脏、腹膜后淋巴结及腹膜内有无转移等。

（4）**结肠和直肠扫查方法**：结肠的走行并不固定，特别是横结肠和乙状结肠，屈曲较显著，其长度也有变异，因而超声扫查难度较大。一般可分为经腹壁扫查、经直肠检测和盐水灌肠探测等三种方法。①经腹壁扫查：右肋间扫查可在胆囊底侧、右肾上，扫查出结肠肝曲的影像；左肋间扫查可描出脾和左肾，其尾侧为左侧结肠脾曲；从结肠肝曲和脾曲沿右侧和左侧腹部扫查，可探到升结肠和降结肠。从体表探测直肠病变，可在耻骨上进行矢状面和横断面扫查，一般可先扫出前列腺、精囊或子宫、阴道，其背侧可看到直肠。②经直肠检测：直肠病变从体表扫查很难描出。需用直肠专用探头置入胶囊内，并将尾端扎紧，涂抹石蜡油后经肛门插入，用注射器将胶囊内气体抽净，注入50ml水，探头在直肠内可做360°旋转探测。③盐水灌肠法：先经肛门插入 Foley 导尿管，将气囊充气，在超声监视下以均匀速度注入温度为36～40℃的生理盐水。与此同时，用线阵式或凸型探头在腹部进行扫查。注水量应以充分显示病变部位及患者能耐受为限，一般扫查直肠上段或乙状结肠病变注水量为500～1000ml。探测回盲部病变注水量最多可达到2500ml。

二、正常胃肠道声像图

1. 正常胃声像图

空腹饮水前，胃前后壁相互贴近，在肝左叶缘下方。少量胃内容物和气体构成强回声，随蠕动变化，其边缘完整、光洁、蠕动良好。如胃内有潴留液时，则胃腔内有液气翻动的实时图像。饮水后胃被充盈扩大，可见少量胃黏液，有小气泡在液体中飘移，胃壁黏膜层、肌层和浆膜层呈线条纤薄的回声可以分辨（见图18-1）。

（1）贲门部（食管-胃连接部长轴切面像）：探头沿左肋弓向外上倾斜，在肝左外叶脏面下后方有倒置漏斗状图像（可描出从胃贲门部到食管下端），中心规则高回声为管腔，前后两条线状弱回声为前后壁肌层，外侧高回声为浆膜，其上端呈尖端向后上的鸟喙状结构。

（2）食管、胃连接部短轴切面：探头旋转90°，可在肝左外叶与腹主动脉间或左侧看到靶环状图像。

（3）胃底：饮水充盈后探头沿左肋弓或左上腹纵断扫查。肝左外叶下后方有含液胃腔，呈椭圆形，上方靠后与左膈紧贴，向下前为胃体上部和胃底与脾脏相邻。

（4）胃体窦部切面：沿胃长轴垂直扫查，从胃体向胃窦探查，了解胃的体表投影。可观察胃的前后壁和胃大弯、胃小弯。胃横断扫查上腹部，可见左、右两个分离的圆形或椭圆形液性无回声区，为胃体和胃窦断面。探头下移则两个液腔相靠近，汇合处胃壁为胃角，其下为单一椭圆形胃腔。胃窦部蠕动收缩较为强烈，有时可看到液体反流。

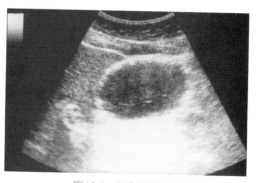

图18-1　正常胃声像图

2. 肠管正常声像图：十二指肠在胰头部周围，位置较恒定，外上方可见胆囊，胃排空过程中可见胃内容物进入十二指肠。

（1）十二指肠声像图特征：十二指肠位置固定，球部位于胆囊内下方。幽门开放时可见液体充盈，呈长锥状含液结构，与胆囊长轴平行。降部内侧为胰头。

（2）肠管回声有三种表现：①充盈像，肠管内充满混有气体的肠内容物，形成杂乱的声反射，后方有声影，大量游离气体可形成强回声，并有多重反射；②肠管收缩像，收缩的肠管形成低回声环，管腔形成强回声核心；③肠积液像，肠管内有大量液体积存，表现为管状无回声区，并可见到小肠皱壁或结肠袋。

第三节 | 胃部疾病

一、胃癌

胃内含有气体，严重影响超声对胃部疾病的探测，近年来采用胃内充满无气水和声学造影剂等方法改进超声探测技术和超声内镜应用于临床，使超声探测对胃癌的诊断有显著进展。超声对胃癌浸润深度和浸润范围的判定、对胃癌转移病灶的诊断、对恶性肿瘤化学疗法治疗效果的判定等方面是其他诊断方法不能比拟的。超声诊断与X线钡餐造影和纤维胃镜检查同样是诊断胃癌必不可少的方法。

（一）临床表现

1. 早期胃癌可毫无症状。常见症状有上腹部疼痛或不适、反酸、暖气、消瘦、呕吐、呕血和黑便。

2. 早期胃癌无任何体征。最常见体征为中上腹压痛，晚期胃癌在上腹部可扪及肿块。

3. 胃液分析可有2/3病例空腹无胃酸，胃液中可有血，乳酸含量增高。大便隐血实验多持续阳性。

（二）超声检查

1. 假肾征、靶环征

胃壁显著增厚，胃腔狭窄，在横断切面时其中心呈"靶心征"，周围增厚的胃壁构成"靶环"，而形成"靶环征"。超声斜切时则形成"假肾征"。

2. 胃癌的基本回声改变

（1）胃壁增厚、黏膜面不整：胃壁呈局限性或完全性不规则增厚，胃壁僵直，病变区胃黏膜高低不平，以弥漫性浸润胃癌表现最明显。一般认为胃壁厚度超过1.0cm可肯定为胃壁增厚，胃壁厚度大于1.6cm者对诊断胃肿瘤有意义。但是，单凭胃壁厚度不能鉴别胃的良恶性病变，良性溃疡时胃壁厚度多为2.0cm。

（2）胃腔狭窄、变形：因有胃肿瘤侵蚀和突入胃内，胃腔可有不同程度的狭窄、变形。

（3）胃壁结构、层次紊乱或破坏：正常胃壁可看到有5层结构，如有癌瘤生长，则有不同的层次受累。

（4）肿瘤内部呈不均匀弱回声：肿瘤回声多呈不均匀的弱回声。低分化型胃癌和胃黏液腺癌则内部回声较低，较均匀。

（5）病变区胃壁僵硬，蠕动消失：胃癌侵袭胃壁使之僵直，蠕动减缓、蠕动幅度减低或消失。

（6）幽门狭窄伴食物潴留：幽门部癌瘤不断增大，常引起幽门梗阻，导致胃内食物潴留。

3. 胃癌的超声分型

（1）肿块型：肿瘤向腔内生长，呈结节状或不规则蕈伞形，如息肉状，无明显溃疡凹陷。胃壁可有局限性增厚，肿瘤部分显著增厚，范围较局限，与正常胃壁界限清楚（见图18-2）。

根据胃癌浸润范围大小、胃腔的超声切面图像可显现：①戒指征，饮水胃壁充盈后呈环状，肿瘤呈局限性增长如戒指状；②半月征，空腹时增厚的胃壁如弯月状；③马蹄征，胃壁增厚明显，范围较大，如马蹄状。

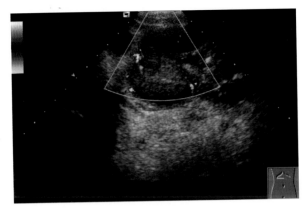

图18-2　肿块型胃癌

（2）溃疡型：在增厚的胃壁表面可出现不规则凹陷区，凹底部不光滑，溃疡深大，边缘隆起不规则，厚度不均匀，整个病变呈"火山口状"。

（3）浸润溃疡型：有明显的火山口征，但在溃疡周围有范围较大的不规则增厚的胃壁。

（4）浸润型：胃壁大部或全部呈弥漫性增厚、隆起，胃壁僵硬，胃腔狭窄。黏膜面不规则破溃或糜烂。重者胃长轴断面呈"线状"胃腔，短轴断面呈"假肾征"（见图18-3）。

4. 各部位胃癌的超声所见

（1）贲门胃底癌：管壁增厚常＞10mm，低回声带呈局限性或环状均匀增厚。"靶环征"直径增大，外形呈圆形、假肾形、不规则形或典型分叶状。胃底癌见局部胃壁不规则增厚向腔内突出。

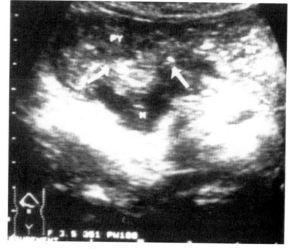

图18-3　胃癌"假肾征"

（2）胃体癌：在胃体可见肿块型或"假肾征"，胃癌突出胃腔，表面不平，内部呈不均匀低回声。局部胃壁结构破坏。

（3）胃窦癌：呈浸润性生长的胃癌，胃腔明显狭窄，胃壁僵硬，无蠕动征。幽门低回声晕圈厚度＞10cm，层次结构模糊，黏膜线不清。常合并幽门狭窄、梗阻，伴有食物潴留。

（三）鉴别诊断

1. 胃溃疡：向胃内腔突出，有"肿瘤"形成时应与进展期胃癌鉴别，与伴发溃疡的早期胃癌鉴别是困难的，可以依靠随访结果进行鉴别。

2. 胃平滑肌瘤：多在第4层看到弱回声肿瘤；胃平滑肌肉瘤内部可观察到呈不规则散在的囊泡状低回声区，边缘多不整，较巨大。

3. 胃恶性淋巴瘤：以第3层肥厚为中心，如侵及黏膜有第2层增厚，有溃疡形成伴有第1层高回声层断裂，与胃癌鉴别较困难，回声高度较低，在一般没有清晰的胃壁增厚等变化时，第3层已多有肿瘤浸润为其不同的特点。

二、胃平滑肌肉瘤

（一）临床表现

胃平滑肌肉瘤有上腹痛或不适、呕吐、上消化道出血、贫血等症状，多无特异性。临床症状出现的早晚和轻重取决于肿瘤生长部位、大小、生长速度、有无溃疡及出血等。体征为上腹部可扪及肿物。

（二）超声检查

1. 胃平滑肌肉瘤多在第4层呈现弱回声肿瘤，内有高回声光点和分隔样回声。

2. 肿瘤边缘不整齐，呈高回声。

3. 肿瘤中心有不规则无回声区，为肿瘤出血、坏死、液化所致。

4. 肝内常可找到转移灶，可类似肝内囊性病变，为多房性病变。但肿瘤形成的坏死液化区，其周围囊壁不规则、不光滑，厚薄不均。

（三）鉴别诊断

胃平滑肌肉瘤主要应和良性平滑肌瘤相鉴别。平田氏认为：①如肿瘤直径大于9.0cm，并有直径1.0cm以上的囊肿者为平滑肌肉瘤；②直径3～8.9cm者，如边缘不整、内部回声不均和有直径1.0cm以上的囊肿者多为平滑肌肉瘤，其正确诊断率为60%。应积极进行活检以明确诊断。

三、胃恶性淋巴瘤

胃恶性淋巴瘤是由胃壁内淋巴滤泡发生的恶性肿瘤，在胃肉瘤中发病率最高，占70%～80%，占消化道原发性淋巴瘤的1/3。

（一）临床表现

胃恶性淋巴瘤常有上腹痛和体重减轻，其症状多与胃溃疡相似，有30%左右的患者上腹部可扪及肿块。胃液检查，50%以上的患者胃液中无游离酸与胃癌相似。发生贫血和幽门梗阻等症状者较少见。

（二）超声检查

1. 超声扫查方法一般不需要做检查前准备，按常规扫查胃的各部位，如能扪及肿块则应注意扫查肿块与邻近各脏器的关系。必要时可饮无气水300～500ml或服胃声学造影剂，以描出胃腔的轮廓及胃壁的境界，利于观察胃部肿瘤。超声内镜检查可以使用高频率探头，提高分辨力，消除腹壁的影响，可以更清晰地显示胃壁的分层结构。

2. 胃恶性淋巴瘤的声像图表现

（1）胃恶性淋巴瘤以第3层肥厚为中心，为黏膜下肿瘤，胃黏膜层回声仍完整。

（2）胃壁弥漫性不均匀增厚，有弱回声或近似无回声瘤体，胃的分层结构消失。

（3）肿物质地较软，尽管胃壁明显增厚，但导致胃腔狭窄的程度并不严重。

（4）肿瘤可侵及胃黏膜层，并形成溃疡，基底宽呈息肉状或菜花状。此型酷似胃癌，很难鉴别，常需做组织学活检。

第四节 | 肠道肿瘤

一、十二指肠肿瘤

（一）临床表现

十二指肠肿瘤早期可无临床表现，中、晚期病例多在产生十二指肠梗阻和因出血致柏油样便或贫血来诊。

（二）超声检查

1. 肿块回声：于胆总管下段、十二指肠降部或胰头水平显示肿块回声，多为低回声或中回声，内部呈细小光点，边缘清晰或稍模糊，呈"假肾征"或"靶环征"，有的呈乳头状、花边形或分叶状。

2. 十二指肠呈肠腔狭窄，其近端扩张，肠壁回声增厚，腔内有液体反流征。

二、大肠癌

对怀疑大肠癌者可进行直肠指诊、钡剂灌肠或气钡对比双重造影、纤维结肠镜等项检查。超声检查对大肠癌可以判断肿瘤对肠壁的浸润深度、范围及对周围邻近组织和器官的侵袭情况，判断有无淋巴、血行远隔转移及术后复发等方面具有独特的作用。

（一）临床表现

男性多见，年龄多为40～50岁。主要症状有腹部不适、胀气、隐痛，肠梗阻时可出现腹痛加剧或阵发性绞痛。排便习惯异常，可出现腹泻与便秘交替。粪便带有脓血、黏液或血便。有时在结肠部位可触及肿块。患者可有原因不明的贫血和体重减轻。

（二）超声检查

1. 超声检查方法有体表直接扫查法、灌肠后体表扫查法、直肠探头直肠内扫查法、超声结肠镜检查法。其中体表直接扫查法为最常用，尤其适用于腹部可以扪及包块的病例。

2. 大肠癌超声图像表现

（1）息肉样型：肿瘤向腔内突出呈结节状、"息肉样"或"菜花样"，分叶状隆起，基底部可宽、可窄，也可有蒂，呈不均质低回声或中等回声，表面欠光滑，外形不规则。有时肠壁局部增厚，表面呈不规则"丘陵状"起伏。肿瘤浸润肠壁可使肠壁增厚、僵直，正常肠壁层次结构回声消失。

（2）狭窄型：肠壁呈环形不规则增厚。肿瘤区肠段横扫断面显示"靶环征"，斜切和纵切断面显示为"假肾征"（见图18-4），中心部不规整的较高回声为肠腔内气体和肠内容物的反射。外周厚而不规整的弱回声区为环形肿瘤及肠壁不规整增厚而形成。如灌水后在狭窄的肠腔回声中可见到液性暗区，突向腔内的肿块轮廓、大小显示较清晰，肿块后方呈声衰减。

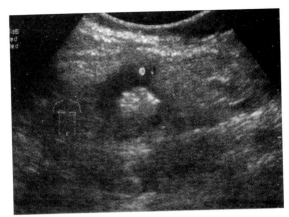

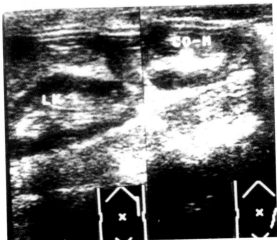

图18-4　大肠癌"假肾征"

（3）溃疡型：显示为周缘隆起、中心粗糙不平的弱回声肿块。当肿瘤穿破肠壁，浸润邻近器官时，两个相邻脏器之间清晰的边界回声亮线断裂，被浸润脏器的相应区域显示与原发肿瘤性质相同的回声图像。

3. 大肠癌转移灶的超声诊断

大肠癌主要转移途径有：①直接蔓延，进展期大肠癌穿透肠壁直接浸润邻近组织和器官，如膀胱、后腹膜、子宫、输尿管；②淋巴播散，经淋巴转移到结肠壁上和结肠、直肠周围的淋巴结，声像图显示为椭圆形弱回声结节；③血行播散，癌细胞可侵入门静脉后转移至肝、肺、肾等脏器。

大肠癌常发生肝脏转移，声像图表现：①肝内有圆形或椭圆形结节，常表现为"牛眼征"；②肝内显示多个密集大小不等圆形或椭圆形略高回声团，称为"集簇征"；③肝脏转移结节可以钙化，显示为高回声结节后伴声影。

第五节 | 其他肠道疾患

一、肠梗阻

超声检查不仅可以判定有无梗阻，还可以动态观察肠管扩张和功能状态，判断肠梗阻的类型，有无血运障碍和腹腔渗液等。对麻痹性肠梗阻、肠套叠、肠扭转、肠坏死及穿孔等做出较明确的诊断。对非手术治疗的病例，超声检查可监视病情是否好转。

（一）临床表现

各种原因引起的肠梗阻，其共同的临床表现如下。

1. 阵发性肠绞痛伴肠鸣，可见到肠型和肠蠕动波。

2. 呕吐：高位肠梗阻多在早期发生频繁呕吐，呕吐物为胃内容物；低位肠梗阻发生呕吐较迟，呕吐物可呈粪样。

3. 腹胀：低位肠梗阻可有全腹膨胀，麻痹性肠梗阻呈均匀性隆起。

4. 停止排气和排便。

（二）超声检查

1. 肠管扩张伴积气、积液：正常小肠管径小于3cm 梗阻肠襻管径均在3cm以上，并可显示扩张肠管内的液体、气体及肠内容物呈无回声、低回声及中强点状回声。

2. 肠蠕动异常

（1）声像图上可见到近端扩张的肠管有频繁的蠕动，伴有液体无回声及气体点状回声的往返流动和旋涡流动。

（2）麻痹性肠梗阻受累肠管蠕动减弱或消失时可见局限性境界较清晰的类似包块样低回声或无回声区，动态观察无明显蠕动样位移，无明显气液流动。

3. 肠黏膜皱襞：可见与肠壁近乎垂直的长短不一的肠黏膜皱襞的线状回声，由两侧肠壁向肠腔内延伸，称为"琴键征"（见图18-5）。

4. 肠管张力状态改变：扩张的肠管外壁光滑、圆润、富有弹性感。肠坏死时局部肠管膨胀性及张力下降，肠管壁下塌，管壁线平直，弹性消失。

5. 有腹腔积液征。

二、肠套叠

一段肠管套入与其相连的肠管腔内称为肠套叠，是小儿外科急腹症之一，是婴儿急性肠梗阻最常见的病因。

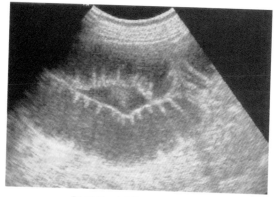

图18-5　小肠梗阻"琴键征"

（一）临床表现

肠套叠的典型症状有腹部阵发性绞痛，红果酱样血便和腹部肿块。此外，还有呕吐、腹胀、发热、休克等一般肠梗阻症状。临床上按发病缓急和肠梗阻程度可分为急性、亚急性和慢性肠套叠。急性肠套叠多见于婴儿，亚急性肠套叠多见于2～3岁以上的幼儿，慢性肠套叠多见于成年患者。

（二）超声检查

1. **超声扫查方法**：首先扫查回盲部，再沿结肠走向缓慢移动探头，做纵、横、斜等各种不同断面进行扫查，发现典型肠套叠声像图时停帧显示，仔细观察该部位的回声特征并测量其范围。

2. **肠套叠声像图**：肠套叠的横断扫查图像显示为同心圆征或靶环征，中心圆的边缘轮廓多不规则，是由于套入部肠管形成反折的浆膜及内层黏膜相互重叠挤压所致。同心圆的构成是一个较宽的环状弱回声区包绕着一个呈高低相间混合回声或呈一致性强回声的圆形中心区。回结肠套叠横断扫查的声像图是一个较宽的环状低回声区包绕着一个呈一致性高回声的圆形中心区，在套入部圆形中心区内可见一个鲜明的、更强回声的、致密且表面光滑的圆形块影，此种"靶环状"块影称为"三环征"（见图18-6）。纵断切面上呈"套筒征"或"假肾征"（见图18-7）。肠套叠鞘部回声反射形成一个较光滑完整的大圆轮廓，紧贴大圆内侧的是一层较厚并较均匀的环形低回声带。纵断扫查的目的是寻找套头的具体位置，套头呈椭圆形结构。超声测量套叠部外圆最大直径为7cm，最小直径1.5cm，中心圆最大直径3.5cm，最小直径0.8cm。

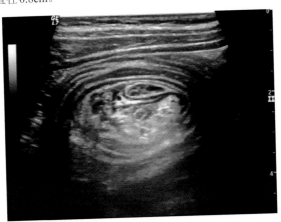

图18-6　肠套叠"同心圆征"或"靶环征"

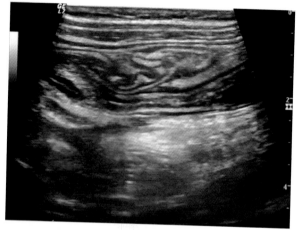

图 18-7　肠套叠"套筒征"或"假肾征"

3. 水压灌肠复位的超声所见：随着注水量的增加和压力的增高，B超下可见横断面上套叠鞘部与套入部之间的无回声环状液性暗区逐渐增大，套入部肿块影由大变小，套叠的块影宛如伸延到海洋中的一个半岛，称为"半岛征"。在复位过程中，此半岛由大变小，最后通过回盲瓣呈"蟹爪"样运动。末端回肠水肿明显，其纵断面呈"沟壑"样改变，横断面呈"铜钱"样变化。

（三）临床价值

小儿肠套叠的主要症状和体征为阵发性腹痛、呕吐、血便和腹部包块。如上述表现同时存在，临床诊断并不困难，但发病早期或症状不典型者临床诊断较困难，多采用X线下空气或钡灌肠进行诊断，这样会给处于发育成长期的婴儿带来一定危害。超声检查无需特殊准备，方法简便，图像易于识别，对肠套叠可做到早期诊断，超声诊断准确率可达100%。

B超监视下水压灌肠治疗小儿急性肠套叠，复位成功率为94.5%。

三、急性阑尾炎

（一）临床表现

急性阑尾炎的临床表现变化多端，其主要症状是腹痛，多开始于上腹部或脐周，为阵发性疼痛，逐渐加重。经过数小时，腹痛转移至右下腹阑尾所在部位。其次为恶心、呕吐和食欲减退，约30%的患者有便秘或腹泻。当阑尾化脓、坏死或穿孔时体温升高。

（二）超声检查

1. 扫查方法：一般不需要做检查前准备。患者取仰卧位，扫查上腹部后将探头置于右下腹部做纵横扫查，阑尾部痛点处做重点观察。首先应扫查出腰大肌横断面，再探测阑尾的基本图像及阑尾周围变化，有无粪石等。

2. 声像图表现：超声检查一般不能显示正常阑尾，如因梗阻和发炎而肿胀即可发现。阑尾壁的结构在声像图上可分为4层：从内向外第1层为黏膜层呈弱回声；第2层呈高回声为黏膜下层；第3层呈弱回声为肌层；第4层浆膜层呈高回声。黏膜层呈弱回声与阑尾内腔回声相同，阑尾肿大、黏膜层增厚也难以显示。黏膜下层因水肿和细胞浸润增厚时其高回声层可增厚，故有学者根据黏膜下层高回声的厚薄，将阑尾炎分为4型。

（1）Ⅰ型为卡他性阑尾炎（单纯性阑尾炎）：阑尾

仅有轻度肿胀，腔内积液不多，超声检查可无阳性发现。其声像图特征：① 阑尾轻度肿大；② 阑尾黏膜下层较薄；③ 阑尾纵断面形态似腊肠形，横断面图像呈"靶环"状；④ 内部呈均匀的弱回声（见图18-8）。

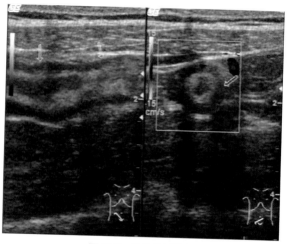

图18-8　单纯性阑尾炎

　　（2）Ⅱ型为蜂窝织炎性阑尾炎，其声像图特征：① 阑尾明显肿大；② 阑尾黏膜下层明显增厚，回声增高；③ 阑尾纵切面呈管状腊肠，横切面为圆形；④ 阑尾区呈弱回声或无回声，不均质（见图18-9）。

　　（3）Ⅲ型为坏死性阑尾炎，其声像图特征：① 阑尾炎明显肿大；② 阑尾黏膜下层增厚不明显或部分消失；③ 阑尾纵切面呈管状"腊肠样"，横切面呈圆形；④ 阑尾腔呈片状弱回声或无回声图像（见图18-10）。

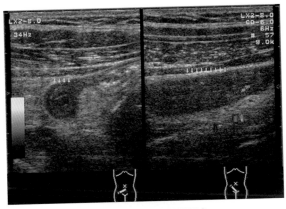

图 18-9 蜂窝织炎性阑尾炎

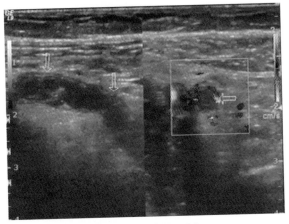

图 18-10 坏死性阑尾炎

（4）Ⅳ型为脓肿性阑尾炎：除阑尾黏膜下层完全消失外，其余特征与Ⅲ型相同。发炎的阑尾可与大网膜及周围肠襻粘连，形成炎性肿块或脓肿，超声检查在病变区有不规则的无回声或弱回声图像。如脓腔内有气体回声表明阑尾有穿孔。粪石梗阻引起的阑尾炎，在肿胀或积脓的阑尾腔弱回声中可看到粪石呈强回声，其后有声影（见图18-11）。

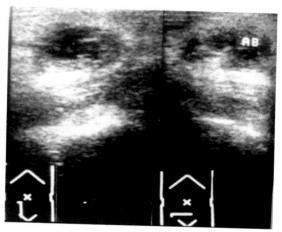

图18-11　阑尾周围脓肿

（三）临床价值

超声检查正常阑尾和急性单纯性阑尾炎多无阳性所见，因而不是诊断阑尾炎的常规方法。但了解急性阑尾炎的超声表现有助于急腹症的鉴别诊断，超声检查对阑尾炎及其并发症的诊断有重要的临床价值。

第十九章　肌肉、骨骼系统

第一节 | 肌肉、骨骼系统的超声解剖

超声检查可用于人体大部分肌肉骨骼系统的良恶性病变检查，特别是实时动态多平面成像对评价肌肉的运动功能有很大价值。超声检查广泛应用于肌肉骨骼系统的良恶性肿瘤，肌肉、肌腱病变，尤其对婴幼儿发育性髋关节发育异常的诊断以及治疗随诊中发挥重大作用。

每块肌肉由至少一个肌腹与两个肌腱构成。肌肉的纵切声像图，每块肌肉都有一定的形态。肌纤维为低回声或中等回声，肌束膜与肌外膜显示为较强的束带状回声，呈羽状、半羽状。横切时，肌肉呈网状、带状分隔及点状高回声。肌腱与肌肉相连，纵切时为束带状中等回声或高回声，横切时呈圆形或椭圆形均匀高回声。

随着超声的发展，以前认为不适合骨骼检查的超声检查，现在已经成为某些骨骼疾病的首选检查方法，如婴幼儿髋关节检查，由于骨化没有完成，超声穿透没有障碍。现在，超声对骨、关节疾病可提供许多有价值的诊断。

超声很难完全穿透正常的骨组织。正常骨皮质显示为连续性好、平直光滑的强回声带。当骨骼发生某些疾病时（如骨折、肿瘤、炎症等），骨皮质连续性遭到破坏，超声可显示相应的病理表现声像图。

第二节 | 肌肉、肌腱病变

一、肌肉拉伤

肌肉拉伤由间接暴力引起。按肌肉撕裂程度分为轻度撕裂、完全撕裂。

（一）声像图表现

1. 轻度撕裂：声像图可正常，或受损区肌肉组织肿胀，结构不清，肌肉纹理模糊或消失，局部可见低至无回声的血肿。

2. 完全撕裂：肌肉结构连续性中断，可见肌肉断端周围的血肿回声，出现"钟舌征"。

（二）临床价值

通过超声检查，可以确定肌肉撕裂的程度，采取相应的治疗方案。另外，在撕裂愈合中对瘢痕形成大小的评价，可以评估肌力的损失程度。

二、肌肉血肿

肌肉血肿多由各种外伤引起，如运动损伤、压砸伤以及刃器伤等，当全身凝血因子缺失时，也可自发出血出现血肿。

（一）声像图表现

（1）多为圆形、卵圆形或不规则形。

（2）无明显包膜，但边界清晰。

（3）新鲜出血多为高回声或混合性（见图19-1），随着时间延长，逐渐呈低回声至无回声。

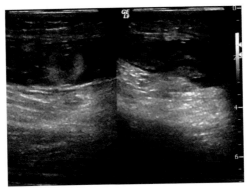

图19-1　新鲜出血为混合性回声

（4）彩色多普勒：早期血肿周围血流信号增多（见图19-2）。

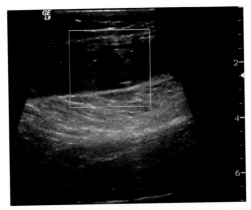

图19-2　血肿内无血流信号，周边血流信号增多

（二）鉴别诊断

结合病史，多可做出准确诊断，但自发出血需与肌肉内脓肿、软组织肿瘤等鉴别。

（三）临床价值

超声对肌肉血肿的诊断准确率高。对大的液化的血肿，可进行超声引导下行穿刺抽吸治疗。

三、骨化性肌炎

骨化性肌炎多由外伤后肌肉内血肿演化而来，但约40%与外伤无关。

（一）声像图表现

（1）早期（伤后6周内）：肌肉局部呈均匀或不均匀低回声肿块，边界较清晰。

（2）中期（伤后6～8周）：肿块周边出现薄壳状或散在斑片状强回声，可伴有声影。

（3）成熟期（6个月后）：可见肌肉内出现不规则骨化性肿块，表面凹凸不平，后方伴声影（见图19-3）。

（4）彩色多普勒：早期肿块周边可见血流信号。

（二）鉴别诊断

中晚期出现骨化后应与骨软骨瘤、皮质旁骨肉瘤、滑膜软骨瘤病、痛风石钙化鉴别。这些病变均在邻近关节处，本病多在表层肌肉内，与关节无关。

（三）临床价值

超声检查对早期及中期骨化性肌炎优于X线和MRI，对选择手术时机有指导作用。对与少量的钙化，超声引导下针刺抽吸疗法有很好的治疗效果。

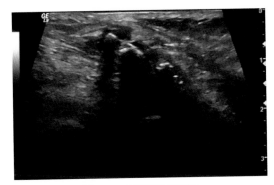

图19-3　强回声为骨化物

四、肌疝

肌疝是由于肌外膜或筋膜缺损，部分肌肉通过此处向外突出，形成肿块，具有可复性。

（一）声像图表现

肿块区多见筋膜连续性中断，肌肉自断裂处膨出（见图19-4），呈半圆形或丘形，肌肉松弛或加压后可恢复。

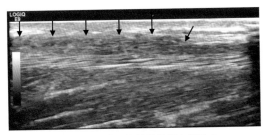

图19-4　箭头示向筋膜外膨出的肌肉

（二）临床价值

超声诊断本病由于实时性，可见膨出与回复的过程，比 MRI 更有效。

五、横纹肌溶解症

横纹肌溶解症实质上为骨骼肌坏死。常见原因有创伤、缺氧、药物、毒素等。

（一）声像图表现

轻微的横纹肌溶解症仅出现在肌束间，呈梭形或星状低回声或无回声区；弥漫性可累及整块或多块肌肉，受累肌肉肿大，肌纹理结构模糊，肌外膜膨胀，内可见不规则低及无回声区。病变多发及位置深是横纹肌溶解的临床特征。当诊断不明确时，应超声引导下穿刺，可抽出清澈无血无菌液体。

（二）鉴别诊断

1. 化脓性炎症：多伴有发热和白细胞增高，血清肌酶通常正常或轻度增高。

2. 肌肉拉伤及外伤后血肿：无肌红蛋白尿和血清中肌酶水平增高，一般为单发。

（三）临床价值

超声可提供诊断依据，判定病变的范围，随访观察疗效以及引导穿刺。

六、先天性肌性斜颈

先天性肌性斜颈多为分娩中，胎儿被牵拉、旋转或钳夹引起的胸锁乳突肌损伤。通常为单侧发病。

（一）声像图表现

患侧胸锁乳突肌呈梭形肿大，局部增厚（正常为0.4～0.8cm），肌肉纹理紊乱或模糊不清（见图19-5），肌外膜连续，与两端正常部分连续。彩色多普勒显示病变区血流较丰富。

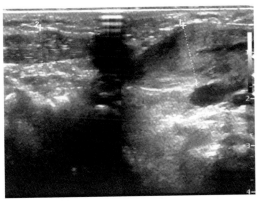

图19-5 病变胸锁乳突肌较对侧明显增厚，肌纹理紊乱

（二）鉴别诊断

应与颈部肿大淋巴结或其他软组织肿瘤鉴别。

（三）临床价值

超声检查可以明确诊断，避免不必要的侵入性检查。

七、肌腱损伤

急性完全断裂常见于青年人的运动损伤，老年人多继发于慢性劳损。其声像图表现如下。

1. 急性完全性断裂：肌腱的条索状中高回声连续性中断，断端间探及低或无回声区（见图19-6），探头加压或关节屈伸运动时断端活动异常。

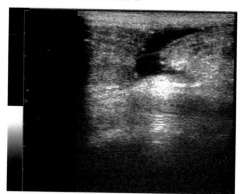

图19-6 跟腱完全断裂，断端无回声为积血

2. 不完全性断裂：断裂处肌腱回声连续性部分中断，间隙较小的低或无回声区，局部呈梭形肿大，腱周或腱鞘内可见少许积液（见图19-7）。彩色多普勒显示断端周边血流信号增多。

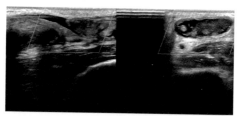

图19-7 跟腱不完全断裂，有少许组织相连

八、腱鞘囊肿

腱鞘囊肿是关节或肌腱附近常见的一种囊性肿块，多为单房，囊内为含胶状液体，与关节不相通。

（一）声像图表现

肌腱周围探及囊性结构，新近发生的常为无回声区（见图19-8），陈旧性囊肿显示为低或中等回声，可为单房或多房，边界清晰，壁薄光滑，探头加压不变形。彩色多普勒显示囊内无血流信号。

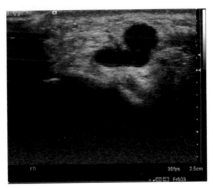

图19-8　腱鞘囊肿形态不规则

（二）鉴别诊断

应与腱鞘肿瘤鉴别，彩色多普勒观察血流信号可做出鉴别。

九、滑囊炎

由于外伤、感染、局部反复摩擦刺激，滑膜发炎，原本潜在的囊腔由于滑囊积液的增多，逐渐扩张增大，局部出现圆形或椭圆形的肿物，或局部肿胀。

滑囊炎的声像图表现：在滑囊的解剖部位，出现异常的囊性回声。急性期表现为滑囊扩张，内充满无回声（见图19-9），慢性滑囊炎囊内液体减少，滑膜增厚，多厚薄不均。彩色多普勒显示滑膜增厚滑膜，血流较丰富。

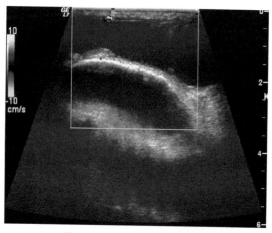

图19-9　皮下无回声为滑囊积液

十、软组织异物

软组织异物的声像图表现：超声探及大小不等的点状、片状或团状强或高回声（见图19-10、图19-11），根据异物的材质不同，超声表现不同，金属、玻璃等异物，超声后方多出现彗星尾征，木条后方多出现较淡的声影。当异物周围有出血、脓肿时，周围出现低至无回声。

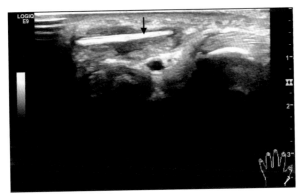

图 19-10　箭头所指为异物

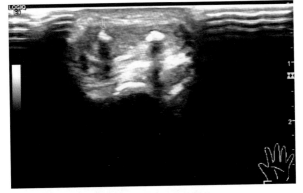

图 19-11　箭头所指为异物

第二节 骨骼系统疾病（发育性髋关节脱位）

发育性髋关节脱位是一种常见的先天性发育异常，主要是骨性髋臼发育不良，髋臼变浅，致股骨头呈半脱位或完全脱位。根据Graf方法测量，确定髋关节超声标准切面有3个点：①髋臼窝深部的耻骨下缘；②髋臼顶的中部；③髋臼盂唇。基线为从软骨顶的顶部向下做髂骨的切线，骨顶线为髂骨下缘向外做髋臼骨顶的切线，软骨顶线为骨缘与盂唇中点的连线。基线与骨顶线所成的角为α角，基线与软骨顶线所成的角为β角（见图19-12）。正常α角＞60°，变小说明髋臼变浅；β角＜55°，增大说明股骨头向外移位。

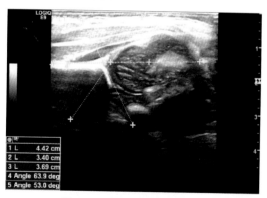

图19-12 婴儿髋关节测量方法

（一）声像图表现

1. 完全脱位（Graf Ⅳ型）：股骨头与髋臼完全分离，

髋臼内空虚变浅，骨性髋臼顶内缘平坦或变圆。

2．脱位（Graf Ⅲ型）：股骨头不断从髋臼向外移位，但股骨头未完全脱出髋臼，α角＜43°，β角＞77°

3．骨性髋臼发育不良（Graf Ⅱc型）：骨缘圆钝，髋臼软骨顶相应增大，但还覆盖股骨头，α角43°～60°，β角55°～77°。

（二）临床价值

超声对骨化中心出现前的髋关节检查具有重大价值，可作为新生儿髋关节发育评价的首选检查方法。